全国高等学校医学成人学历教育（专科）教材

供临床医学专业用

组织学与胚胎学

主　编　孙　莉

副主编　张际绯　黄晓芹　郝立宏

编　者（以姓氏笔画为序）

孙　莉（桂林医学院）
李宝园（大同大学医学院）
张际绯（牡丹江医学院）
郝立宏（大连医科大学）
宫晓洁（桂林医学院）
黄晓芹（四川省卫生管理干部学院）
雷亚宁（温州医学院）

人　民　卫　生　出　版　社

图书在版编目（CIP）数据

组织学与胚胎学/孙莉主编. —北京：人民卫生出版社，2007.9

ISBN 978-7-117-09085-8

Ⅰ. 组… Ⅱ. 孙… Ⅲ. ①人体组织学-成人教育：高等教育-教材②人体胚胎学-成人教育：高等教育-教材 Ⅳ. R32

中国版本图书馆CIP数据核字（2007）第119562号

门户网：www.pmph.com	出版物查询、网上书店
卫人网：www.ipmph.com	护士、医师、药师、中医师、卫生资格考试培训

组织学与胚胎学

主　　编：孙　莉
出版发行：人民卫生出版社（中继线 010-59780011）
地　　址：北京市朝阳区潘家园南里19号
邮　　编：100021
E-mail：pmph@pmph.com
购书热线：010-67605754　010-65264830
　　　　　010-59787586　010-59787592
印　　刷：三河市宏达印刷有限公司
经　　销：新华书店
开　　本：787×1092　1/16　　印张：13
字　　数：289千字
版　　次：2007年9月第1版　　2014年10月第1版第13次印刷
标准书号：ISBN 978-7-117-09085-8/R·9086
定　　价：35.00元
打击盗版举报电话：010-59787491　E-mail：WQ@pmph.com
（凡属印装质量问题请与本社销售中心联系退换）

全国高等学校医学成人学历教育(专科)教材
第2轮修订说明

2002 年以来,我国医学成人学历教育的政策和实践发生了重要变化。为了适应我国医学成人学历教育的现状和趋势,卫生部教材办公室、全国高等医药教材建设研究会决定启动全国高等学校医学成人学历教育教材的第2轮修订。2005 年7 月,卫生部教材办公室在北京召开论证会议,就我国医学成人学历教育的现状、趋势、特点、目标及修订的专业、课程设置、修订原则及要求等重要问题进行充分讨论并达成了共识。2006 年 8 月底,卫生部教材办公室在沈阳召开全国高等学校医学成人学历教育卫生部规划教材修订工作主编人会议,正式启动教材修订工作。会议明确了教材修订的2个目标和4个要求,即新版教材应努力体现医学成人教育的特点(非零起点性、学历需求性、职业需求性、模式多样性);应努力实现医学成人学历教育的目标(复习、巩固、提高、突破);要求教材编写引入"知识模块"的概念并进行模块化编写;要求创新教材编写方法,强化教材功能;要求教材编写注意与普通高等教育教材的区别与联系;注意增强教材的教学适应性和认同性。另外,本次教材修订,还特别注意理论和实践的联系,强调基础联系临床、临床回归基础。在具体写作形式上,本次修订提倡插入"理论与实践"、"问题与思考"、"相关链接"等文本框,从形式上保证了教材修订目标和要求的实现,也是对教材创新的探索。

本次共修订医学成人学历教育专科教材42种,其中临床医学专业14种、护理学专业12种、药学专业16种。42种教材已被卫生部教材办公室、全国高等医药教材建设研究会评选为卫生部"十一五"规划教材。

全国高等学校医学成人(继续)教育教材
评审委员会

全国高等学校医学成人学历教育（专科）教材目录

临床医学专业（14 种）

1. **人体解剖学**（第 2 版）	主编	李金钟	副主编	章培军
2. **生理学**（第 2 版）	主编	杜友爱	副主编	李红芳 苏莉芬
3. **病理学**（第 2 版）	主编	吴伟康 赵卫星		
4. **生物化学**（第 2 版）	主编	万福生	副主编	徐跃飞
5. **病原生物与免疫学**（第 2 版）	主编	夏克栋	副主编	李水仙 岳启安
6. **药理学**（第 2 版）	主编	李淑媛	副主编	石刚刚
7. **组织学与胚胎学**	主编	孙　莉	副主编	张际绯 黄晓芹 郝立宏
8. **诊断学**（第 2 版）	主编	娄探奇	副主编	廖　伟 张　育
9. **医学影像学**	主编	王振常	副主编	孙万里 杨海山
10. **内科学**（第 2 版）	主编	邹　萍 魏　武	副主编	杨亦彬 曲　鹏
11. **外科学**（第 2 版）	主编	孙靖中	副主编	段德生 高佃军
12. **妇产科学**（第 2 版）	主编	李荷莲	副主编	柳耀环
13. **儿科学**（第 2 版）	主编	徐立新	副主编	郑胡镛 穆亚萍 曲云霞
14. **传染病学**	主编	李　群	副主编	冯继红

药学专业（16 种）

1. **高等数学**（第 2 版）	主编	陈铁生		
2. **物理学**	主编	鲍修增	副主编	潘志达
3. **有机化学**（第 2 版）	主编	赵正保	副主编	董陆陆 刘　斌
4. **物理化学**（第 2 版）	主编	邵　伟		
5. **分析化学**（第 2 版）	主编	李发美	副主编	沈懋法

6. **生物化学**	**主编**	吴耀生	**副主编**	俞小瑞 王继红
7. **人体解剖生理学**	**主编**	王维洛	**副主编**	陈孝忠
8. **微生物学与免疫学**	**主编**	李朝品 曹志然		
9. **药物化学**(第 2 版)	**主编**	徐文方		
10. **药物分析**(第 2 版)	**主编**	晁若冰	**副主编**	傅　强
11. **药剂学**(第 2 版)	**主编**	曹德英	**副主编**	刘　伟
12. **天然药物化学**(第 2 版)	**主编**	吴立军	**副主编**	封士兰 阮金兰
13. **药事管理学**	**主编**	邵瑞琪		
14. **药用植物学**	**主编**	孙启时		
15. **生药学**	**主编**	周　晔		
16. **药理学**	**主编**	乔国芬	**副主编**	林　军 宋晓亮

护理学专业(12 种)

1. **内科护理学**(第 2 版)	**主编**	成守珍	**副主编**	刘义兰 高丽红 李　伟
2. **外科护理学**(第 2 版)	**主编**	鲁连桂	**副主编**	李　津 李惠萍
3. **妇产科护理学**(第 2 版)	**主编**	张新宇	**副主编**	简雅娟 陈梦香
4. **儿科护理学**(第 2 版)	**主编**	雷家英	**副主编**	张立莉 张玉兰
5. **护理心理学**(第 2 版)	**主编**	曹枫林	**副主编**	张纪梅
6. **护理管理学**(第 2 版)	**主编**	苏兰若	**副主编**	王惠珍
7. **护理学导论**	**主编**	杨新月	**副主编**	章新琼
8. △**护理伦理学**	**主编**	姜小鹰	**副主编**	史瑞芬
9. **健康评估**	**主编**	刘纯艳		
10. **临床营养学**	**主编**	蔡东联	**副主编**	史琳娜 刘烈刚
11. **急危重症护理学**	**主编**	刘化侠	**副主编**	李武平
12. **社区护理学**	**主编**	陈先华	**副主编**	涂　英

△为成人学历教育专科、专科起点升本科共用教材。

前　言

本教材的编写是由卫生部教材办公室组织，在全国高等医药教材建设研究会指导下，按照“全国高等学校医学成人学历教育卫生部规划教材修订原则”进行的。编写的宗旨是能够体现我国医学成人学历教育的特点，实现医学成人教育的目标，即：巩固、完善、提高、突破，从而保证和提高医学成人教育的质量，适应我国医学成人学历教育迅速发展的需求。

该书读者主要为医学成人教育专科学生，因此在教材编写格式上既强调基础知识的篇幅，又注重内容上的深入与提高。在主要章节中均吸纳了新的研究进展；在理论与实践的内容选择上，特别注重基础与临床最新研究成果的联系。

本书在编写过程中，得到了各编委所在单位的大力支持，特别是得到了桂林医学院和温州医学院有关领导和同仁的大力支持，在此深表谢意。在编写过程中，桂林医学院组织胚胎教研室的全体教师均参与了教材的校对、编排等工作。郝立宏老师对全书的插图进行逐一修改、校对。在此一并致谢。

由于学识水平有限，书中难免有疏忽错漏之处，真诚欢迎广大读者批评指正。

孙　莉

2007 年 6 月

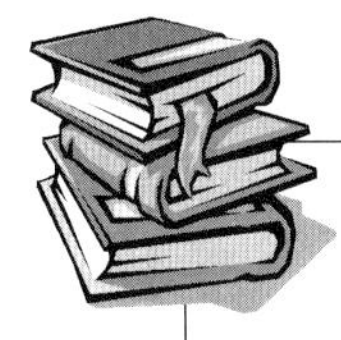

目　录

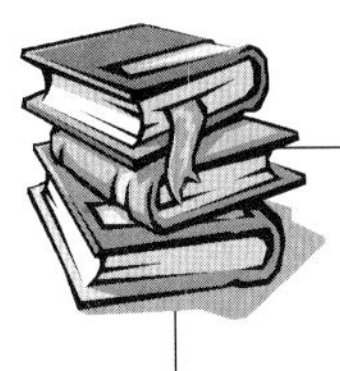

绪　论

内容提要

组织学与胚胎学的研究内容及其意义;细胞、组织、器官的定义;组织学与胚胎学常用的研究方法和技术;组织学与胚胎学学习方法。

一、组织学与胚胎学的研究内容及其意义

组织学(histology)与**胚胎学**(embryology)是既相互关联又互相独立的两门科学,是医学教育中重要的基础课程。组织学是解剖学的分支,又称**显微解剖学**(microanatomy),它是研究人体细胞、组织和器官细微结构及其相关功能的科学。胚胎学是研究个体发生、生长及其发育机理的科学,着重于阐明人体结构发育分化的程序和生长变化的规律。

细胞(cell)是人体形态结构的基本单位,是机体新陈代谢、生长发育和繁殖分化的形态基础。**组织**(tissue)是由细胞和细胞外基质构成的具有一定形态结构和一定生理功能的细胞群体。构成人体的基本组织有四种,即上皮组织、结缔组织、肌组织和神经组织。四大基本组织有机结合形成**器官**(organ),若干功能相近的器官则构成**系统**(system)。

研究组织学与胚胎学的意义在于,只有深入了解人体的正常组织结构及胚胎的发生发展过程,才能更好地理解其生理功能、辨别疾病状态下的组织结构变化以及阐明胚胎发生异常的机理。因此,掌握组织学与胚胎学的基本理论与基本知识,是学好生理学、病理学等相关医学基础课程以及后期临床课程的前提。

二、组织学与胚胎学研究技术

(一) 光学显微镜技术

随着科学技术的发展,组织学与胚胎学的研究技术也在不断改进,但将生活组

织、器官制成组织切片，应用光学显微镜观察仍是组织学与胚胎学研究的最基本方法。

光学显微镜(light microscope) 简称**光镜**，是古老而常用的观测工具(绪图1)。最好的光镜分辨率大约为0.2μm，放大倍数为1 500倍左右。借助光镜观察到的组织细胞结构称光镜结构。除普通光学显微镜外，还有用于观察活细胞的**相差显微镜**，以及用于观察组织细胞内荧光物质或荧光标记物的**荧光显微镜**等。

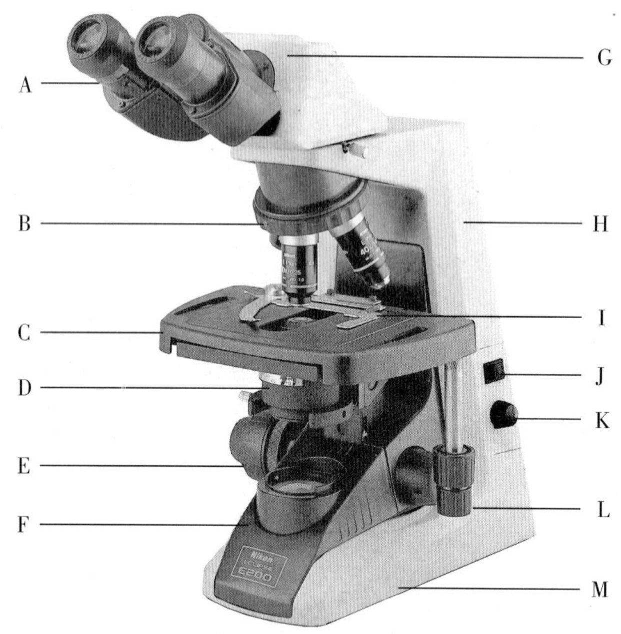

绪图1 普通光学显微镜

A. 目镜 B. 物镜转换器 C. 载物台 D. 聚光器 E. 调节器 F. 光源 G. 镜筒 H. 镜臂 I. 标本夹 J. 电源开关 K. 光亮度调节钮 L. 标本移动器 M. 镜座

组织切片制作最常用的方法是**石蜡切片法**(paraffin sectioning)，其基本程序为：①**取材、固定**：取动物或人体新鲜组织切成小块，用固定剂(常用甲醛)固定，使其蛋白质成分迅速凝固，防止细胞自溶和组织腐败，最大程度地保存组织的原本结构；②**脱水、包埋**：用酒精将组织块中水分脱去，再用能溶于石蜡的二甲苯将组织中的酒精置换出来，然后将组织块置于融化的石蜡中包埋，冷却后便形成了具有一定硬度的组织蜡块；③**切片、染色**：将蜡块固定在切片机上，切成5～10μm的薄片，将组织切片贴于载玻片上，经二甲苯脱蜡后进行染色，最后加盖玻片，用树胶密封保存。

组织切片染色的目的是使组织内的不同结构呈现不同的颜色而便于观察。最常用的石蜡切片染色法是**苏木精-伊红染色法**(hematoxylin-eosin staining)，简称HE染色法。苏木精为碱性染料，可将细胞核中的染色质及细胞质中的核糖体染成紫蓝色；伊红为酸性染料，可将细胞质染成粉红色。组织中凡与苏木精亲和力强而被染成紫蓝色的特性称**嗜碱性**(basophilia)，与伊红亲和力强而被染成粉红色的特性称**嗜酸性**(acidophilia)；对两种染料亲和力均不强的称**中性**(neutrophil)(绪图2)。

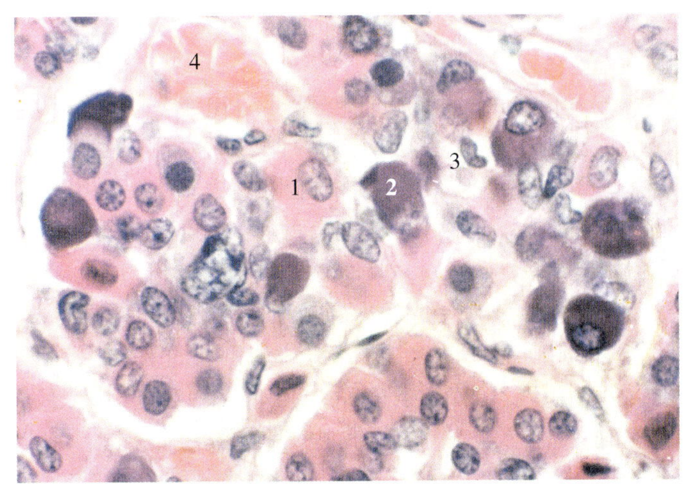

绪图 2　HE 染色(垂体远侧部)(第一军医大学图)
1. 嗜酸性细胞　2. 嗜碱性细胞　3. 嫌色细胞　4. 血窦

组织染色方法还有许多种,如用硝酸银将神经细胞染成棕黑色的**镀银染色法**(绪图 3),神经细胞所具有的与银盐亲和力较强的特性称**嗜银性**;用碱性染料甲苯胺蓝将肥大细胞内分泌颗粒染成紫红色,后者所呈现出的颜色与染料颜色不同的特性称**异染性**;用醛复红将弹性纤维染成紫红色等,上述染色方法统称**特殊染色**。

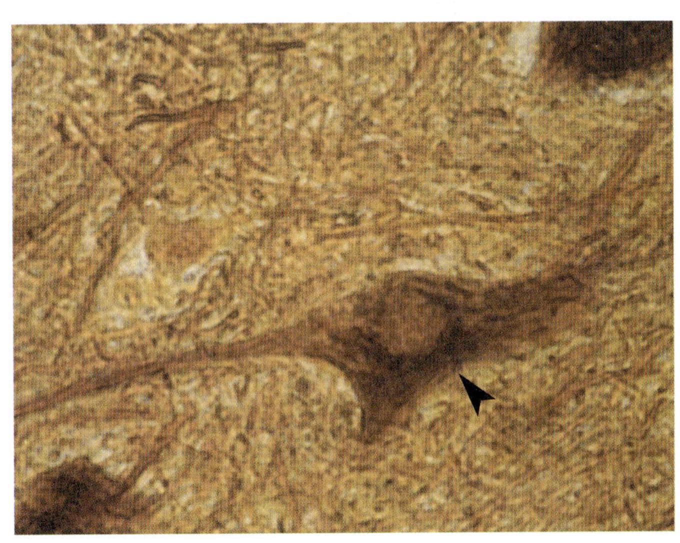

绪图 3　镀银染色(桂林医学院图)
箭头指神经细胞

除石蜡切片外,根据组织特性及应用目的不同,还有其他一些制片方法:①**冷冻切片**:将组织块置入液氮(-196℃)冷冻后直接切片,其程序简单,快速,常用于免疫组织化学的研究和快速病理诊断;②**涂片**:将液态的组织标本(如血液等)直接涂于载玻片上以观察游离细胞的形态结构;③**铺片**:把柔软疏松的组织(如疏松结缔组织等)撕成薄膜铺在载玻片上,以观察其中纤维的完整形态;④**磨片**:把坚硬的组织(如骨、牙等)

磨成薄片以便置于显微镜下观察。

（二）电子显微镜技术

电子显微镜（electron microscope）简称电镜，是以电子发射器（电子枪）代替光源，以电子束代替光线通过电磁透镜，将放大的物像投射到荧光屏上进行观察。电子显微镜的分辨率为0.1～0.2nm，放大倍数为几万倍至几百万倍。借助电镜能观察到细胞更微细的结构，称**超微结构**。目前常用的电镜有两种，即**透射电镜**（transmission electron microscope，TEM）和**扫描电镜**（scanning electron microscope，SEM）。

1. **透射电镜** 用于观察细胞内部超微结构。由于电子束穿透能力低，所以必须制备超薄切片（厚度通常为50～80nm）。超薄切片的制备过程与石蜡切片制备过程相似，也要经过取材、固定、包埋、切片和染色等步骤，但在固定剂（戊二醛）、包埋剂（环氧树脂）、切片机（超薄切片机）及染料（重金属盐）等方面有所不同。细胞被重金属盐染色的部位，图像黑，称高电子密度，反之，图像亮，称低电子密度（绪图4）。

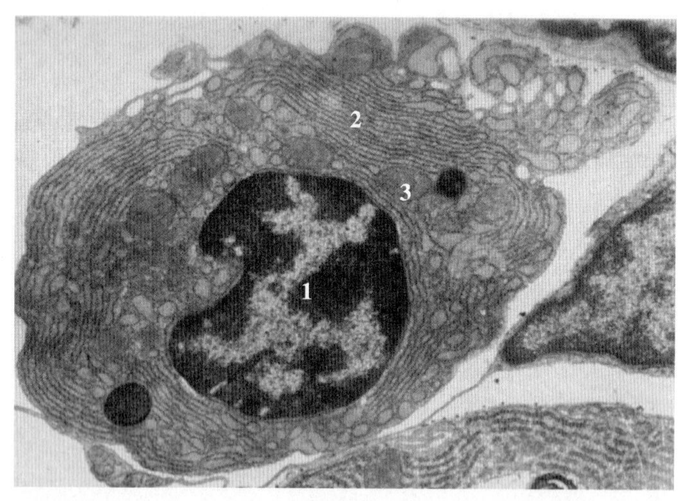

绪图4 浆细胞透射电镜图

（吉林大学白求恩医学院尹昕、朱秀雄图）

1. 细胞核 2. 粗面内质网 3. 线粒体

2. **扫描电镜** 用于观察组织细胞等表面的立体结构。扫描电镜标本不需要制成超薄切片，标本经固定、脱水、干燥和喷镀金属后即可观察。在观察较大的组织表面结构时，由于它的景深长，凹凸不平的表面也能清晰成像，故图像极富立体感（绪图5）。

（三）组织化学技术

组织化学（histochemistry）是应用化学、物理及免疫学的原理和技术，定性或定位地显示组织细胞内某种化学物质的存在、分布和状态。

1. **一般组织化学技术** 基本原理是在组织切片上滴加某种试剂，使其与组织细胞内待检物质发生化学反应，并形成有色沉淀物，以便在显微镜下观察识别。例如，常用**过碘酸希夫反应**（periodic acid Schiff reaction，PAS 反应）显示多糖和糖蛋白的糖链，后者经与过碘酸及希夫试剂反应，形成紫红色产物，从而证明多糖的存在（绪图6）。

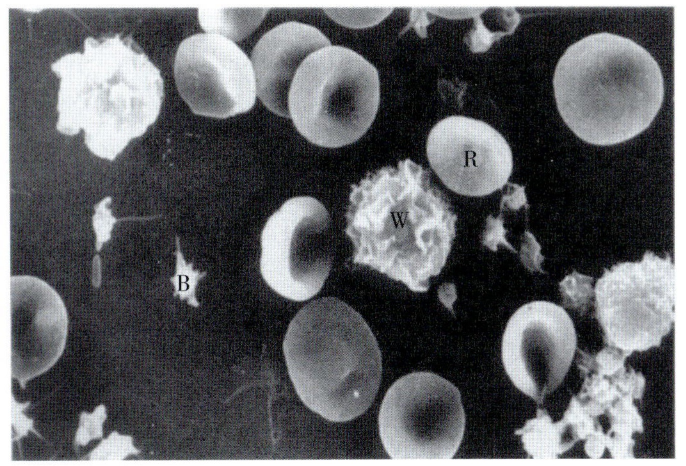

绪图5　人红细胞扫描电镜像

R. 红细胞　W. 白细胞　B. 血小板

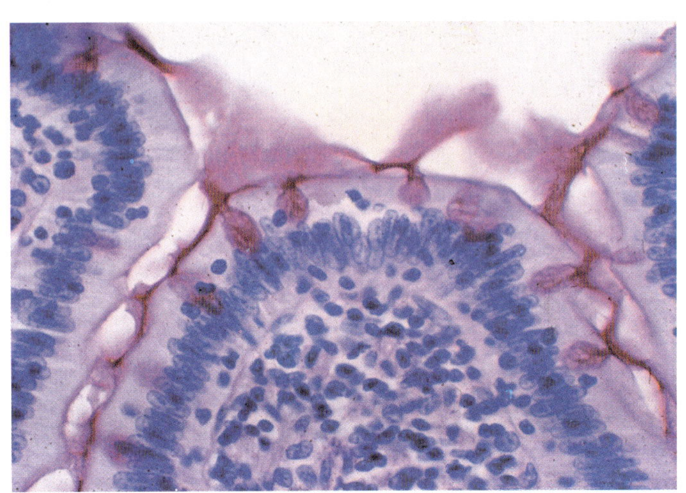

绪图6　PAS反应(复旦大学上海医学院图)

小肠上皮杯状细胞的粘原颗粒呈紫红色

2. **免疫组织化学技术**　免疫组织化学(immunohistochemistry)是根据抗原与抗体特异性结合的原理,检测组织细胞中某种多肽及蛋白质等大分子物质的存在与分布的一种技术。如用已知抗体结合某种标记物形成标记抗体,后者与组织切片标本孵育时,抗体与细胞中相应的抗原发生特异性结合,在显微镜下通过观察标记物而获知该抗原的分布情况。常用标记物有荧光素、辣根过氧化物酶、胶体金等(绪图7)。用荧光素标记抗

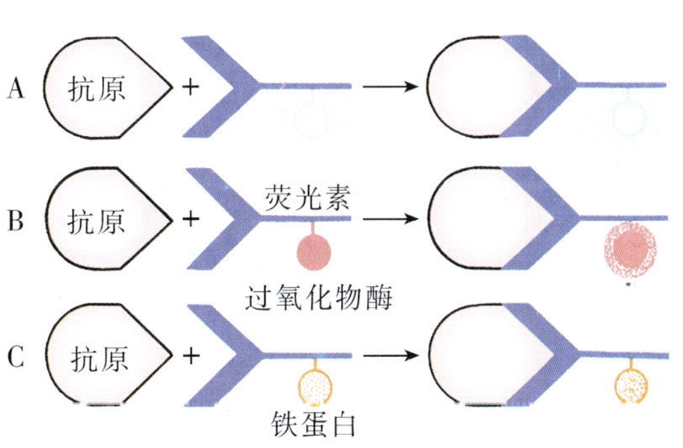

绪图7　免疫组织化学原理示意图

体,并在荧光显微镜下观察,称**免疫荧光技术**。

3. **原位杂交技术** 原位杂交(in situ hybridization)是一种特异性的核酸分子杂交组织化学技术。其基本原理是用带有标记物的已知碱基顺序的DNA或RNA片断为核酸探针,与细胞内待检测的核酸片断按碱基配对的原则进行特异性原位结合,在光镜或电镜下观察待测核酸的存在与定位。此方法敏感性较高,可从分子水平探讨细胞的基因表达及其调节机制。

(四) 组织培养技术

组织培养(tissue culture)是将离体细胞、组织或器官放置在模拟体内生理环境条件的培养液中,在无菌和适当温度(37℃)下于体外进行培养,使之生存和生长的一种技术方法。用以研究组织细胞的代谢、增殖、分化、形态及功能变化,以及各种理化因素(如激素、药物、毒物、射线等)对活细胞的影响(绪图8)。

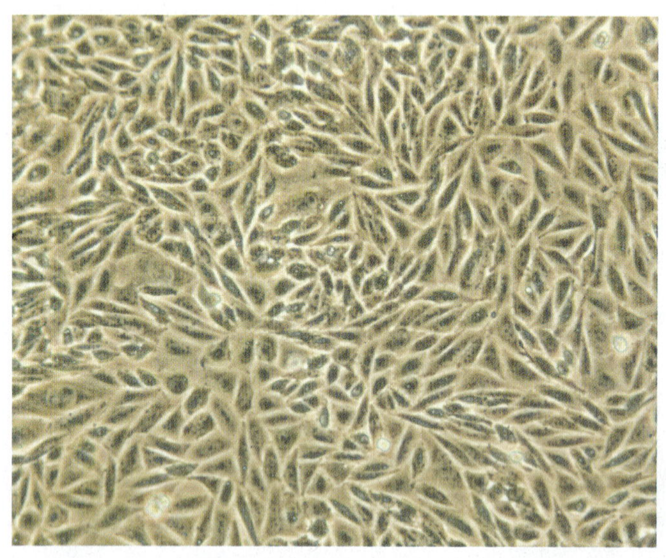

绪图8 体外培养中国仓鼠卵巢细胞(CHO cell)相差显微镜图
(桂林医学院孙莉图)

(五) 细胞融合技术

细胞融合(cell fusion)是指两个或两个以上细胞合并形成一个细胞的过程。生理

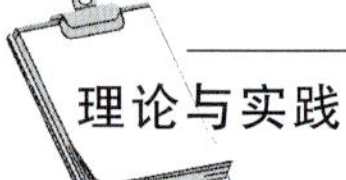

理论与实践

组织工程(tissue engineering)的概念最早是由美国国家科学基金会于1987年正式确立,定义为:应用生命科学和工程学的原理与技术,在正确认识哺乳动物正常及病理两种状态下组织结构与功能关系的基础上,研究、开发用于修复、维护和促进人体各种组织或器官损伤后功能和形态生物替代物的学科。也即是应用细胞培养技术在体外模拟构建机体组织或器官的一门技术。目前组织工程技术应用于组织工程皮肤方面的研究较为成功,已在治疗烧伤等疾病上发挥了重要作用。

情况下的两性生殖细胞结合属于此现象。在体外可用人工实验方法使离体培养的两个不同细胞发生融合，形成一个新型的杂交细胞，此技术是制备单克隆细胞系的关键。目前细胞融合技术已成为细胞遗传学、免疫细胞学和肿瘤学的重要研究手段。

三、组织学与胚胎学学习方法

（一）注意理论与实际的关系

学习组织学与胚胎学首先要注意理论与实际相结合，课堂学到的理论课知识要在实验课中去认真验证，在光镜下仔细辨认各种组织器官的形态结构特点，从实际观察中得到感性认识，以加深对理论知识的理解和记忆，从而提高学习兴趣及学习效果。

（二）注意平面与立体的关系

组织学与胚胎学标本多为切片，在显微镜下所呈现的图像均为平面结构，但在人体相应部位却是立体形态，因此在学习中始终要将所观察到的平面结构与机体的立体三维结构相结合。如小肠肠管的横切面在切片中呈现的形状是一圆圈形等。

（三）注意结构与功能的关系

人体是一个结构与功能的统一体，任何结构均具有一定的功能，反之，任何功能都有其结构基础。如蛋白质合成旺盛的细胞其胞质内定含有大量的粗面内质网和游离核糖体等；红细胞特有的双凹圆盘状使之具有较大的表面积，在通过细小毛细血管时不易发生细胞破裂。

（孙　莉）

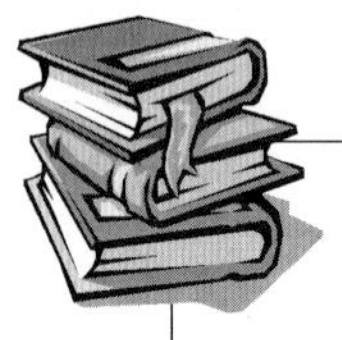

第一章

组织的基本构成

内容提要

细胞的概况;细胞膜、细胞质、细胞核的形态结构及其相关功能;细胞增殖的过程及意义;细胞凋亡的概念;细胞外基质的组成及结构特点。

机体组织的基本构成包括细胞及细胞外基质。细胞是生命活动的基本单位,细胞外基质是由细胞分泌的蛋白和多糖,在细胞外空间构成的精密有序的网络结构。细胞通过细胞外基质行使多种功能,两者之间相互依存,使细胞与细胞、细胞与基膜之间紧密联系,构成了各种组织与器官,从而成为一个完整的有机整体。

一、细　　胞

(一) 细胞的概况

细胞(cell)是构成生物体形态结构、生理功能及生长发育等一切生命现象的基本单位,是生命在进化过程中的产物。细胞经过**原核细胞**和**真核细胞**等单细胞阶段,又通过长期的进化才演变成多细胞生物,并逐步由低级向高级阶段发展,在动物界最终出现了人类。因此,对细胞的深入研究是揭开人类生命奥秘、改造生命和征服疾病的关键。

细胞的基本化学成分有水、无机盐等无机物,以及蛋白质、脂类、糖类和核酸等有机物。水是细胞进行生命活动的重要成分,平均约占细胞重量的70%,过多或过少,均可导致细胞的异常,乃至死亡;细胞内的无机盐大部分都在水中成为离子状态,此对维持体液的酸碱平衡、调节渗透压以及保持生活物质的胶体状态等起着重要作用;蛋白质则是组成细胞的最主要成分,是细胞的结构基础,细胞的一切功能活动都是在蛋白质的参与下完成的,因此它是生命活动中必不可少的物质;细胞内含有的单糖如葡萄糖经分解释放能量,供细胞功能活动需要,而核糖和脱氧核糖则是构成细胞内遗传物质核糖核酸(RNA)及脱氧核糖核酸(DNA)的重要组成成分,核酸在遗传信息的传递和蛋白质的合

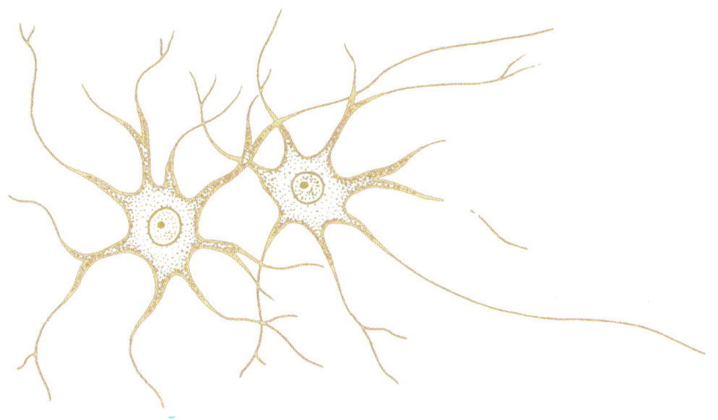

图 1-1　神经细胞模式图

成过程中发挥着重要作用。

细胞形态多样，功能各异。大多数细胞其直径只有几个微米，必须通过显微镜放大才能看到。人体内最大的细胞为人卵细胞，直径可达 100～140μm。细胞的形态与功能是相适应的，例如：接受刺激、传导冲动的神经细胞具有很多长突起（图 1-1）；具有收缩功能的肌细胞呈细长纤维状（图 1-2）；蛋白质合成旺盛的细胞，在电镜下可见粗面内质网和高尔基复合体等细胞器丰富。

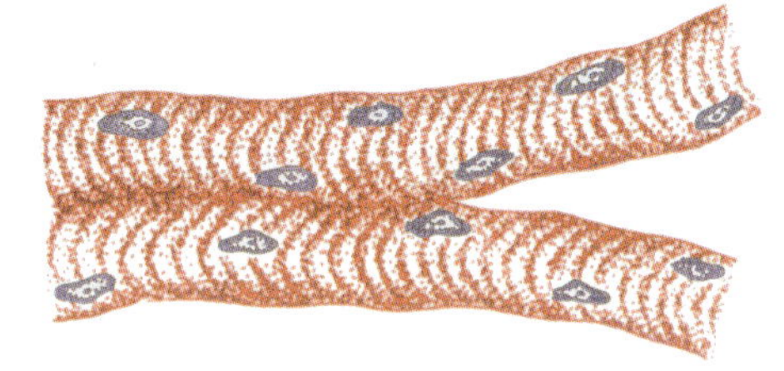

图 1-2　骨骼肌细胞模式图

细胞的形态虽然不同，但在结构上均由**细胞膜**（cell membrane）、**细胞质**（cytoplasm）和**细胞核**（nucleus）三部分构成（图 1-3）。这是传统的描述方法，其特点是简单

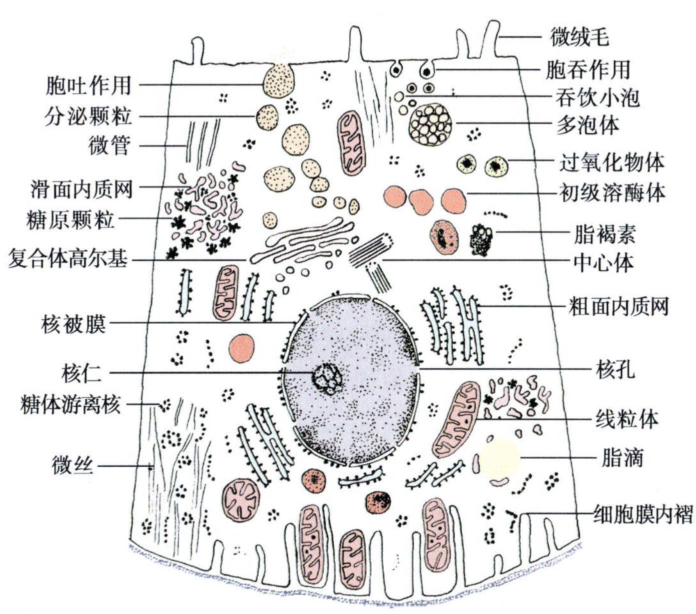

图 1-3　细胞超微结构模式图

明了,内外区域层次分明,所以目前仍被广泛应用。20 世纪 50 年代电子显微镜的问世,使细胞的微细结构更加清晰可辨,因此现代研究细胞结构是根据细胞组成成分的不同,把细胞分为膜相结构和非膜相结构两部分。

(二) 细胞的结构

1. **细胞膜** 细胞膜(cell membrane)又称为**质膜**(plasmalemma),是原生质特化形成的薄膜。细胞内也有丰富的膜相结构,称为细胞内膜或内膜系统。细胞膜和细胞内膜的结构基本相同,这些膜相结构统称为**生物膜**(biomembrane)。

生物膜在细胞内分布广泛,功能不尽相同,但它们有相同的基本结构。如果把生物膜放在透射电镜下观察,所有生物膜均呈两暗夹一明的“三明治”样三层结构,两侧暗层为电子密度高的电子致密层,中间明层为电子密度低的电子透明层,每层厚约 2.5nm,全层厚约 7.5nm。具有这三层结构图像的膜称为**单位膜**(unit membrane)。

(1) **膜的结构**:膜的分子结构是指膜中各种化学成分(类脂、蛋白质和糖类组成,其中类脂和蛋白质是主要成分)的排列和组合形式。目前比较公认的是 Singer 和 Nicolson(1972)提出的**液态镶嵌模型**(fluid mosaic model)(图 1-4),即膜的分子结构以液态的类脂双分子层为基架,其中镶嵌着各种不同生理功能的球状蛋白质。另外也有学者提出了其他的假说,如“晶格镶嵌模型”和“板块镶嵌模型”等。下面仅就液态镶嵌模型进行认识。

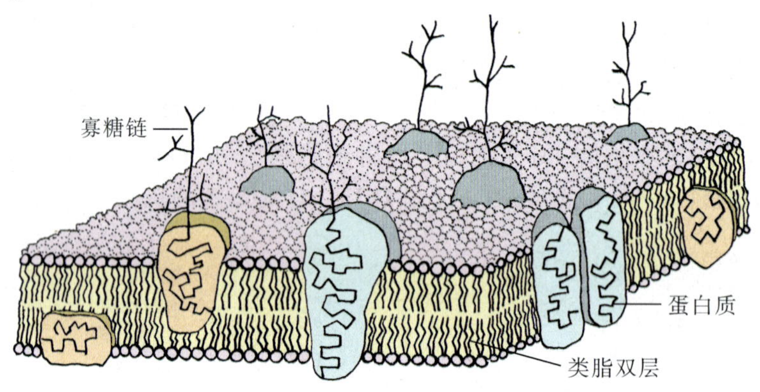

图 1-4 细胞膜的液态镶嵌模型图

膜脂:生物膜中的类脂分子以磷脂为主,此外还含有胆固醇和糖脂。磷脂分子呈长杆状,一端为亲水端,另一端为疏水端。在水溶液环境中,亲水端的分子头部朝向膜的内、外表面,而疏水端的分子尾部则伸入膜的内部,形成特有的类脂双分子层结构。类脂分子构成膜的连续主体,它既具有类似固体分子排列的有序性,又有液态的流动性,这对膜进行正常生理功能是十分重要的。

膜蛋白:生物膜中的蛋白质大多属球状蛋白。根据膜蛋白与类脂双分子层的结构位置关系不同,可将膜蛋白分为**外在蛋白**(外周蛋白)和**内在蛋白**(跨膜蛋白)两种。外在蛋白主要附于膜的内、外表面,因其能收缩和伸展,故与细胞的变形运动、吞噬和分裂活动有关;内在蛋白是膜蛋白的主要存在形式(占膜蛋白总量的 70% ~80%),此类蛋白质以嵌入类脂双分子层中的形式存在于膜中,嵌入的情况取决于末端的化学性质,如果蛋白质的两端都是亲水性的,则可贯穿膜的全层,使其两末端分别暴露于膜的

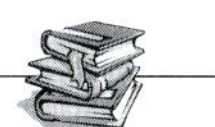

内、外侧表面；如果分子一端亲水，另一端疏水，那么亲水端露于膜的表面（内侧面或外表面），疏水端则深埋于膜内（图 1-4）。膜蛋白可构成膜受体、载体、酶及抗原等，与膜的功能相关联。构成生物膜的蛋白质类型很多，此为导致膜功能差异的主要原因。

膜糖：生物膜含糖量较少，仅占膜重的 2% ~10%。膜糖大多是低聚寡糖链，与蛋白质或脂类分子相结合形成糖蛋白和糖脂，其糖链部分常突出于细胞膜外表面，这种外伸糖链所形成的结构称为糖衣或**细胞衣**（cell coat）。几乎所有细胞膜的游离面都有糖衣，但以小肠上皮吸收细胞的糖衣发育得更好，电镜观察呈致密的丛状结构。目前已知，细胞的一切表面行为及膜的理化性质，均与糖链的特异性有关，例如，红细胞膜的血型糖蛋白 A 是一种唾液酸糖肽，为跨膜糖蛋白，其糖链占整个分子体积的 60%，这种寡糖链与红细胞膜抗原特异性直接相关联。

（2）**膜的功能**：细胞膜的功能是多方面的，除具有维持细胞的一定构型，以及构成细胞屏障、限制外界某些物质的进入、防止细胞内某些物质的流失外，还在细胞内外物质转运、信息传递、膜抗原属性、细胞防御、细胞黏合及细胞连接等方面起到重要作用。

2. **细胞质**　细胞质（cytoplasm）简称胞质，由基质、细胞器和内涵物组成。

（1）**基质**（cytoplasmic matrix，ground substance）：是细胞质的液相部分，构成细胞的内环境。基质呈无色透明状，具有一定的弹性和粘滞性。基质中含有与糖类、脂类代谢以及蛋白质合成等重要生命活动有关的反应物和产物。

（2）**细胞器**（organelle）：是细胞质内具有一定形态结构和特殊功能的有形成分。包括核糖体、内质网、线粒体、高尔基复合体、溶酶体、细胞骨架等。各种细胞器在机体统一协调下完成各自的功能。

1）**核糖体**（ribosome）：又称核蛋白体（ribonucleosome），由核糖体核糖核酸（rRNA）和蛋白质共同组成。在高分辨电镜下观察，可见呈不规则球形体的核糖体由大小不等的两个亚基组成，分别称为大亚基（大亚单位）和小亚基（小亚单位）（图 1-5）。单个核糖体不表现功能活动，当一定数量的核糖体附着在一条长的信使核糖核酸（mRNA）分子上时，则成为**多聚核糖体**（polysome，polyribosome），后者为核糖体合成蛋白质的结构单位（图 1-6）。

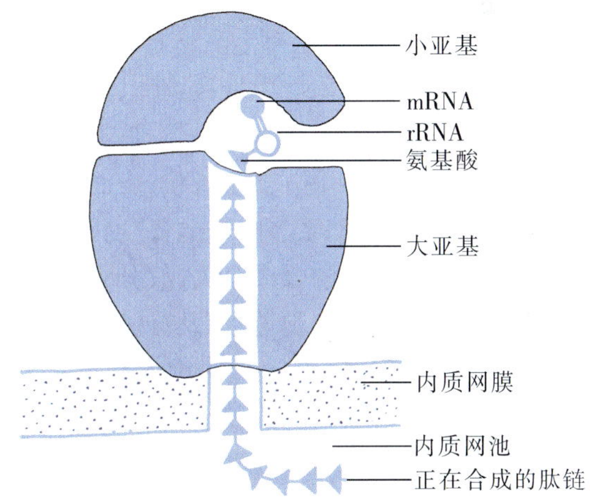

图 1-5　核糖体及蛋白质合成示意图

核糖体有两种存在形式，一种游离散在于细胞质内称**游离核糖体**（free ribosome），另一种附着于内质网膜及外核膜上称**附着核糖体**（attached ribosome）。游离核糖体主要合成细胞的"内销性"结构蛋白，供细胞自身代谢及生长增殖需要，所以一些分化程度低且增殖活跃的细胞如胚胎细胞、某些肿瘤细胞等,其游离核糖体含量丰富。附着核糖体主要合成“外销性”分泌蛋白(输出蛋白),经过高尔基复合体加工后形成分泌颗粒,并排出细胞外,因此,一些分泌功能活跃的细胞,如分泌抗体的浆细胞、分泌胰酶的胰腺细胞等,其中附着核糖体含量丰富。

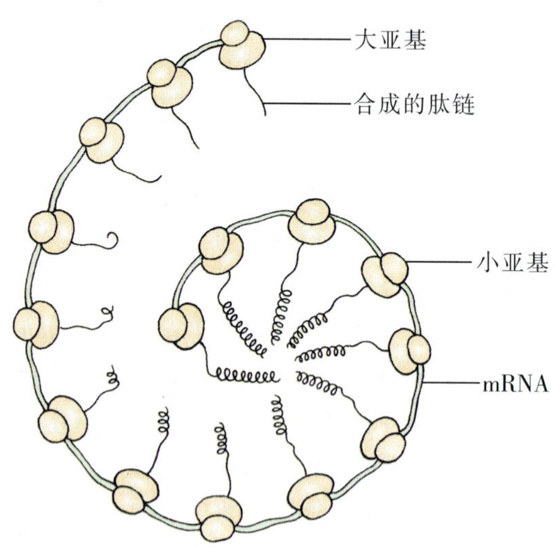

图 1-6 多聚核糖体模式图

2) **内质网**(endoplasmic reticulum,ER):是由一层单位膜围成的囊状或小管状结构,这些大小不等的管泡相互吻合构成网状系统。根据内质网表面有无核糖体附着,可将其分为**粗面内质网**(rough endoplasmic reticulum,RER)和**滑面内质网**(smooth endoplasmic reticulum,SER)两种,两者相互通连(图 1-7)。

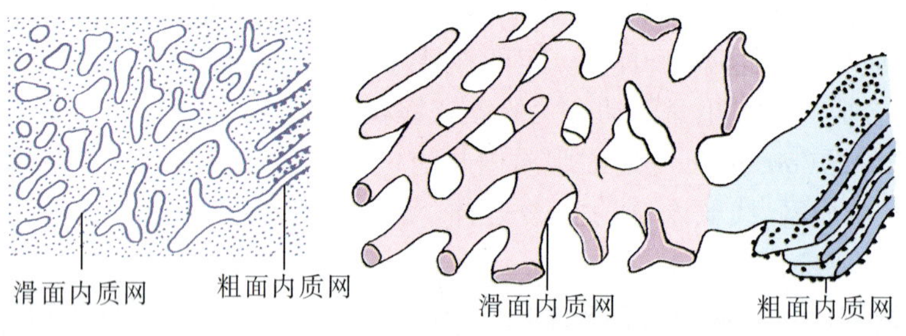

图 1-7 内质网平面与立体结构模式图

粗面内质网其表面附着大量核糖体,后者是合成蛋白质的部位。在一些合成蛋白质旺盛的细胞(如浆细胞、胰腺外分泌细胞等)中较发达,其扁囊密集呈板层状。

滑面内质网形态多呈分支小管状,表面光滑,无核糖体附着。滑面内质网不合成蛋白质,其内含有的多种酶系与细胞的各种代谢活动有关。滑面内质网主要的功能之一是与固醇类激素及脂质的合成有关,故分泌固醇类激素的细胞,如肾上腺皮质细胞、睾丸间质细胞及卵巢黄体细胞等,以及合成脂类的细胞,如脂肪细胞等含有较多的滑面内质网。滑面内质网的另一重要功能是与细胞的解毒功能和药物代谢密切相关,在肝细胞中还与肝糖原的合成有关。此外,肌细胞中的肌质网是一种特化的滑面内质网,可贮存和释放钙离子,参与肌细胞的收缩活动等。

3) **线粒体**(mitochondria):除成熟红细胞外,线粒体普遍存在于各种细胞中。光镜下,线粒体呈线状或颗粒状;电镜观察线粒体呈长椭圆形,其结构由内、外两层单位膜构成,外膜光滑,较内膜稍厚;内膜的一部分内褶形成板状或管状结构,称**线粒体嵴**(mitochondrial crista),是线粒体的标志性结构。内、外膜之间的间隙称外腔,内膜内侧的间隙称内腔,内、外腔均充满基质,是三羧酸循环进行的部位。基质内含有线粒体自己的基因组(mtDNA)和细胞氧化代谢中必需的酶和蛋白,说明线粒体能独立合成蛋白质,并进行自我复制(图1-8)。

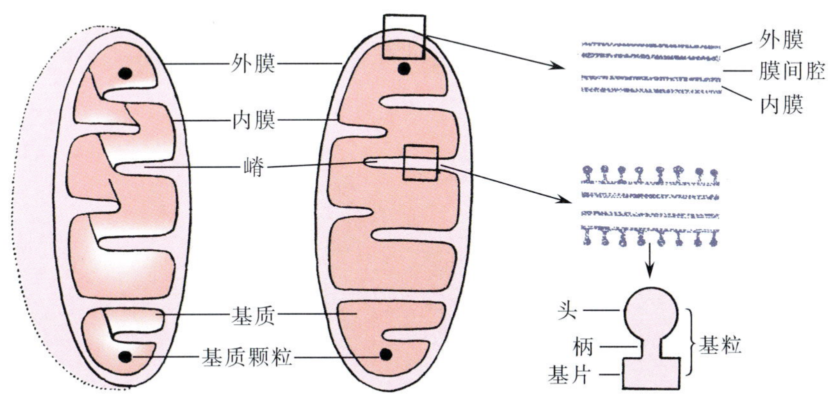

图1-8 线粒体结构模式图

线粒体的主要功能是通过线粒体内膜上电子传递链的氧化磷酸化反应为机体提供能量,是生命活动的主要能量来源。据测定,细胞能量的95%来自线粒体,因此线粒体被誉为细胞的“动力站”。近年来,人们还发现线粒体除了能量转换功能之外,还有其他多种极为重要的生理功能,包括生成活性氧自由基、调节细胞的氧化还原电势和信号转导、调控细胞凋亡和某些基因的表达等。

4) **高尔基复合体**(Golgi comp1ex):一般位于细胞核的一侧,中心体附近。光镜下高尔基复合体呈网状故又名**内网器**(internal reticulum apparatus)。电镜下高尔基复合体可分为三部分,即扁平囊泡、小泡和大泡(图1-9)。其中扁平囊泡是主体,是具有特征性的部分,常以5~10个相互连通的扁平状囊泡平行排列而成,并向一侧弯曲呈弓形,弓形的凸面称**形成面**(未成熟面);凹面称**分泌面**(成熟面);小泡散在于扁平囊泡周围,多集中在形成面附近,它来自粗面内质网,数量较多;大泡位于扁平囊泡的分泌面,由扁平囊芽生而来,数量较少。所有囊泡的壁均由一层单位膜构成。

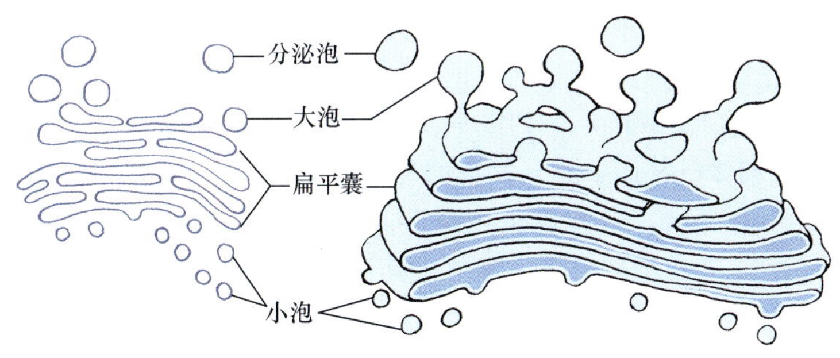

图1-9 高尔基复合体平面与立体结构模式图

高尔基复合体几乎存在于所有的细胞中,其本身没有合成蛋白质的功能,但可以对蛋白质进行加工和转运,因此有人把它比喻成蛋白质的“加工厂”。

5) **溶酶体**(lysosome):是被一层单位膜包围的球形小体,其大小差异较大。溶酶体内含60多种酸性水解酶(如酸性磷酸酶、组织蛋白酶、胶原蛋白酶、核糖核酸酶、脂酶等),

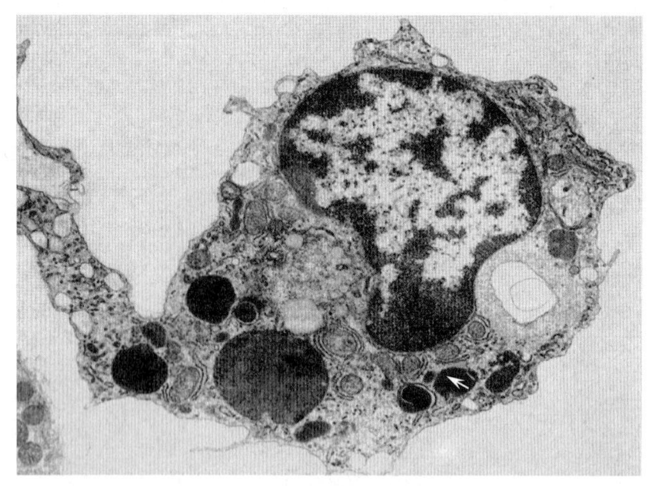

图 1-10 溶酶体(吉林大学白求恩医学院尹昕、朱秀雄图)
箭头示溶酶体

对外源性进入胞质内的有害物质及内源性衰老受损的细胞器等具有消化作用(图 1-10)。

溶酶体酶在粗面内质网中合成,被运输至高尔基复合体经加工包装后,从高尔基复合体扁平囊成熟面出芽脱落,形成内含溶酶体酶的小泡,即**初级溶酶体**(primary lysosome),当初级溶酶体与胞内物质相融合后则称**次级溶酶体**(secondary lysosome)。

初级溶酶体是刚从高尔基复合体扁平囊形成的溶酶体,为大小不一的小泡,因其内的酶没有活性,所以又称非活动性溶酶体。

次级溶酶体根据其融合物质来源的不同而分为**自噬性溶酶体和异噬性溶酶体**,前者融合内源性物质,如衰老或损坏的细胞器等,后者融合外源性物质,如细菌、衰老坏死的细胞碎片等。次级溶酶体中的酶具有活性,可以分解蛋白质、核酸、类脂和糖类等,因此又称活动性溶酶体。分解后的营养物质如氨基酸、糖等透过溶酶体膜扩散到细胞基质中,参加正常细胞代谢被重新利用。

次级溶酶体对被消化的底物进行消化分解后,常常剩余一些不能消化的残物,这时的溶酶体称为**残余体**。残余体可以排出细胞外也可积累在细胞内,如神经细胞、心肌细胞及肝细胞中的脂褐素就是一种长期积累在细胞内的残余体。

溶酶体在细胞内消化中起关键作用,如同人体的消化器官,故称之为细胞内消化器。

6) **过氧化物酶体**(peroxisome):又称**微体**(microbody),是由一层单位膜包裹的圆形小体,直径 0.6~0.7μm。微体普遍存在于各种细胞内,尤其在肝细胞、肾小管上皮细胞及支气管无纤毛上皮细胞内更为丰富。其功能与溶酶体功能相似,但所含的酶组分不同。微体内存在的酶可达 40 种以上,其中主要为过氧化物酶和过氧化氢酶。过氧化物酶体的主要功能是分解代谢产物及同时产生 H_2O_2,过氧化氢酶又利用 H_2O_2 氧化其他各种底物,把 H_2O_2 还原成水,防止过量 H_2O_2 的对细胞产生毒害作用。

7) **细胞骨架**(cytoskeleton):是由蛋白质纤维组成的三维网架结构,包括**微管**(microtubule)、**微丝**(microfilament)和**中间丝**(intermediate filament)。细胞质中各种细胞器、酶和蛋白质都是固定在细胞质骨架上,有条不紊地执行各自功能。

微管是一种粗细均匀、无分支的小管,直径约 22nm,管壁厚约 5nm,直行或略弯曲。

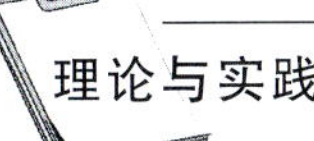

理论与实践

溶酶体贮积症(lysosomal storage disorders,LSDs)是一组遗传性代谢性疾病,是由于溶酶体内的酶(主要是酸性水解酶)、激活蛋白、转运蛋白及溶酶体蛋白加工校正酶等的缺乏,致使代谢物在组织器官贮积所导致的疾病。

虽然每一种LSDs均较少见,但作为一组疾病而言,其患病率在活产婴儿中达1/7 700,在美洲、欧洲及澳洲LSDs发生率为新生婴儿的1/5 000~1/8 000,这些患儿的出生,给社会造成了极大负担。

基于贮积物的复杂性及其组织分布与聚积速度的不同,LSDs既可导致多种器官系统的病变,也可仅局限于神经系统。并且自出生至成年期均可发病。目前LSDs的诊断主要通过测定溶酶体酶活性及鉴定特殊贮积产物来确诊。

微管的化学成分是**微管蛋白**,许多微管蛋白分子彼此首尾相接形成微管蛋白原丝,再由13根原丝围成微管,微管管壁的厚度即等于微管蛋白的粗细,约5nm(图1-11)。微管可装配成单管、二联管(纤毛和鞭毛)、三联管(中心粒)。微管的功能除参与构成细胞支架外,还与细胞运动、细胞分裂、细胞内物质运输、细胞分化等功能相关。

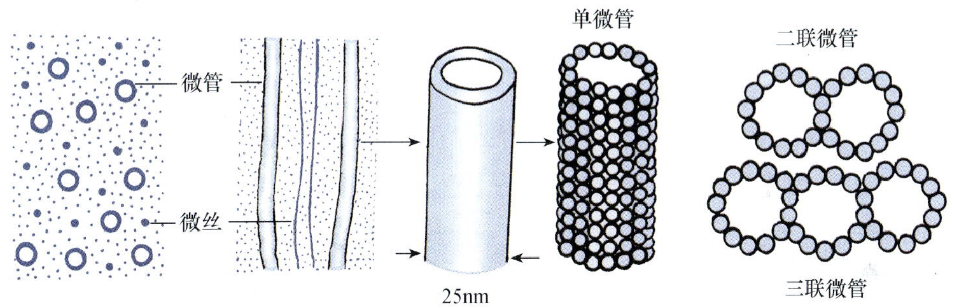

图1-11 微丝及微管模式图

微丝是一种实心的丝状结构,普遍存在于各种细胞内,直径5~6nm(图1-11)。其主要化学成分为肌动蛋白,所以又称**肌动蛋白丝**。微丝的分布具有特点,多在细胞的周边部,常在细胞膜下形成网。微丝除对细胞有支持作用外,还与细胞的吞噬、微绒毛的收缩、细胞伪足的伸缩及细胞器的移动等活动有关。

中间丝是构成细胞骨架的主要成分之一,其直径介于微丝与微管之间,为8~10nm。中间丝在细胞质内形成一个完整的网架支持系统,它与微管、微丝及其他细胞器关系密切,并与细胞膜和细胞外基质直接联系。中间丝参与了细胞连接的构成。此外,中间丝还与细胞分化、细胞内信息传递、核内基因传递以及核内基因表达等重要生命活动过程有关。

8) **中心体**(centrosome):光镜下为球形小体,电镜下是由一对呈圆筒状的、彼此互相垂直排列的中心粒构成。每个中心粒从横切面看,其管壁由9组三联管组成,每一组又包括A、B、C三个微管(图1-12)。在中心粒的周围是一团电子密度高的中心粒周围物质(pericentriolar material,PCM)。中心体与细胞分裂有关。

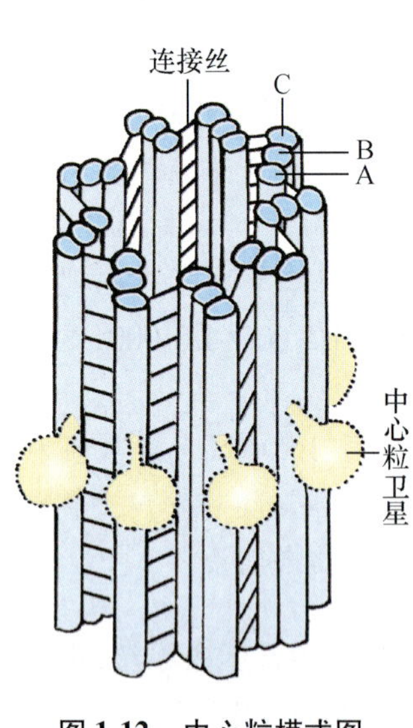

图 1-12 中心粒模式图

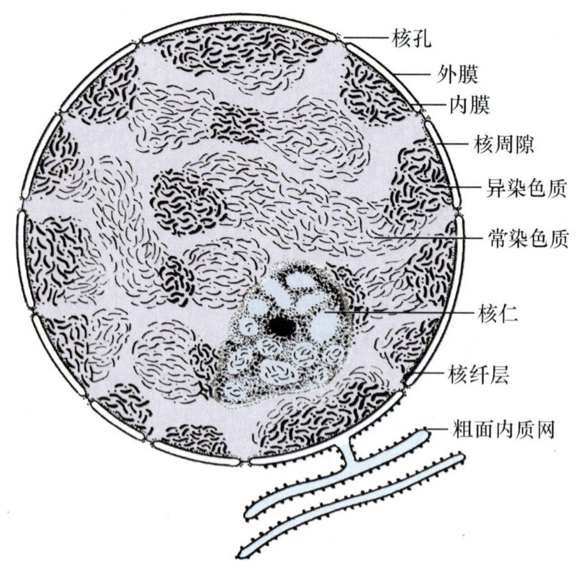

图 1-13 细胞核超微结构模式图

（3）**内涵物**：为细胞内的一些代谢产物或细胞的贮存物质，如糖原、脂类、色素颗粒等。

3. **细胞核** 细胞核（nucleus）是细胞遗传、变异、代谢、生长和分化繁殖的控制中心，是DNA复制和RNA转录的基地，在细胞生命活动中起着决定性的作用。

细胞核的数量、位置、大小和形态常因细胞类型不同而异。细胞通常只有一个核，少数细胞无核（如成熟红细胞）、双核（如肝细胞、软骨细胞等）或多核（如骨骼肌细胞、破骨细胞等）；细胞核的位置多居于细胞中央，也有偏于细胞一侧的（如上皮细胞、浆细胞等），有的甚至被挤向细胞的边缘（如脂肪细胞）；细胞核的大小差异较大，与胞质的体积相关，一般认为核与胞质之比为1∶3或1∶4；细胞核的形态常与细胞的形态相适应，如球形细胞、立方细胞和多边形细胞的核一般为球形，柱状细胞和梭形细胞的核多呈卵圆形，扁平细胞的核为扁圆形。也有其他特殊形状的核，如白细胞的杆状核及分叶核、浆细胞的车轮状核等。细胞核的结构由核膜、染色质、核仁及核基质等四部分组成（图1-13）。

（1）**核膜**（nuclear membrane）：即包围在核表面的界膜，由内外两层单位膜构成，分别称**内核膜**（inner nuclear membrane）和**外核膜**（outer nuclear membrane），两层之间的腔隙称**核周隙**（perinuclear space），内核膜、外核膜及核周隙三者合称**核被膜**（nuclear envelope）。外核膜的胞质面有核糖体附着，在某些部位与内质网膜相续，核周隙借此与内质网腔相通。核膜包围染色体及核仁构成核内微环境，以保证遗传物质的稳定性及有利于细胞核的各种生理功能的完成。

核被膜上具有的小孔称**核孔**（nuclear pore）（图1-13）。核孔直径为40～100nm，其上有一层隔膜覆盖，隔膜厚4～5nm。内、外核膜在核孔缘处相连续。一般认为，水、离子和核苷等小分子物质可直接透过核被膜，而RNA与蛋白质等大分子物质则经核孔出入核。功能旺盛的细胞核孔的数量较多。核孔是胞核与胞质间进行物质交换的通道，

并对物质交换具有选择性运输作用。

（2）**染色质与染色体**：染色质（chromatin）是指细胞间期核内分布不均匀、易被碱性染料着色的物质，光镜下呈细丝状、颗粒状或小块状，核膜下分布较多（图 1-13）。处于分散状态、具有弱嗜碱性的染色质称**常染色质**，是核中进行 RNA 转录的部位；处于凝集状态、具有强嗜碱性的染色质称**异染色质**，是功能静止的部分。细胞核染色深浅也因此反映细胞的代谢活跃程度。在细胞进行有丝分裂时，染色质高度螺旋化和折叠，形成光镜下清晰可见的具有特定形态结构的染色体（chromosome），分裂结束后，染色体解除螺旋化，分散于核内重新形成染色质。所以，染色质和染色体是遗传物质在细胞周期不同时相的不同表现。

染色质的主要化学成分是 DNA 和组蛋白，另外还有非组蛋白和少量 RNA，这些成分组成串珠状结构，称**核小体**（nucleosome），后者是构成染色质的基本结构单位。据近年来的研究证明，核小体是一个直径约 10nm 的扁圆柱体，由 5 种组蛋白（H_1、H_2A、H_2B、H_3、H_4）各 2 个分子组成，外绕长约 146 个碱基对的一段 DNA 链。2 个核小体之间有一段含约 60 个碱基对的 DNA 链为连接段（图 1-14）。核小体链为染色质的一级结构，在 DNA 转录的部位呈伸展状态，表现为常染色质；功能不活跃的部位呈高度螺旋化，即光镜下可见的异染色质。

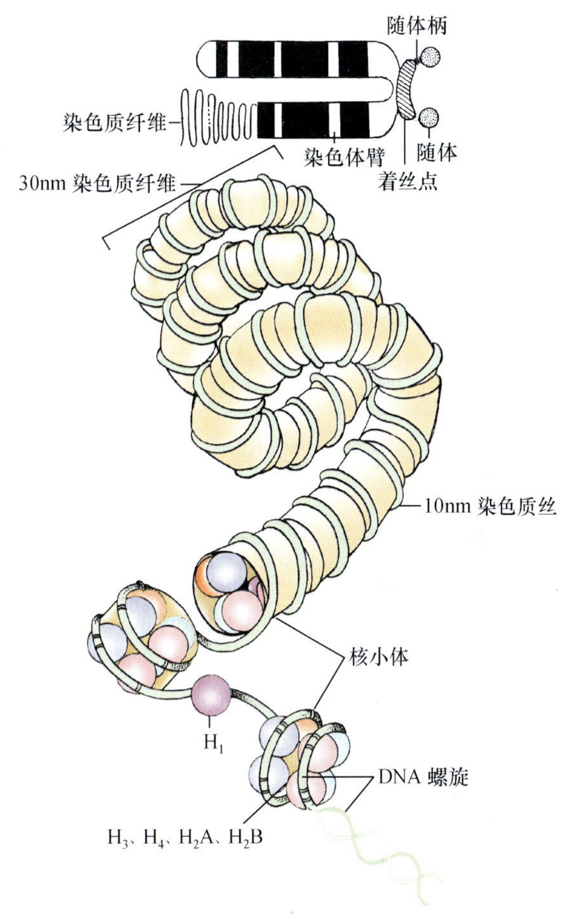

图 1-14　染色质及染色体结构模式图

染色体在细胞分裂中期由两条姐妹染色单体组成，它们仅在着丝点处相连。着丝点把染色单体分为长臂和短臂，两臂的长度是鉴别染色体的主要依据。着丝点是染色体的一个重要组成部分，它在不同的染色体上的位置是一定的。染色体是成双配对的，即每种形态的染色体有两条（一对），它们分别来自双亲的对应染色体，故又称**同源染色体**。

每种生物染色体数目是相对固定的。人体细胞有 46 条(23 对)染色体，称**双倍体**，其中常染色体 44 条，性染色体 2 条。常染色体男女相同，性染色体男性为 XY，女性为 XX。在成熟的生殖细胞中，染色体数目是体细胞中的一半，只有 23 条，称**单倍体**。分裂中期的染色体，按其形态特征顺序排列组成的图形，称**染色体组型**（图 1-15）。染色体的数目和形态可作为生物种的特征之一，因此可用染色体作为一个指标进行物种分类并探索物种之间的亲缘关系。

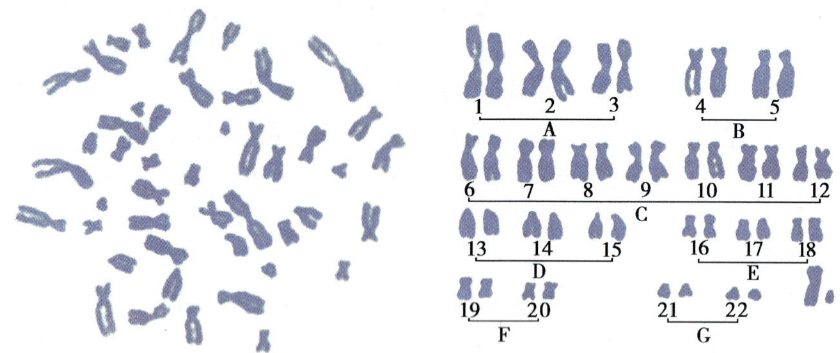

图 1-15 正常男性体细胞分裂中期染色体组型（最后一对为性染色体 XY）

某些先天性疾病是由于染色体数目的变异引起的，如先天性睾丸发育不全者的染色体数为 47 或 48 条，比正常男性多 1～2 条性染色体；先天性卵巢发育不全患者染色体数为 45 条，比正常女性少 1 条性染色体；先天愚型是由于第 21 对染色体上多了一条染色体所引致的疾病。

（3）**核仁**（nucleolus）：光镜下呈圆形，强嗜碱性。核仁的数量一般为 1～4 个，其大小及数量随细胞类型及功能状态而异。在细胞进行有丝分裂时，核仁同核膜一样，先消失以后又重建。电镜下观察，核仁无膜包绕，由颗粒部、纤维部及核仁周染色质三部分构成。核仁的主要化学成分是 RNA 和蛋白质，主要功能是加工和部分装配核糖体亚单位，因此是形成核糖体前身的部位。

（4）**核基质与核内骨架**：核基质（nuclear matrix）是核内除染色质及核仁以外的成分，是一种黏稠的液体，含水、蛋白质及无机盐等；核内骨架（nuclear skeleton）是由多种蛋白质形成的三维细丝网架，其功能除具有保持细胞核的一定形状外，还为细胞核内的化学反应提供空间支架。电镜下已经证明核内骨架与细胞质骨架有密切关系，细胞质骨架纤维可直接穿越核孔成为核内骨架的组成部分。

（三）细胞增殖与细胞凋亡

1. 细胞增殖 细胞增殖是机体生长发育的基础，也是细胞生命活动的基本特征之一。细胞增殖是指细胞通过分裂，增加细胞数量，以补充和更新细胞。细胞增殖具有一个复杂的周期性变化过程。

（1）**细胞增殖周期**：细胞从前一次分裂结束开始到下一次分裂结束为止的周期过程，称细胞增殖周期，简称**细胞周期**（cell cycle）。细胞周期可分为两个阶段，即**分裂间期**和**分裂期**。分裂间期以 DNA 合成为依据，可分为 DNA 合成前期（G_1 期）、DNA 合成期（S 期）和 DNA 合成后期（G_2 期）；分裂期（M 期）以染色体的形成变化过程为主要依据，也可再分为前、中、后、末等四个时期。

（2）**间期细胞各期特点**：

G_1 期：体内大部分细胞的 G_1 期是在完成上一次分裂后开始的，该期的特点是细胞体积显著增大，物质代谢活跃，迅速合成 RNA 和蛋白质。这一期的主要意义在于为下阶段的 DNA 复制作好物质准备。

细胞进入 G_1 期后，不是毫无例外地都进入下一时期继续增殖，在此至少会出现三种前途的细胞：①增殖细胞：这种细胞能及时从 G_1 期进入 S 期，并保持旺盛的分裂能力，例如造血干细胞、表皮与胃肠黏膜上皮的干细胞等；②暂不增殖细胞或休止期（G_0 期）细胞：这类细胞是分化的、并执行特定功能的细胞，进入 G_1 期后不立即转入 S 期，在需要时（如损伤、手术等）才进入 S 期继续增殖，如肝细胞及肾小管上皮细胞等；③不增殖细胞：此种细胞进入 G_1 期后，失去分裂能力，终身处于 G_1 期，最后衰老死亡，又称终末细胞（end cell），例如高度分化的神经细胞、肌细胞及成熟的红细胞等。

S 期：此期是细胞周期的关键时刻，DNA 经过复制而含量增加一倍，每条染色质丝都转变为由着丝点相连接的两条染色质丝。只要 DNA 的复制一开始，细胞增殖活动就会进行下去，直到分裂形成两个子细胞。S 期一般需数小时。

G_2 期：G_2 期主要为 M 期做准备。这一时期 DNA 合成终止，中心粒已复制完毕，形成两个中心体。G_2 期比较恒定，需用 1～1.5 小时。

在细胞周期中，分裂间期的主要生理意义是合成 DNA，复制两套遗传信息。

（3）**分裂期细胞的特点**：细胞分裂可分为两大类，无丝分裂和有丝分裂。无丝分裂在人类很少，过程也很简单。有丝分裂是细胞分裂的主要形式。细胞在 G_2 期完成了分裂前的准备后进入有丝分裂期。有丝分裂是一个连续变化过程，此期有极明显的形态变化，主要表现在染色体的形成过程。各期特点如下：

前期：染色质丝高度螺旋化，逐渐形成染色体。染色体短而粗，强嗜碱性。中心粒复制成双，向细胞两极移动，开始合成微管，形成纺锤体，核膜、核仁逐渐消失。

中期：细胞变为球形，核膜、核仁消失，染色体已移到细胞中央（赤道平面），每条染色体已纵裂为两条染色单体，其间借狭窄的着丝点相连。两个中心粒分别移到细胞两极，微管束与染色体着丝点相连构成纺锤体。

后期：纺锤体微管的活动，使着丝点纵裂，两条染色单体分离，并移向细胞两极，因此染色单体遂分为两组，分别集聚于两极。与此同时，细胞拉长，并由于赤道部细胞膜下方环行微丝束的活动，使该部缩窄，细胞遂呈哑铃形。

末期：染色单体逐渐解螺旋，重新出现染色质丝与核仁；内质网囊泡组合为核被膜；细胞赤道部缩窄加深，最后完全分裂为两个二倍体的子细胞。

在细胞周期中，分裂期的主要生理意义是通过染色体的形成、纵裂和移动把两套遗传信息准确地平均分配到两个子细胞去，使子细胞拥有与母细胞相同的染色体，使遗传特性代代相传，保持了遗传的稳定性。

2. **细胞凋亡**　细胞凋亡（cell apoptosis）是借用古希腊语，表示细胞像秋天的树叶一样凋落死亡。1972 年 Kerr 最先提出这一概念，在研究青蛙尾巴退化时，发现了一种既不同于细胞衰老死亡又不同于坏死的细胞死亡方式，即细胞凋亡。在细胞凋亡一词出现之前，胚胎学家已观察到动物发育过程中存在着细胞程序性死亡（programmed cell death，PCD）现象，它是胚胎正常发育所必需的。过去 PCD 和细胞凋亡常被作为同义词使用，但近年来有学者认为两者实质上是有差异的。PCD 是一个功能性概念，描述在一个多细胞生物体中，某些细胞的死亡是个体发育中一个预定的、并受到严格控制的正常组成部分；而凋亡是一个形态学概念，指与细胞坏死不同的受到基因控制的细胞死亡形式。PCD 的最终结果是细胞凋亡,但细胞凋亡并非都是程序化的。

细胞凋亡和细胞增殖都是生命的基本现象,是维持体内细胞数量动态平衡的基本措施。在胚胎发育阶段通过细胞凋亡清除多余的和已完成使命的细胞,保证了胚胎的正常发育;在成年阶段通过细胞凋亡清除衰老和病变的细胞,保证了机体的健康。与细胞增殖相同,细胞凋亡受基因的精确调控。

二、细胞连接与细胞粘连

细胞结构和细胞功能类型的分化,是细胞生命进化的结果。高等的多细胞生物有机体中,细胞之间总是以不同的形式,形成相互间在结构和功能上直接或间接的、恒久或临时的联系。细胞连接与细胞粘连是细胞之间组织结构和功能联系的基本形式。

细胞连接(cell junction)是相邻细胞表面的特化及细胞间隙所形成的最基本、最常见的组织结构形式,广泛存在于机体同一组织内,或不同组织之间。上皮组织细胞间连接最为典型。细胞连接的分类及结构特点主要在上皮组织中论述。

细胞粘连(cell adhesion)是绝大多数细胞所共有的基本生物学特性。在高等生物,细胞粘连现象几乎伴随和贯穿于个体发生发育的全过程,如精、卵细胞的结合受精,胚泡在子宫内膜的植入等均与细胞粘连密切相关。在成体体内,细胞的粘连是维持机体整体组织结构特征的重要形式之一,也是许多组织结构基本功能状态的一种体现。

三、细胞外基质

细胞外基质是细胞的分泌物,存在于细胞外空间,其化学成分为蛋白和多糖。细胞外基质对组织细胞起支持、保护、营养等作用,且与细胞的增殖、分化、代谢、识别、粘着、迁移等基本生命活动密切相关。机体中,细胞外基质的含量因组织种类不同而异,上皮组织、肌组织以及脑与脊髓中的细胞外基质含量较少,而结缔组织细胞外基质的含量较多。

构成细胞外基质的大分子种类繁多,大致可分为三类:①糖胺多糖和蛋白聚糖;②胶原和弹性蛋白;③粘着糖蛋白,主要是纤粘连蛋白和层粘连蛋白。

细胞外基质在结构上表现为由基质和纤维网架构成。基质呈凝胶状,由糖胺多糖和蛋白聚糖组成。纤维网架由起结构作用的胶原和弹性蛋白,以及起粘着作用的纤粘连蛋白和层粘连蛋白构成。

(一) 糖胺多糖和蛋白聚糖

糖胺多糖与蛋白聚糖是一些高分子量的含糖化合物,它们构成细胞外高度亲水性的凝胶,使组织具有良好的弹性和抗压性。

1. **糖胺多糖** 糖胺多糖(glycosaminoglycan,GAG)为氨基已糖多糖,过去称**黏多糖**(mucopolysaccharide)。包括透明质酸、硫酸软骨素、硫酸角质素、硫酸乙酰肝素和硫酸皮肤素等。透明质酸是一长链的大分子,含量最多,呈曲折盘绕状态。透明质酸表面有大量的亲水基团,可结合大量水分子,使基质等渗性水肿,因而即使浓度很低,也能形成黏稠的胶体。

2. **蛋白聚糖** 蛋白聚糖(proteoglycan,PG)是由糖胺多糖(除透明质酸外)与核心蛋白、连接蛋白共价结合形成的高分子量复合物，是一种含糖量极高的糖蛋白。核心蛋白为单链多肽，一条核心蛋白分子上可以连接 1～100 条以上相同或者不同的糖胺多糖，形成蛋白聚糖单体。若干个蛋白聚糖单体通过连接蛋白以非共价键与透明质酸结合形成蛋白聚糖多聚体。蛋白聚糖多聚体的立体构型内形成许多微细孔隙，称**分子筛**(图 1-16)，小于孔隙的水分子和溶于水的营养物质、代谢产物、激素、气体分子等可以通过，便于血液与细胞之间进行物质交换；大于孔隙的物质，如细菌、异物等不能通过，从而起到局部屏障作用。

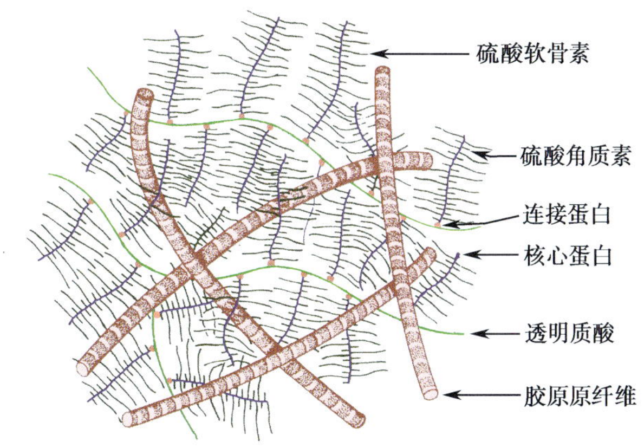

图 1-16　胶原纤维及分子筛示意图

(二) 胶原与弹性蛋白

1. **胶原**　胶原(collagen)是动物体内高度特化的纤维蛋白家族，是人体内含量最丰富的蛋白质，占人体蛋白质总量的 25%～30%。胶原遍布于体内各种器官和组织，结缔组织中尤其丰富，是细胞外基质的框架结构。

胶原可由成纤维细胞、软骨细胞、成骨细胞以及某些上皮细胞合成并分泌到细胞外。胶原分子由三条 α 多肽链形成。根据组成胶原的 α 链不同，将胶原分为四种类型，即Ⅰ、Ⅱ、Ⅲ及Ⅳ型胶原。

胶原在体内分布有一定的组织特异性。Ⅰ型胶原主要存在于肌腱、皮肤、韧带及骨中，形成较粗的纤维束，具有很强的抗张力强度；Ⅱ型胶原主要存在于软骨中；Ⅲ型胶原形成微细的纤维网，包绕在腺泡、骨骼肌和平滑肌纤维周围；Ⅳ型胶原仅存在于基膜中，形成三维网络样结构。

结缔组织中，Ⅰ型和Ⅲ型胶原聚合形成直径 20～200nm 的胶原原纤维(collagenous fibril)，电镜下呈现明暗交替的周期性横纹，横纹周期约 64nm(图 1-16)；胶原原纤维藉少量黏合质粘结形成**胶原纤维**。

2. **弹性蛋白**　弹性蛋白(elastin)是高度疏水的非糖基化纤维蛋白，是构成组织中弹性纤维网络的主要成分。

弹性蛋白呈无规则的卷曲状态，其肽链由两种类型的短肽交替排列构成，一种是疏水性短肽，赋予分子弹性；另一种短肽为富含丙氨酸和赖氨酸残基的 α 螺旋，负责在相邻分子间形成交联。弹性蛋白以可溶性弹性蛋白原的形式分泌到细胞外，通过赖氨酸残基之间相互交联(图 1-17)。

弹性蛋白及其表面包绕的微原纤维共同构成**弹性纤维**(elastic fiber)。**微原纤维**(microfibrils)由糖蛋白构成，其中一种较大的原纤维蛋白(fibrillin)是保持弹性纤维完整性的必须成分。电镜下，弹性纤维的核心部分电子密度较低，为均质的弹性蛋白，外周覆盖电子密度较高的微原纤维。由于弹性蛋白的无规则卷曲和高度交联，使弹性纤

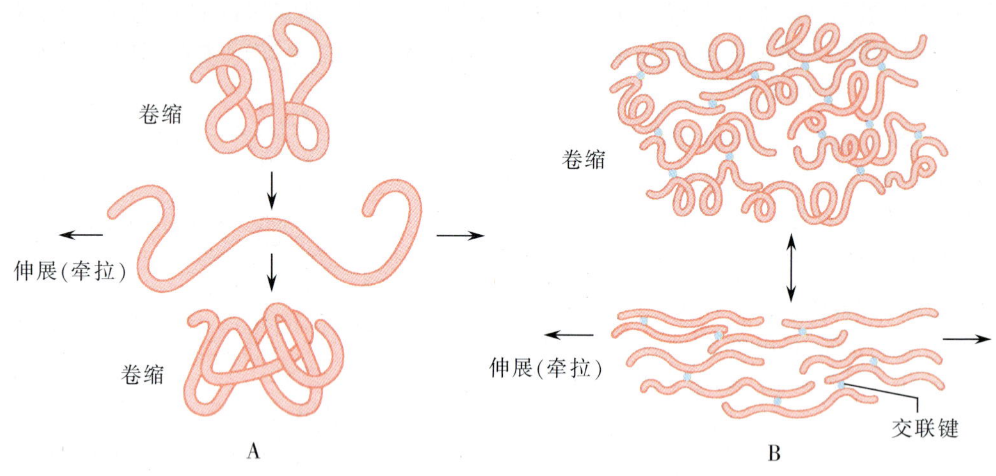

图1-17 伸缩状态下弹性蛋白的构型

A. 单个弹性蛋白分子 B. 共价交联的弹性蛋白分子

维具有很强的弹性。

胶原纤维与弹性纤维混合交织在一起,使组织既有韧性又有弹性,有利于所在器官和组织保持形态和位置的相对恒定,又具有一定的可变性。

(三) 粘着糖蛋白

粘着糖蛋白是一类多功能大分子,其共同特点为既可与细胞结合,又可与细胞外基质中的其他大分子结合,故又称**结构性黏附糖蛋白**(structural glycoprotein)。细胞外基质和基膜中的粘着糖蛋白对细胞识别、黏附、迁移、增殖和分化有直接影响。目前对这类糖蛋白的认识还很有限,其中对纤粘连蛋白和层粘连蛋白了解较多。

1. **纤粘连蛋白** 纤粘连蛋白(fibronectin,FN)是一种大分子糖蛋白,在细胞外基质中最早发现,广泛存在于人和动物组织中。纤粘连蛋白有三种存在形式:①血浆纤粘连蛋白,促进血液凝固、创伤愈合和细胞吞噬作用,同时还可以刺激上皮细胞增生,使创面修复;②细胞表面纤粘连蛋白,通过与细胞表面受体结合,能瞬时黏附于细胞表面,与细胞骨架相连;③基质纤粘连蛋白,为高度难溶的纤维性多聚体,存在于细胞外基质中。

2. **层粘连蛋白** 层粘连蛋白(laminin,LN)是一种分子量为950kD的糖蛋白,是由不同蛋白质分子组成的一个蛋白质家族,结构复杂,功能多样。层粘连蛋白是胚胎发育中出现最早的细胞外基质成分,对于保持细胞间的粘着、细胞的极性及细胞的分化具有重要意义。在成体,层粘连蛋白是基膜的主要成分,可专一的介导细胞与Ⅳ型胶原粘连,促进细胞的生长,并使细胞铺展而保持一定的形态,从而直接或间接控制细胞的活动,如细胞的黏附、迁移、分化、增殖或凋亡以及基因表达。

(孙 莉)

第二章

上皮组织

内容提要

上皮组织的组成及结构特点；被覆上皮的类型及结构；上皮组织的特殊结构；腺上皮及腺；外分泌腺的分类及结构特点。

上皮组织(epithelial tissue)简称上皮，由大量排列密集的细胞和少量的细胞外基质组成。上皮细胞具有明显的**极性**(polarity)，朝向体表或器官腔面的一侧为**游离面**，对侧称为**基底面**。上皮细胞的基底面借助于基膜与结缔组织相连。上皮组织内一般无血管，所需营养靠结缔组织内的血管渗透供给。上皮组织按功能主要分为**被覆上皮**和**腺上皮**两大类。覆盖在体表或衬于管、腔及囊内表面的上皮，称被覆上皮；而以分泌功能为主的上皮称腺上皮。上皮组织具有保护、吸收、分泌和排泄等功能。

一、被覆上皮

(一) 被覆上皮的类型和结构

被覆上皮(covering epithelium)根据构成上皮细胞的层数和细胞(或表层细胞)的形态进行分类和命名。由一层细胞组成的上皮称单层上皮，由两层以上细胞组成的上皮为**复层上皮**。

- 被覆上皮
  - 单层上皮
    - 单层扁平上皮
      - 内皮：心、血管及淋巴管的腔面
      - 间皮：胸膜、腹膜及心包膜的表面
      - 其他：肺泡和肾小囊壁层等
    - 单层立方上皮：肾小管
    - 单层柱状上皮：胃、肠和子宫等腔面
    - 假复层纤毛柱状上皮：气管、支气管等腔面
  - 复层上皮
    - 复层扁平上皮
      - 未角化的：口腔、食管和阴道等腔面
      - 角化的：皮肤的表皮
    - 复层柱状上皮：睑结膜、男性尿道等腔面
    - 变移上皮：肾盏、肾盂、输尿管和膀胱等腔面

1. **单层扁平上皮** 单层扁平上皮(simple squamous epithelium)由一层扁平细胞组成。表面观察:细胞呈不规则的多边形,细胞边缘呈锯齿状相互嵌合,核椭圆形,位于细胞中央;侧面观:细胞扁薄,胞质很少,含核部略厚(图2-1)。衬于心、血管和淋巴管内表面的单层扁平上皮称**内皮**。衬于胸膜、腹膜和心包膜表面的单层扁平上皮称**间皮**。内皮细胞很薄,且游离面光滑,有利于物质交换和血液、淋巴流动。间皮细胞游离面湿润光滑,便于内脏器官活动。

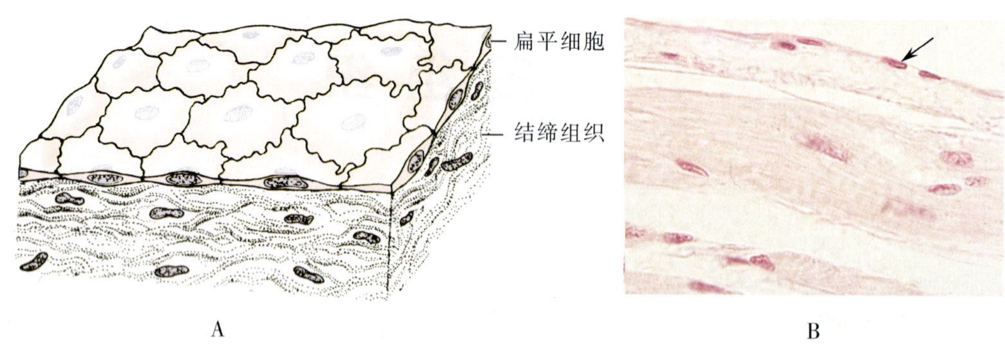

图2-1 单层扁平上皮(大连医科大学郝立宏等图)
A. 模式图 B. 内皮(人心)

2. **单层立方上皮** 单层立方上皮(simple cuboidal epithelium)由一层近似立方形的细胞组成。表面观察:细胞呈多边形;侧面观察:细胞呈正方形,核圆、居中(图2-2)。此种上皮见于肾小管等处,执行吸收和分泌功能。

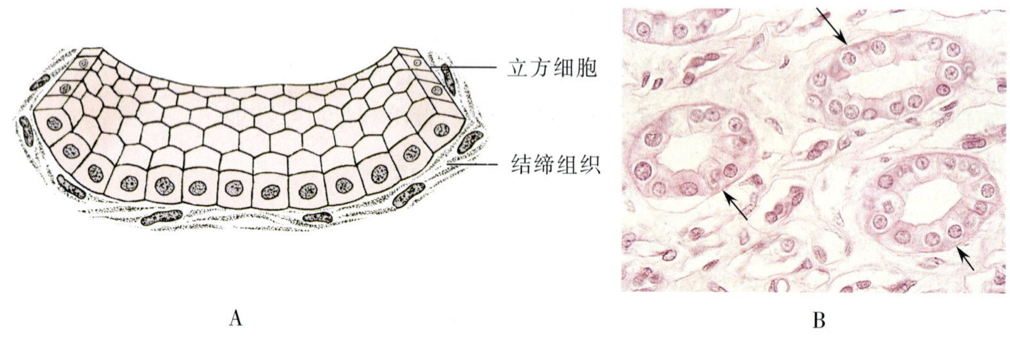

图2-2 单层立方上皮(大连医科大学郝立宏等图)
A. 模式图 B. 肾小管单层立方上皮

3. **单层柱状上皮** 单层柱状上皮(simple columnar epithelium)由一层棱柱状细胞组成。表面观:细胞呈多边形;侧面观察:细胞为柱状,核椭圆,常位于细胞近基底部(图2-3)。在肠道的单层柱状上皮细胞间,散在分布着**杯状细胞**(goblet cell),其形似高脚酒杯,顶部膨大,充满分泌颗粒,底部狭窄,核位于杯底部,深染,呈小三角形或扁圆形。杯状细胞是腺细胞,可分泌黏液,有润滑和保护上皮的作用。

4. **假复层纤毛柱状上皮** 假复层纤毛柱状上皮(pseudostratified ciliated columnar epithelium)由一层高矮不等的细胞组成,包括柱状细胞、梭形细胞、锥形细胞和杯状细胞,其中柱状细胞居多,其游离面大多有纤毛(图2-4)。这些细胞的底端均附于基

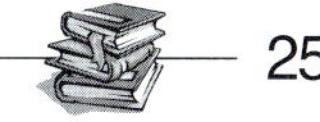

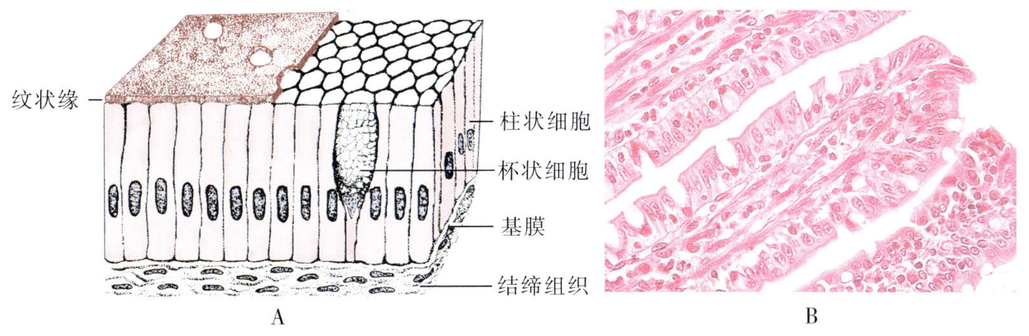

图 2-3 单层柱状上皮(大连医科大学郝立宏等图)

A. 模式图 B. 小肠单层柱状上皮

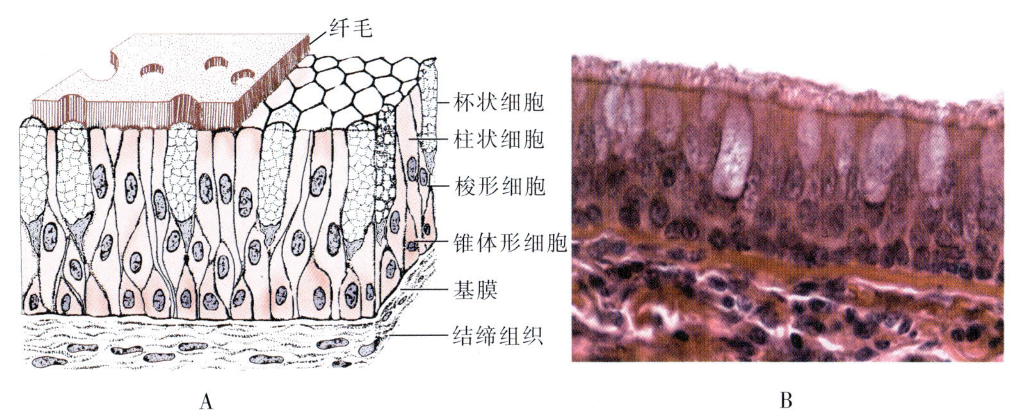

图 2-4 假复层纤毛柱状上皮(牡丹江医学院图)

A. 模式图 B. 气管假复层纤毛柱状上皮

膜上,但只有杯状细胞和柱状细胞的顶端能达到游离面,由于核的位置不在同一水平上,因此上皮从侧面观察看似复层,实为单层。此种上皮主要分布在呼吸道的腔面。

5. **复层扁平上皮** 复层扁平上皮(stratified squamous epithelium)由多层细胞组成。从侧面观察,紧贴基膜的一层细胞呈立方形或矮柱状,为基底层,具有较强的分裂增殖能力,又称生发层;中间层由数层多边形细胞组成;表层为几层扁平细胞。被覆体表的复层扁平上皮,其表面细胞角化,称**角化的复层扁平上皮**。上皮基底面与结缔组织的连接处呈凹凸不平状,可扩大两者的接触面积(图 2-5)。复层扁平上皮较厚,具有较强的机械保护作用,耐摩擦,并可阻止异物入侵,受损后有很强的修复再生能力。

6. **变移上皮** 变移上皮(transitional epithelium)分布在排尿管道,主要特点是细胞的形状和层数可随器官的功能状态而改变。如当膀胱收缩时,上皮增厚,细胞的层数变多,表层细胞呈大立方形;中间数层细胞呈多边形;基底层细胞为矮柱状或立方形。当膀胱充盈时,上皮变薄,细胞层数减少,表层细胞变扁。变移上皮表层细胞胞质丰富,常有双核,可覆盖几个中间层细胞,称**盖细胞**(图 2-6)。

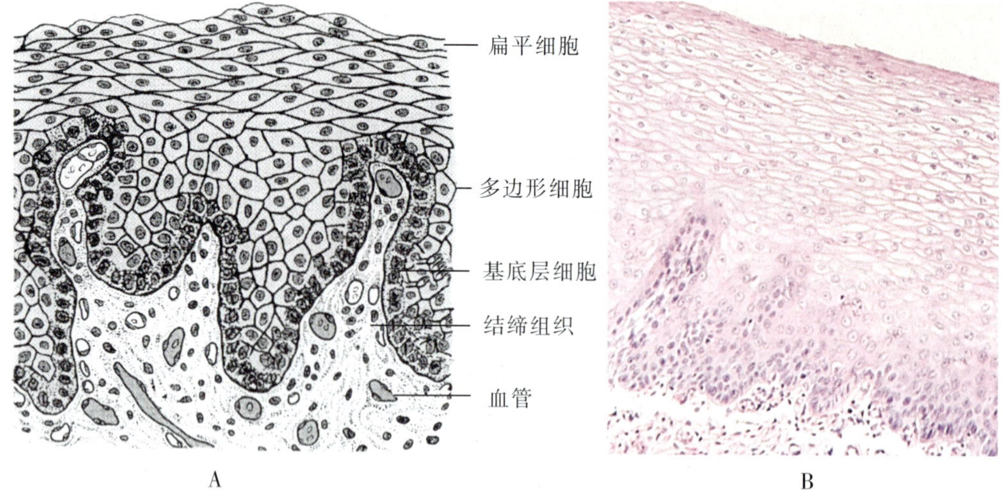

图 2-5 复层扁平上皮（大连医科大学郝立宏等图）
A. 模式图 B. 食管复层扁平上皮

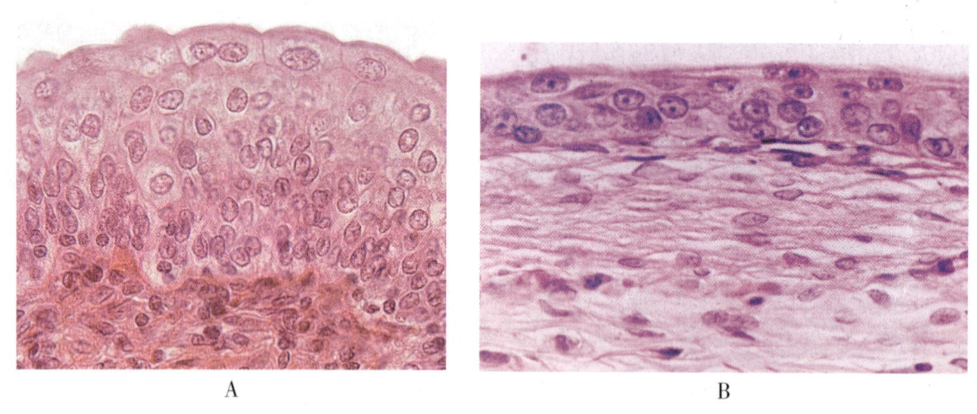

图 2-6 变移上皮（大连医科大学郝立宏等图）
A. 膀胱空虚态 B. 膀胱扩张态

（二）上皮细胞的特殊结构

在上皮细胞的游离面、侧面和基底面常分化出一些特殊的结构，具有重要的生理功能。

1. 上皮细胞的游离面

（1）**微绒毛**（microvillus）：是细胞膜和部分细胞质向游离面伸出的细小指状突起，其直径约 0.1μm。电镜下，细胞质内有许多纵行的微丝，微丝的上端附着在微绒毛的顶端，其下端伸入胞质中并与终末网相连（图 2-7）。微绒毛可显著扩大细胞游离面的表面积，有利于细胞的吸收功能。

（2）**纤毛**（cilium）：由细胞膜和细胞质形成的比微绒毛长而粗的指状突起。电镜下，纤毛的中央有两条微管，周围为 9 组成对的双联微管（图 2-8）。呼吸道上皮表面的纤毛可快速定向协调性摆动，如同风吹麦浪一般，将上皮表面的分泌物和异物向前推移；输卵管上皮表面的纤毛摆动，有助于卵子及受精卵的运输。

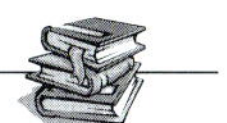

2. 上皮细胞的侧面

（1）**紧密连接**（tight junction）：又称**闭锁小带**，位于相邻细胞间隙的顶端侧面，呈箍状环绕细胞的顶端（图 2-7）。紧密连接可封闭细胞间隙，防止大分子物质通过细胞间隙进入深部组织。

（2）**中间连接**（intermediate junction）：又称**黏着小带**，位于紧密连接的下方，呈带状环绕上皮的顶部（图 2-7）。中间连接有粘着、保持细胞形状和传递细胞收缩力的作用。

（3）**桥粒**（desmosome）：又称**黏着斑**，大小不等，呈圆盘状的局部连接。电镜下，相邻细胞间有一稍宽的间隙，其中有低密度的丝状物，并在中间密集形成纵行的中间线。间隙两侧的胞质面，附有致密物质构成的附着板，胞质中有许多张力丝呈 U 形黏附在附着板上（图 2-9），起固定和支持作用。桥粒像铆钉一样将细胞牢固的连接起来。

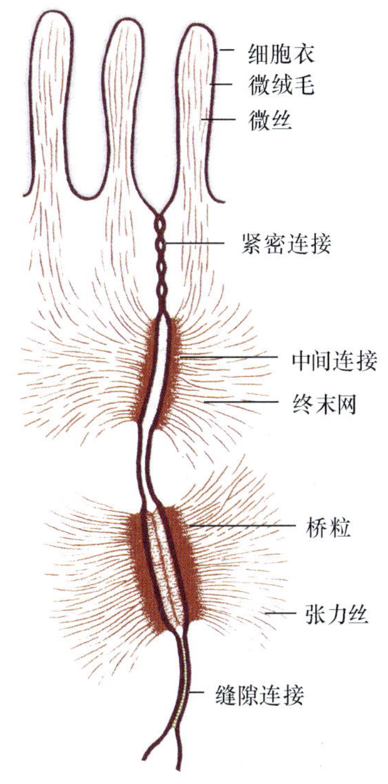

图 2-7　细胞连接超微结构模式图

（4）**缝隙连接**（gap junction）：呈斑状。冷冻蚀刻方法显示，此处相邻两细胞膜内有许多规则排列的柱状颗粒。颗粒由 6 个杆状的连接蛋白分子围成，其中央有直径约 2nm 的管腔（图 2-10）。相邻两细胞膜中的柱状颗粒对接，管腔通连，细胞可借这些相通的管道进行小分子物质和离子交换，传递化学信息，故又称**通讯连接**。

上述细胞连接，如果有两种以上的连接结构同时存在，称**连接复合体**（junctional complex）。

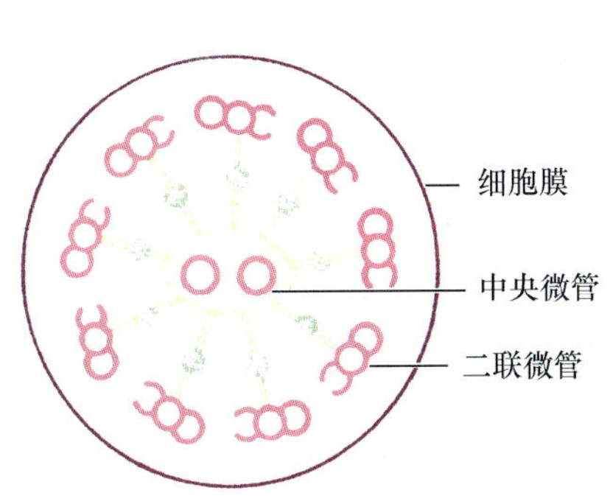

图 2-8　纤毛横断超微结构模式图

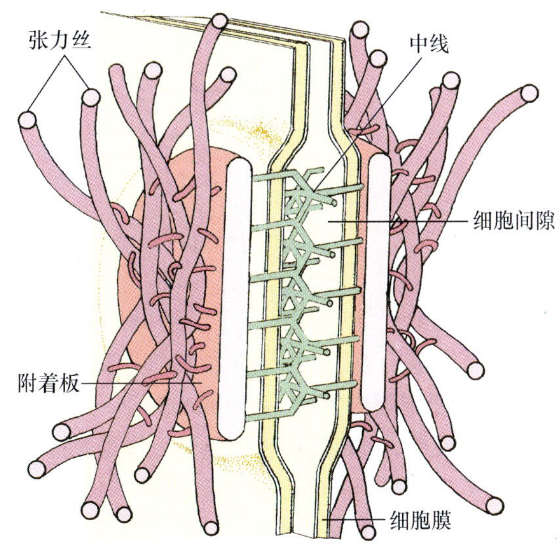

图 2-9　桥粒超微结构模式图

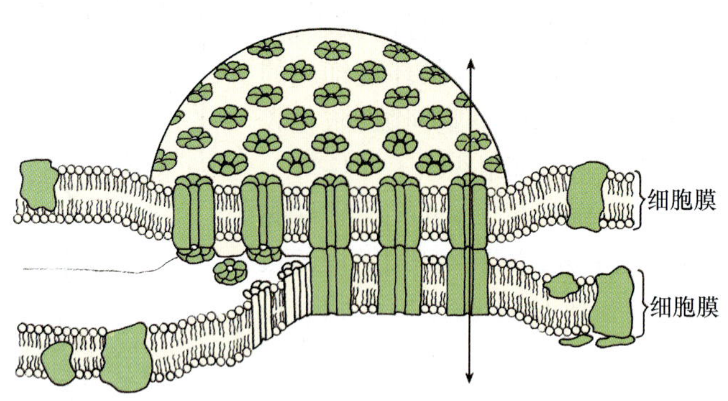

图 2-10 缝隙连接超微结构模式图

3. 上皮细胞的基底面

（1）**基膜**(basement membrane)：是上皮细胞基底面与深部结缔组织之间的一层均质状的薄膜。HE 染色不易分辨，但假复层纤毛柱状上皮的基膜较厚，呈粉红色。电镜下，基膜分两层，靠近上皮的部分为**基板**，由上皮细胞分泌形成，又可分为浅层的透明板和深层的致密板两层。位于致密板下方，与结缔组织相接的部分称**网板**，由网状纤维和基质构成，是结缔组织中的成纤维细胞分泌形成的（图 2-11）。

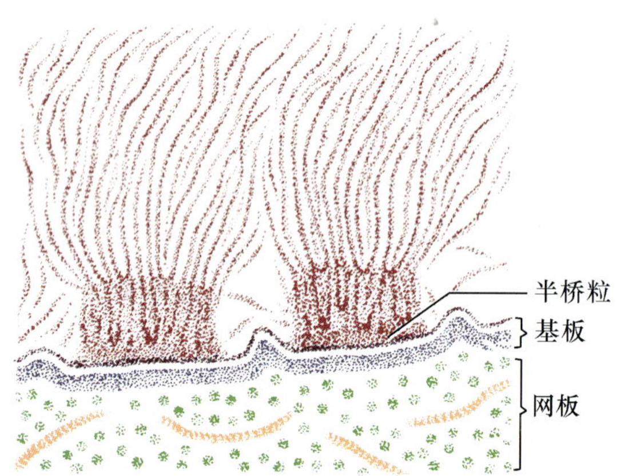

图 2-11 半桥粒和基膜超微结构模式图

基膜对上皮细胞有支持、连接和固着作用；基膜还是半透膜，有利于上皮细胞和深部结缔组织进行物质交换，并影响细胞的增殖和分化。

（2）**细胞膜内褶**(plasma membrane infolding)：是上皮细胞基底面的细胞膜折向胞质形成的皱褶，与细胞基底面垂直，光镜下称**基底纵纹**。电镜下可见内褶两侧的胞质内含有较多与其平行排列的线粒体（图 2-12）。细胞膜内褶扩大了细胞基底部的表面积，增强了上皮细胞的物质交换能力。

（3）**半桥粒**(hemidesmosome)：是桥粒的一半，主要是加固上皮细胞与基膜的连接（图 2-11）。

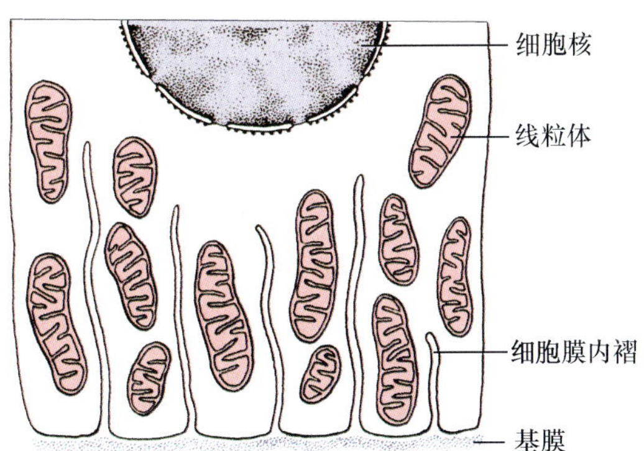

图 2-12 细胞膜内褶超微结构模式图

二、腺上皮与腺

以分泌功能为主的上皮称**腺上皮**，以腺上皮为主构成的器官称**腺**，腺分**外分泌腺**和**内分泌腺**两种。外分泌腺有导管，腺的分泌物可通过导管排到体表或管腔，如汗腺、唾液腺、乳腺等；内分泌腺没有导管，其分泌物（激素）通过毛细血管或淋巴管运送到全身各部位发挥作用，如甲状腺、肾上腺、垂体等。本章只介绍外分泌腺。

（一）外分泌腺的分类

外分泌腺（除单细胞腺外）由分泌部和导管两部分组成。根据导管有无分支，外分泌腺可分为单腺和复腺；按分泌部的形态，外分泌腺又可分为单管状腺、单泡状腺、复管状腺、复泡状腺和复管泡状腺。

（二）外分泌腺的结构

1. **分泌部** 多由一层腺细胞围成腺泡，中央有腺泡腔。根据腺细胞的结构和分泌物的性质，可将腺泡分为：

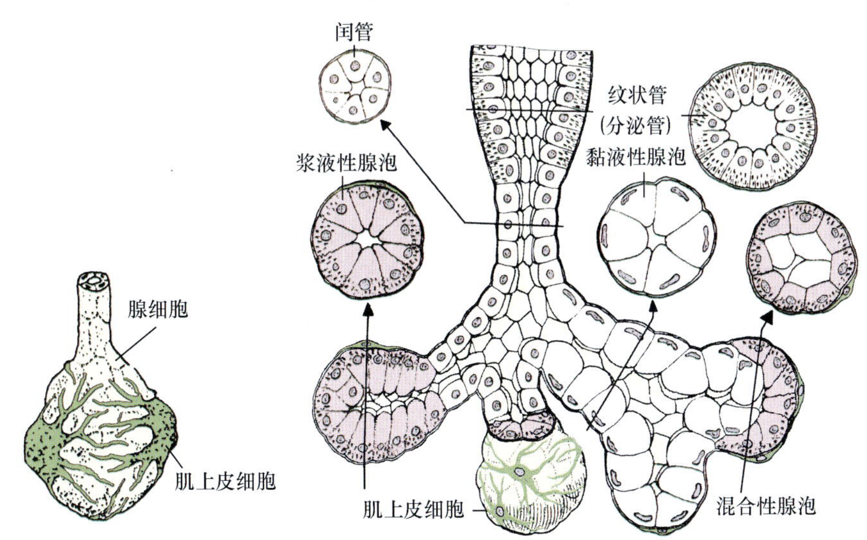

图 2-13 各种腺泡及导管模式图

（1）**浆液性腺泡**：由浆液性腺细胞组成，细胞大多呈锥体形或柱状，核圆，靠近细胞基部，顶部胞质有许多酸性酶原颗粒，基部胞质嗜碱性较强（图 2-13），电镜下可见胞质内含大量的粗面内质网和丰富的高尔基复合体。浆液性腺细胞分泌稀薄的浆液，其内含多种蛋白酶。

（2）**黏液性腺泡**：由黏液性腺细胞组成，细胞多呈锥体形，核扁圆形，位于细胞基底部，胞质内充满黏原颗粒，HE 染色因分泌颗粒溶解而使细胞质呈泡沫状，染色较浅（图 2-13）。黏液性腺细胞可分泌糖蛋白，后者与水结合形成黏液。

（3）**混合性腺泡**：是由上述两种腺细胞共同组成的腺泡（图 2-13）。常见的形式是黏液性腺泡末端附有几个浆液性腺细胞，切片上呈半月状排列，故称**半月**（demilune）。可分泌酶和黏液。

2. **导管**　连接分泌部，开口于体表或管腔的上皮性管道，由单层或复层上皮构成，为排出分泌物的管道，个别导管兼有分泌功能。

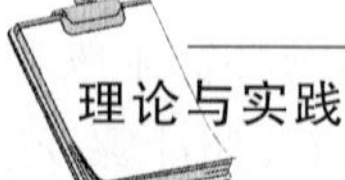

理论与实践

在某种情况下，一种上皮细胞可以转化成另一种类型的上皮细胞，这一可逆性变化称上皮性化生。如重度吸烟者，气管及支气管管壁的假复层纤毛柱状上皮可转化为复层扁平上皮，导致呼吸管道的防御功能下降，易患呼吸道感染等疾病。

（张际绯）

第三章

结缔组织

内容提要

结缔组织的结构特点和分类;固有结缔组织中各类型结缔组织的结构特点和主要功能;三种软骨组织的结构特点及分布;骨组织的组成,长骨的结构特点和骨发生;血液的组成与血细胞发生。

结缔组织(connective tissue)由散在的细胞和大量的细胞外基质构成。其结构特点为:细胞数量少,种类多,细胞排列无极性。细胞外基质包括无定形的基质、丝状的纤维和不断循环更新的组织液,前两种成分由结缔组织细胞合成及分泌。结缔组织来源于胚胎时期的间充质。广义的结缔组织可分为固有结缔组织(疏松结缔组织、致密结缔组织、脂肪组织和网状组织)、软骨、骨和血液。结缔组织分布广泛,具有连接、支持、营养、保护、修复和防御等功能。

一、固有结缔组织

(一)疏松结缔组织

疏松结缔组织(loose connective tissue)广泛分布在器官之间和组织之间。其结构特点为细胞种类多,细胞外基质中纤维数量较少,排列稀疏,基质含量多。

1. **细胞** 可分为两类,一类为结缔组织固有的细胞,包括成纤维细胞、脂肪细胞和未分化的间充质细胞;另一类为迁入的细胞,包括巨噬细胞、浆细胞、肥大细胞和白细胞(图3-1)。

(1)**成纤维细胞**(fibroblast):数量最多,胞体大,呈扁平多突起,HE染色细胞轮廓不清;胞质弱嗜碱性,核大,染色浅,核仁清晰。电镜下,胞质内有大量的粗面内质网、游离核糖体和高尔基复合体(图3-2)。成纤维细胞的功能是形成纤维和基质。

静止状态的成纤维细胞称**纤维细胞**。胞体呈梭形,较小,胞质弱嗜酸性,核小,深染(图3-2)。纤维细胞可根据机体需要而转化为功能活跃的成纤维细胞。

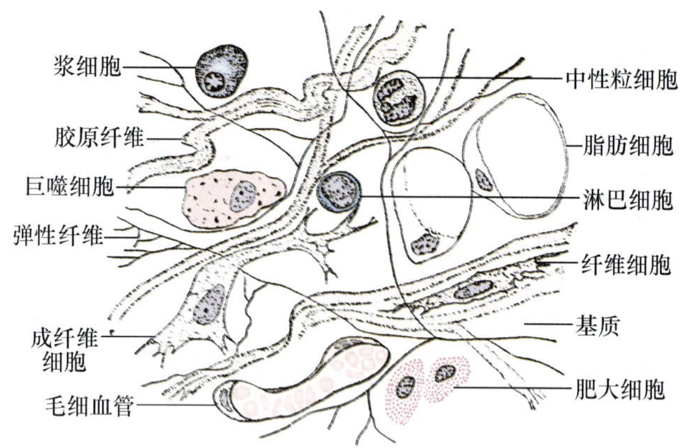

图 3-1 疏松结缔组织模式图

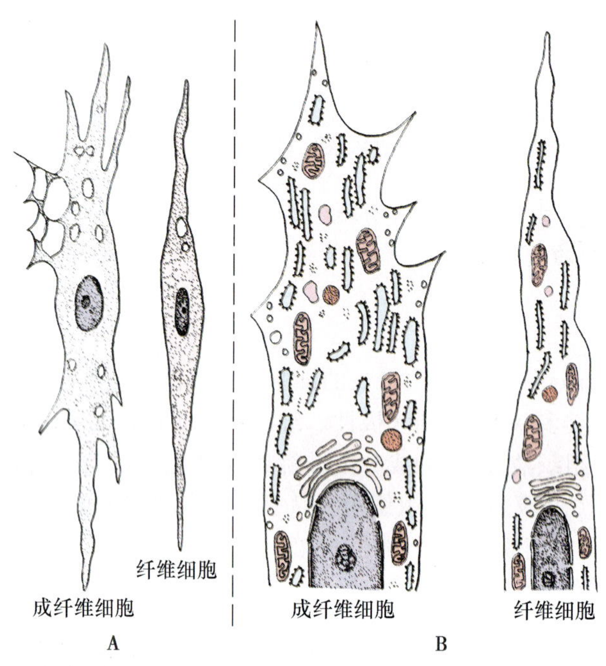

图 3-2 成纤维细胞和纤维细胞模式图

A. 光镜结构 B. 超微结构

(2) **巨噬细胞**(macrophage):形态多样,常为圆形或椭圆形,功能活跃时可伸出较长的伪足而呈不规则形;胞质丰富,呈嗜酸性,胞质内常可见吞噬的异物;核小,染色深(图 3-3)。电镜下,细胞表面有许多皱褶、微绒毛,胞质内有大量的溶酶体、吞噬体、吞饮小泡、微丝、微管等(图 3-4)。巨噬细胞由血液中单核细胞游走到组织中分化形成,具有向炎症等部位移动的趋化性,强大的吞噬作用,传递信息给 T 细胞、B 细胞的抗原呈递功能和分泌多种生物活性物质的功能。

(3) **浆细胞**(plasma cell):呈圆形或椭圆形,核圆,多偏于细胞一侧,异染色质呈块状,由核心向周围呈辐射状排列。胞质丰富,嗜碱性(图 3-5)。电镜下,胞质内含大量的粗面内质网和发达的高尔基复合体(图 3-6)。浆细胞来源于血液中的 B 细胞,具有

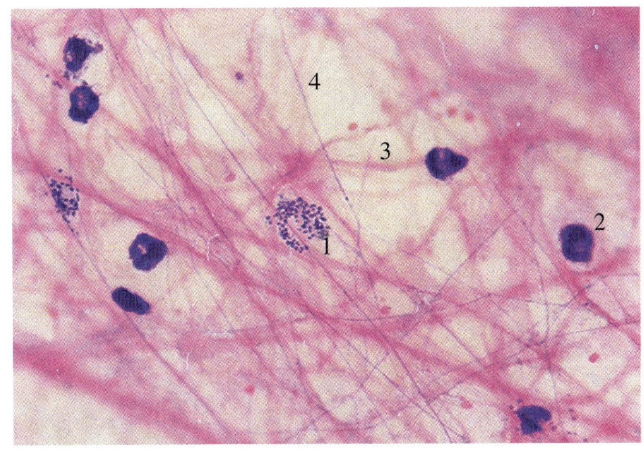

图 3-3　疏松结缔组织（鼠肠系膜铺片）（北京大学医学部图）
（腹腔注射台盼蓝，醛复红与偶氮焰红染色）
1. 巨噬细胞　2. 肥大细胞　3. 胶原纤维　4. 弹性纤维

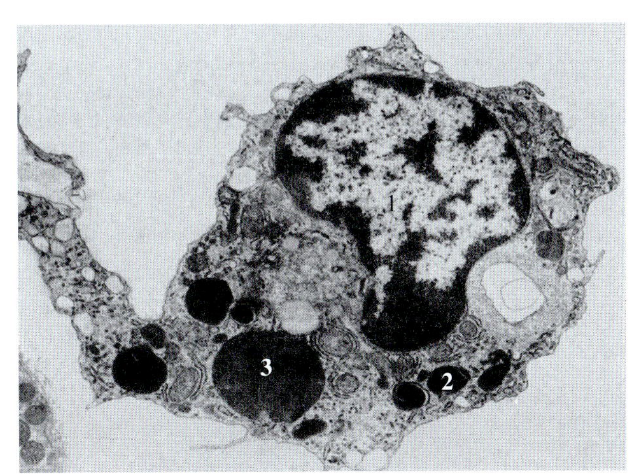

图 3-4　脾内巨噬细胞电镜图（吉林大学白求恩医学院尹昕、朱秀雄图）
1. 细胞核　2. 溶酶体　3. 吞噬的衰老红细胞

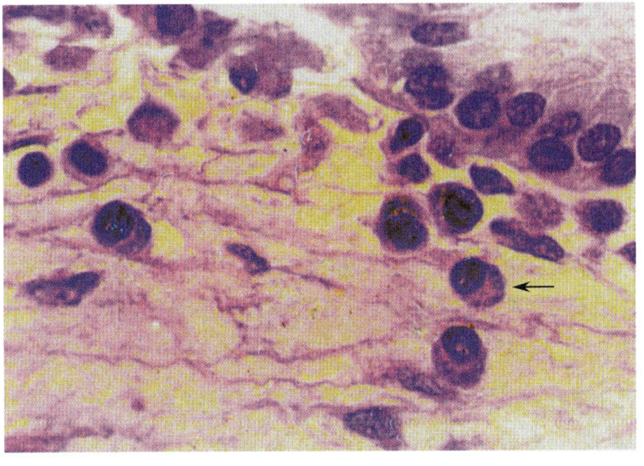

图 3-5　浆细胞（气管黏膜）（上海第二医科大学图）

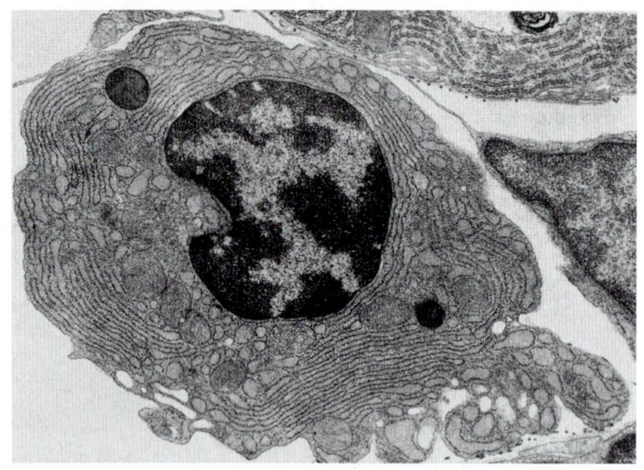

图 3-6　浆细胞电镜图(吉林大学白求恩医学院尹昕、朱秀雄图)

合成和分泌免疫球蛋白(抗体)的功能,参与体液免疫。

(4) **肥大细胞**(mast cell):较大,呈圆形或椭圆形,核小而圆,位于中央,胞质内充满粗大的异染颗粒(图 3-7)。颗粒内含肝素、组胺和嗜酸性粒细胞趋化因子等,胞质内还含有白三烯。当肥大细胞受过敏原刺激后,可大量释放颗粒内物质,引起超敏反应。

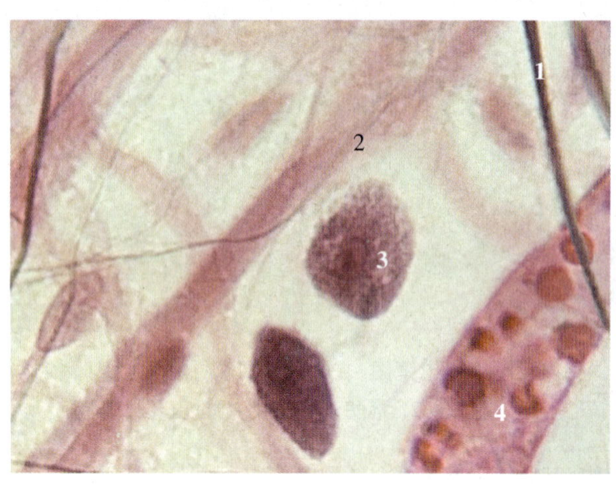

图 3-7　肥大细胞(肠系膜铺片　硫堇、地衣红染色)(大连医科大学郝立宏等图)

1. 弹性纤维　2. 胶原纤维　3. 肥大细胞　4. 毛细血管

(5) **脂肪细胞**(fat cell):体积大,单个为圆球形,成群为多边形。细胞质和细胞核常被脂肪滴挤到细胞的周缘,HE 染色标本因脂滴被溶解,使细胞呈现指环状(图 3-10)。脂肪细胞具有合成和储存脂肪的功能。

(6) **未分化的间充质细胞**(undifferentiated mesenchymal cell):形态与成纤维细胞相似,在 HE 染色切片上不易区分。该细胞是成体结缔组织内的干细胞,在机体需要时可增殖分化为各种结缔组织细胞、平滑肌纤维和内皮细胞等。

(7) **白细胞**:来自于血液,包括中性粒细胞、嗜酸性粒细胞、淋巴细胞等,此类细胞穿出血管壁,在结缔组织中行使其功能。

2. **纤维** 包括胶原纤维、弹性纤维和网状纤维三种。

(1) **胶原纤维**(collagenous fiber):是数量最多的一种纤维。新鲜时呈白色。在HE染色切片上胶原纤维呈粉红色,粗细不等,相互交织成网(图3-3)。电镜下,胶原纤维是由更细的胶原原纤维黏合形成。胶原纤维韧性大,抗拉力强。

(2) **弹性纤维**(elastic fiber):新鲜时呈黄色,弹性纤维较细,分支交织成网,HE染色不易与胶原纤维区别,醛复红或地衣红可将弹性纤维染成紫色或棕褐色(图3-3)。弹性纤维由弹性蛋白和微原纤维组成,具有弹性。

(3) **网状纤维**(reticular fiber):较细而分支多,相互交织成网。网状纤维由胶原蛋白组成,由于表面附有蛋白多糖和糖蛋白,HE染色不着色,但可被银盐染成黄褐色(图3-11)。其主要分布在基膜的网板、淋巴器官和造血器官等处。

3. **基质** 基质(ground substance)为无定形的凝胶状物质,充填在细胞和纤维之间,其化学成分主要为蛋白多糖和结构性糖蛋白。大量蛋白多糖聚合形成有许多微小空隙的**分子筛**,小于孔隙的物质可以通过分子筛孔,便于血液与细胞之间进行物质交换;对于大于分子筛孔的物质如细菌等则有屏障和限制作用。溶血性链球菌、蛇毒及癌细胞等能产生透明质酸酶分解透明质酸,破坏基质的屏障作用,致使炎症、毒素的扩散以及肿瘤细胞的转移。

组织液(tissue fluid)是从毛细血管动脉端渗入到基质中的水和一些小分子物质。细胞通过组织液获得营养物质和氧,并排出代谢产物和二氧化碳;组织液又从毛细血管的静脉端或毛细淋巴管返回到血液。组织液不断的生成,又不断的被吸收,从而保持动态平衡。如果基质中的组织液含量增多或减少,可导致组织水肿或脱水。

(二) 致密结缔组织

致密结缔组织(dense connective tissue)的特点是细胞和基质成分少,纤维成分多,排列紧密。细胞主要是成纤维细胞,纤维主要是胶原纤维和弹性纤维。根据纤维的排列方式不同,分为**规则致密结缔组织**和**不规则致密结缔组织**。肌腱及韧带属于规则致密结缔组织,其中的纤维束密集平行排列,成纤维细胞(腱细胞)在纤维间排列成行(图3-8)。真皮、巩膜和器官被膜为不规则致密结缔组织,此处的纤维束相互交织排列(图3-9)。致密结缔组织主要起连接、支持和保护等作用。

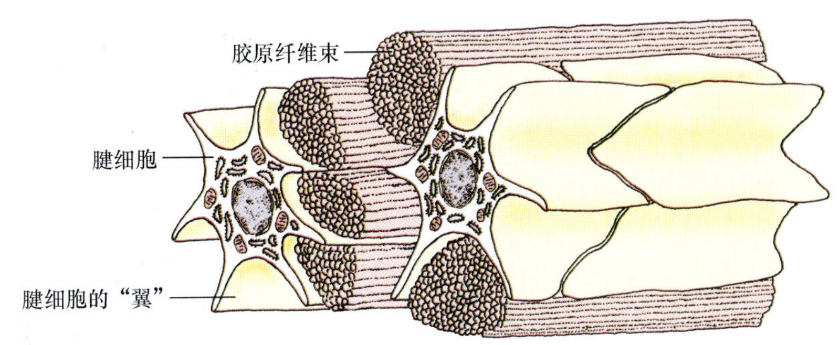

图3-8 腱的结构模式图

(三) 脂肪组织

脂肪组织(adipose tissue)是以脂肪细胞为主要成分构成的结缔组织。结构特点为

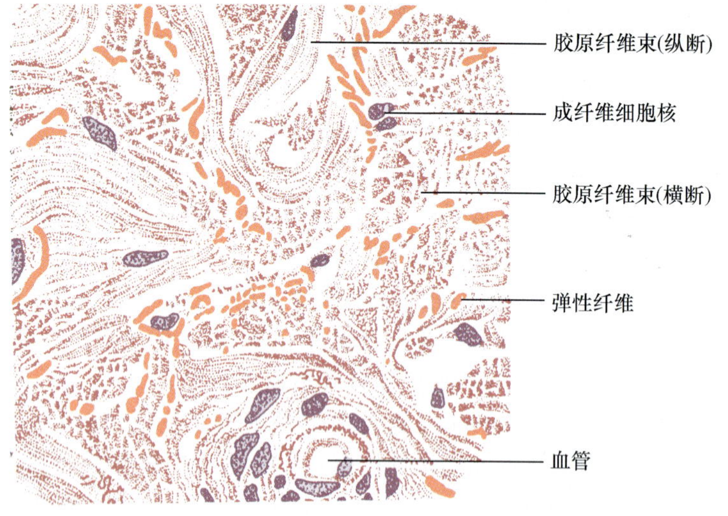

图 3-9 不规则致密结缔组织模式图

大量的脂肪细胞聚集在一起，被少量的疏松结缔组织分隔成小叶（图 3-10）。脂肪组织主要分布在皮下组织、网膜和黄骨髓等处，是体内最大的“能量储存库”，并有维持体温、保护、支持和充填等功能。

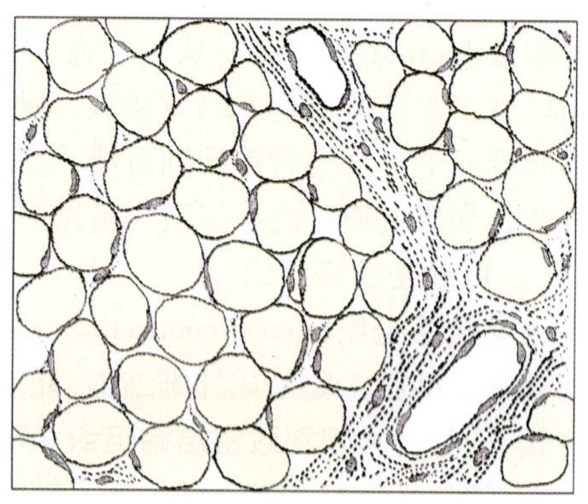

图 3-10 脂肪组织模式图

（四）网状组织

网状组织（reticular tissue）由网状细胞和网状纤维构成。网状细胞呈星形多突起，胞质较多，弱嗜碱性；核大，染色浅，核仁清晰。网状细胞产生网状纤维，后者交织成网，形成网状细胞依附的支架（图 3-11）。网状组织不单独存在，而是参与构成淋巴组织和造血组织，为血细胞的发生和淋巴细胞的发育提供适宜的微环境。

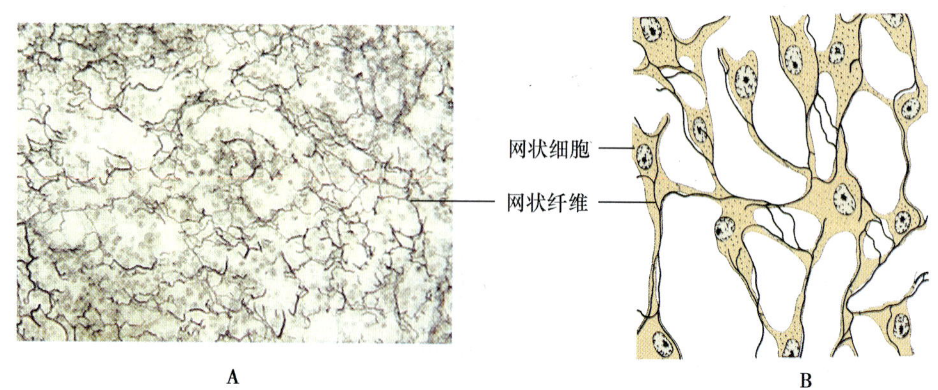

图 3-11 网状组织（大连医科大学郝立宏等图）
A. 淋巴结（镀银染色） B. 网状组织模式图

二、软骨

软骨(cartilage)由软骨组织及其周围的软骨膜构成。软骨组织由软骨细胞、基质和纤维构成。根据软骨基质内所含纤维成分的不同,可将软骨分为透明软骨、弹性软骨和纤维软骨三种。

(一) 透明软骨

透明软骨(hyaline cartilage)包括鼻、喉、气管软骨、肋软骨和关节软骨等。

1. 透明软骨组织结构

(1) **软骨细胞**(chondrocyte):包埋在软骨基质中,所在的腔隙称**软骨陷窝**(cartilage Lacunae)。近软骨表面是幼稚的细胞,胞体小,呈扁椭圆形,单个存在;深层细胞逐渐成熟,体积增大,圆形或椭圆形,胞质弱嗜碱性,细胞多为2~8个聚集在一起,因为都是由一个软骨细胞分裂而来,故称**同源细胞群**(isogenous group)(图3-12)。电镜下,胞质内有较多的粗面内质网和发达的高尔基复合体,还有糖原和脂滴。软骨细胞具有合成和分泌基质与纤维的功能。

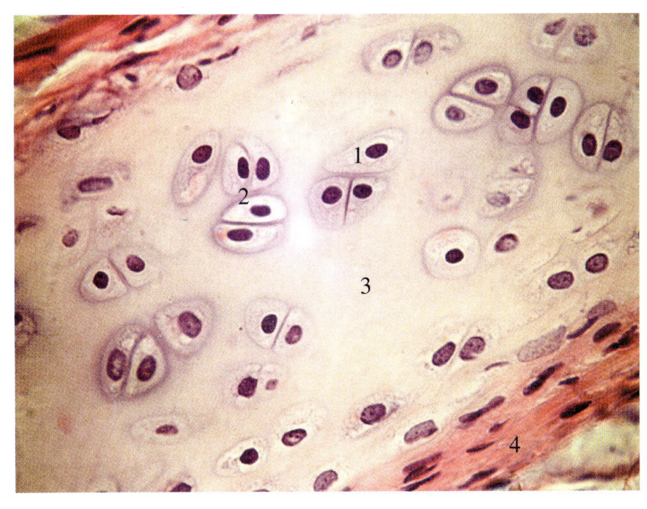

图3-12 透明软骨(牡丹江医学院图)
1. 软骨细胞 2. 同源细胞群 3. 基质 4. 软骨膜

(2) **基质**:主要成分是蛋白多糖和水,还有一定量的软骨黏蛋白(如连接蛋白、软骨黏连蛋白等)。由于硫酸软骨素在近软骨陷窝处较多,此处呈强嗜碱性,染色深,称**软骨囊**(cartilage capsule)。

(3) **纤维**:是由Ⅱ型胶原蛋白构成的胶原原纤维,由于纤维很细,且折光率与基质接近,故于HE染色切片上不能分辨。

2. 软骨膜 除关节软骨外,软骨组织外周均被覆一薄层致密结缔组织,即软骨膜。软骨膜具有保护软骨组织、为软骨组织提供营养以及形成软骨的功能。

(二) 弹性软骨

弹性软骨(elastic cartilage)分布于耳廓、会厌等处。其基本结构与透明软骨相似,但间质内纤维类型是弹性纤维,且互相交织成网,使其具有很大的弹性(图3-13)。

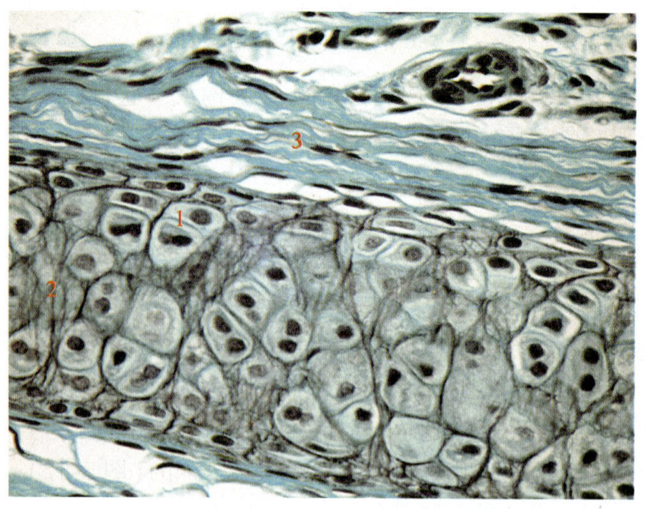

图 3-13 弹性软骨(牡丹江医学院图)
1. 软骨细胞 2. 弹性纤维 3. 软骨膜(孔雀绿染色)

(三) 纤维软骨

纤维软骨(fibrous cartilage)存在于椎间盘、耻骨联合及关节盘等处。其特点是基质少,大量的胶原纤维束平行或交叉排列;软骨细胞单个或成对成单行排列,分布于纤维束之间(图 3-14)。

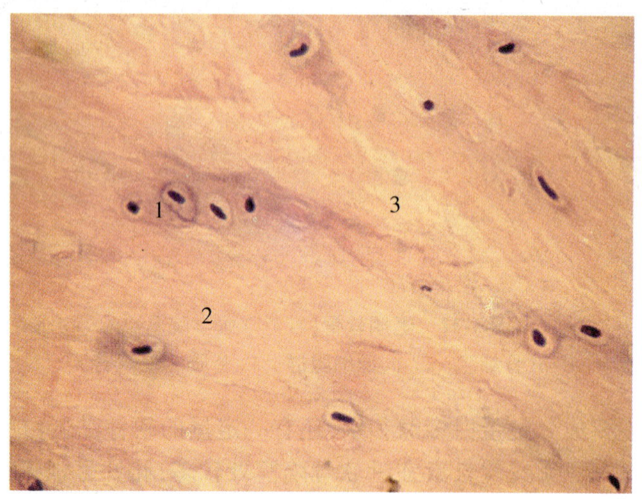

图 3-14 纤维软骨(牡丹江医学院图)
1. 软骨细胞 2. 胶原纤维 3. 基质

三、骨

骨由骨组织、骨膜和骨髓等构成。

(一) 骨组织的结构

骨组织(osseous tissue)由大量钙化的细胞外基质和多种细胞组成。钙化的细胞外基质称骨基质，细胞包括骨细胞、骨祖细胞、成骨细胞和破骨细胞，其中骨细胞数量最多，位于骨基质中，其他三种细胞均位于骨组织的边缘（图 3-15）。

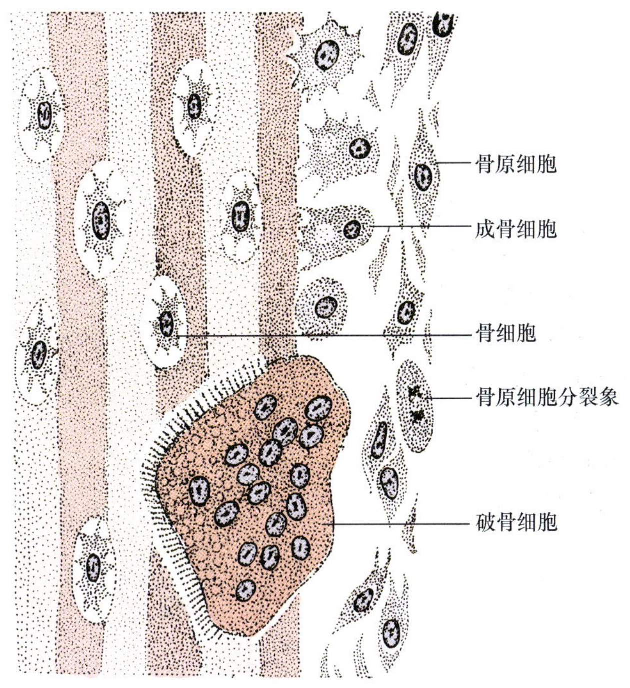

图 3-15 骨组织的各种细胞

1. **骨基质** 由有机质和无机质构成。

（1）**有机质**：约占 35%，包括大量胶原纤维和少量无定形基质，基质由骨细胞分泌形成，呈凝胶状，主要成分是糖胺多糖和多种糖蛋白。

（2）**无机质**：又称骨盐，约占 65%，主要为羟基磷灰石结晶，呈细针状，沿胶原原纤维长轴规则排列。

骨基质中胶原纤维平行排列并借无定形基质粘合在一起，其上有骨盐沉积，形成薄板状结构，称**骨板**（bone lamella）。同一层骨板内的胶原纤维平行排列，相邻两层骨板内的纤维相互垂直，其结构如同多层木质胶合板。

2. **骨组织细胞**

（1）**骨细胞**（osteocyte）：分散于骨板间或骨板内，细胞呈扁椭圆形，有许多细长的突起，相邻骨细胞的突起之间有缝隙连接；细胞质弱嗜碱性，核扁圆、染色深。电镜下，胞质内有少量溶酶体、线粒体和粗面内质网。在骨基质中，骨细胞胞体所占据的腔隙称**骨陷窝**（bone lacuna），突起所在的腔隙称**骨小管**（bone canaliculus）。骨陷窝和骨小管内均含有组织液，可营养骨细胞。

（2）**骨祖细胞**（osteoprogenitor cell）：位于骨组织的表面。细胞小，呈梭形，细胞核椭圆形，胞质弱嗜碱性，仅含少量核糖体和线粒体。骨祖细胞是骨组织的干细胞，能增殖分化为成骨细胞。

（3）**成骨细胞**（osteoblast）：分布在骨组织的表面，细胞呈立方形或矮柱状，细胞表面有许多细小突起；细胞核大而圆，核仁明显；胞质弱嗜碱性。电镜下可见大量粗面内质网和发达的高尔基复合体。成骨细胞合成和分泌骨基质的有机成分，形成类骨质，同时向类骨质中释放基质小泡，基质小泡是类骨质钙化的重要结构。类骨质在骨盐沉积后则变为骨基质，成骨细胞也成熟成为骨细胞。

（4）**破骨细胞**（osteoclast）：数量较少，散在分布于骨组织边缘，由多个单核细胞融合而成，是一种多核巨细胞，核 6～50 个不等。胞质嗜酸性，细胞器丰富，其中溶酶体和线粒体较多。贴近骨基质的一侧有纹状缘，电镜下为微绒毛，称为**皱褶缘**，在其周围有一道环形的、含多量微丝而无其他细胞器的**亮区**。皱褶缘基部胞质含大量初级溶酶体和次级溶酶体（图 3-16）。破骨细胞的主要功能是溶解和吸收骨基质，参与骨组织的重建和维持血钙的平衡。

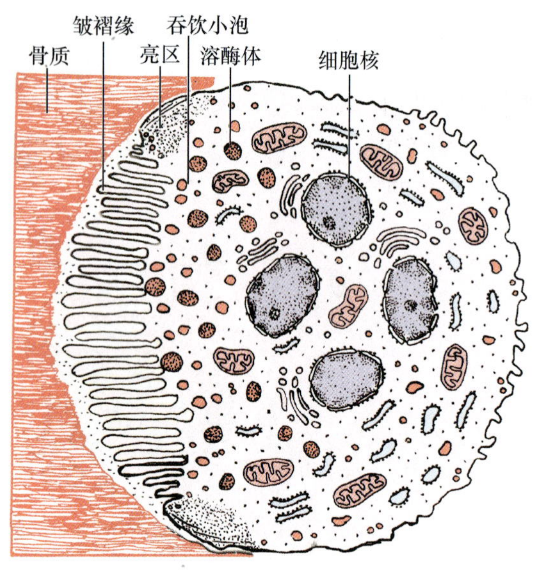

图 3-16 破骨细胞超微结构模式图

（二）长骨的结构

长骨由松质骨、密质骨、骨膜、关节软骨、骨髓、血管及神经等构成。

1. **松质骨** 松质骨分布于长骨的骨骺和骨干的内表面，是由大量针状或片状骨小梁相互连接而成的多孔隙网架，网孔即为骨髓腔，其中充满红骨髓。骨小梁由几层平行排列的骨板和骨细胞构成。

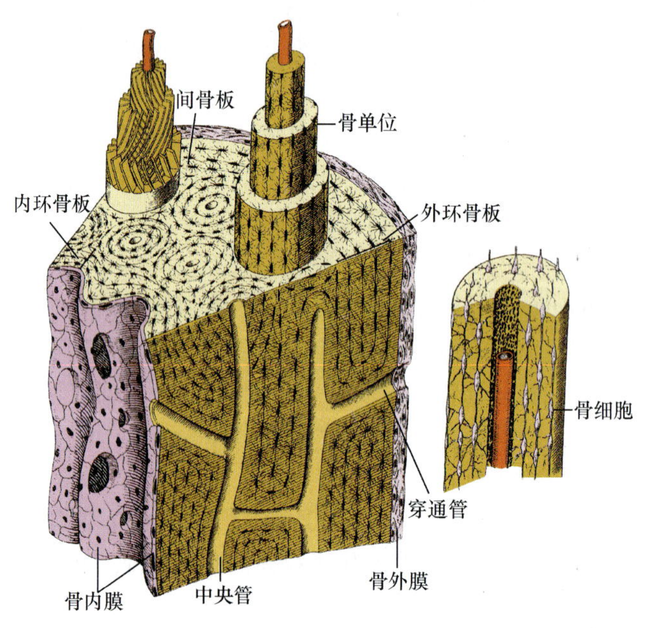

图 3-17 长骨骨干结构模式图

2. **密质骨** 密质骨位于骨干和骨骺的外侧，骨板排列十分规律，按其排列方式可分为环骨板、骨单位和间骨板。

（1）**环骨板**（circumferential lamellae）：是环绕骨干外表面和内表面的骨板，分别称**外环骨板**和**内环骨板**。①外环骨板：较厚，10～20层，环绕骨干外表面平行排列，最外层与骨外膜相贴；②内环骨板：较薄，仅由数层骨板组成，其内面衬有骨内膜（图3-17）。

内、外环骨板内均有垂直或斜穿骨板的管道，称为**穿通管**，与纵向排列的骨单位的**中央管**相通连，内含血管、神经及结缔组织。

（2）**骨单位**（osteon）：又称**哈弗斯系统**（Haversian system），位于内、外环骨板之间，数量很多。骨单位的长轴与骨干的纵轴平行，为4～20层同心圆排列的骨板围成的圆筒状结构，

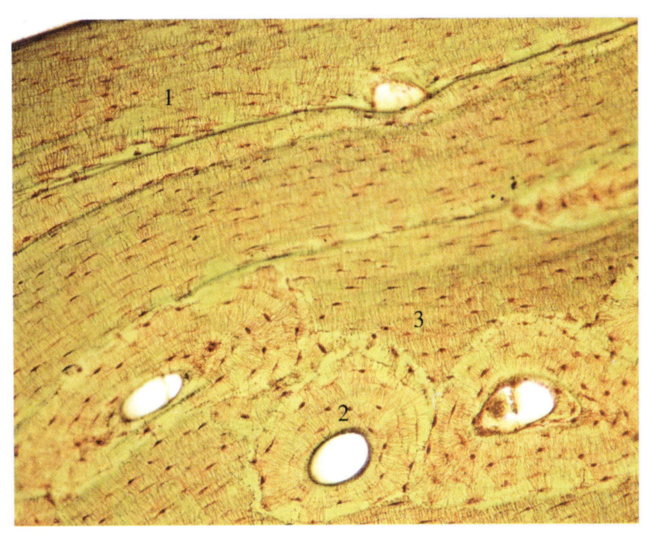

图3-18 长骨骨干切片（苦味酸染色）（牡丹江医学院图）
1. 外环骨板 2. 骨单位 3. 间骨板

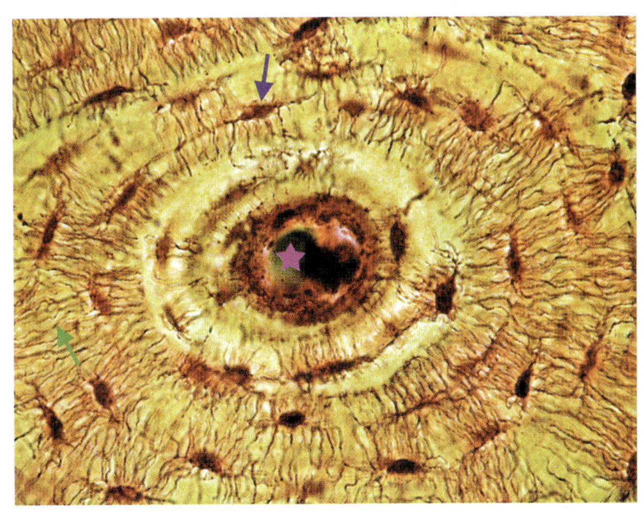

图3-19 骨单位（苦味酸染色）（牡丹江医学院图）
↑骨细胞 ↑骨细胞突起 ★中央管

中轴为纵行的中央管,又称**哈弗斯管**,内有血管、神经纤维和结缔组织。(图3-17~3-19)。

(3) **间骨板**(interstitial lamella):是位于骨单位之间或骨单位与环骨板之间的一些不规则的骨板,是骨生长和改建过程中未被吸收的骨单位或内、外环骨板的残留部分。

3. **骨膜** 在骨的内、外表面均覆盖一层结缔组织,分别称**骨内膜**和**骨外膜**。骨膜的主要功能是营养骨组织,并为骨的生长和修复提供成骨细胞。

(三) 骨的发生

骨的发生有两种方式,即膜内成骨和软骨内成骨。

1. **膜内成骨** 扁骨和不规则骨以此方式发生。胚胎发生早期,在即将形成骨的部位,血管增生,间充质细胞增殖、密集成未来骨的雏形;之后,在雏形内的间充质细胞首先分化为骨祖细胞,继之骨祖细胞分化为成骨细胞,分泌类骨质,再钙化为骨基质。周围的间充质分化为骨膜(图3-20)。

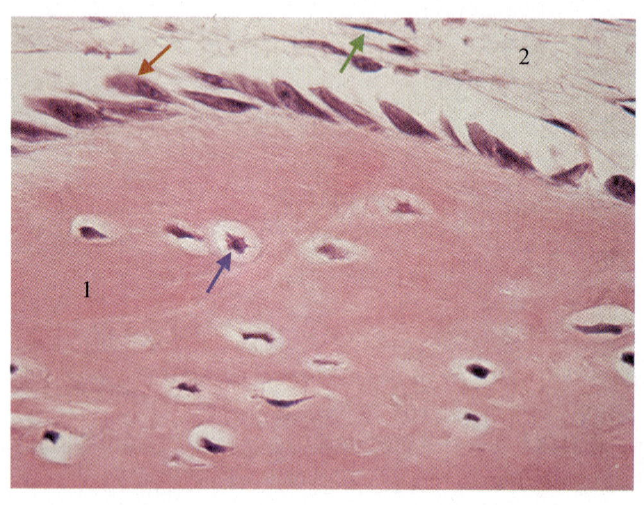

图3-20 膜内成骨(牡丹江医学院图)

↑骨原细胞 ↑成骨细胞 ↑骨细胞 1. 新形成的骨质 2. 骨膜

2. **软骨内成骨** 由间充质先分化成软骨雏形,然后软骨逐渐被骨组织取代。四肢骨、躯干骨等以此方式发生(图3-21)。

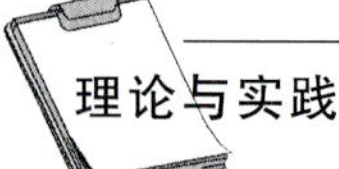

理论与实践

骨折发生时,骨质被破坏,骨折处的骨细胞死亡,局部血管破裂出血,血凝块形成。骨折修复时,首先,巨噬细胞清除血凝块、死亡细胞和损伤的骨基质,随之,骨折处的骨内、外膜发生骨膜反应,围绕被破坏的骨组织和折断的断端形成结缔组织;然后再以软骨内成骨和膜内成骨的方式,在骨折的断端形成不规则的骨小梁和临时性骨单位;最后,根据机体的应力要求,逐渐改建完善新形成的骨组织。骨组织愈合不形成瘢痕。

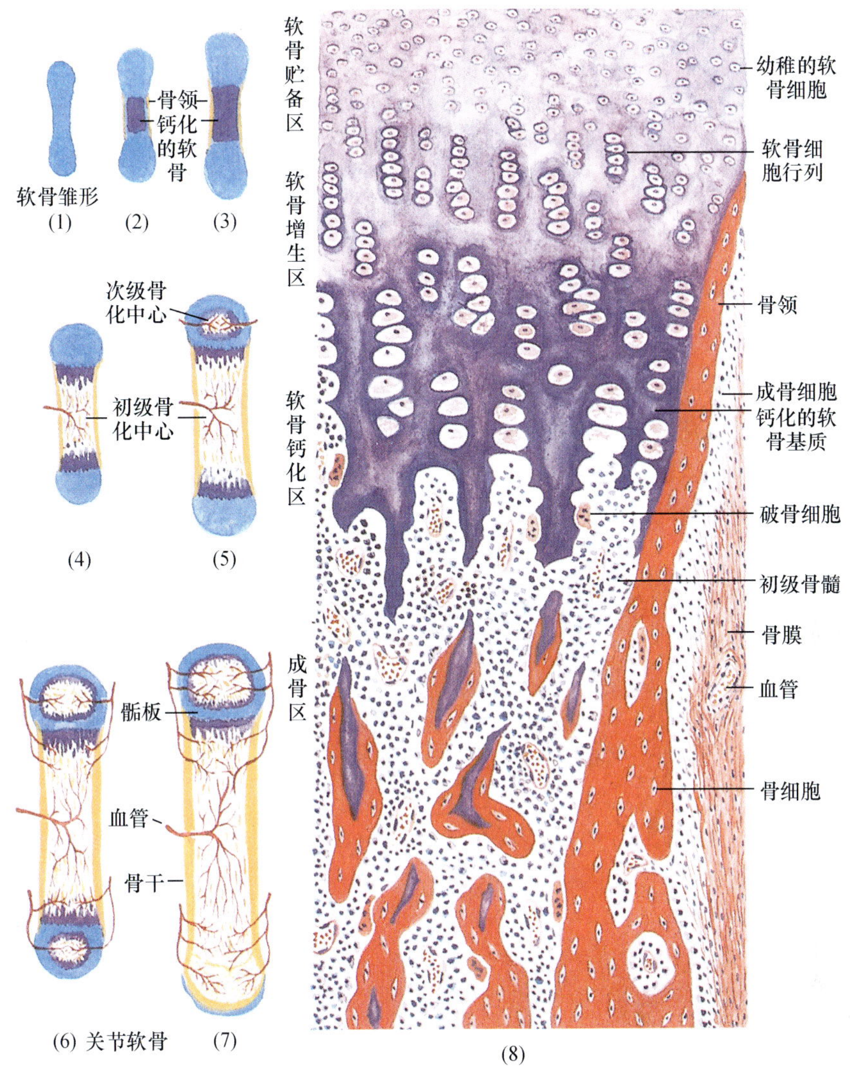

图 3-21 长骨发生与生长

(1)~(7)示软骨内成骨及长骨生长 (8)示软骨被骨取代过程

四、血 液

血液(blood)循环流动在心血管系统内,属于特殊的结缔组织。血液约占体重的7%,由血浆和血细胞组成。血浆(相当于结缔组织中的细胞外基质)为淡黄色的液体,其中90%是水,其余是血浆蛋白(包括清蛋白、球蛋白、纤维蛋白原等)、脂蛋白、酶、激素、无机盐、多种营养物质和代谢产物等。当血液流出血管发生凝血时,溶解状态的纤维蛋白原则转变为不溶解的丝状纤维蛋白(相当于结缔组织中的纤维),血细胞被网入其中形成凝血块,凝血块表层析出淡黄色透明的液体称为**血清**(相当于结缔组织中的基质)。血细胞约占血液容积的45%,包括红细胞、白细胞和血小板。

血细胞的形态、数量、百分比和血红蛋白含量的测定称为**血象**。通常采用 Wright 或 Giemsa 染色法染血涂片,进行形态学检查。血细胞的分类与正常值如下:

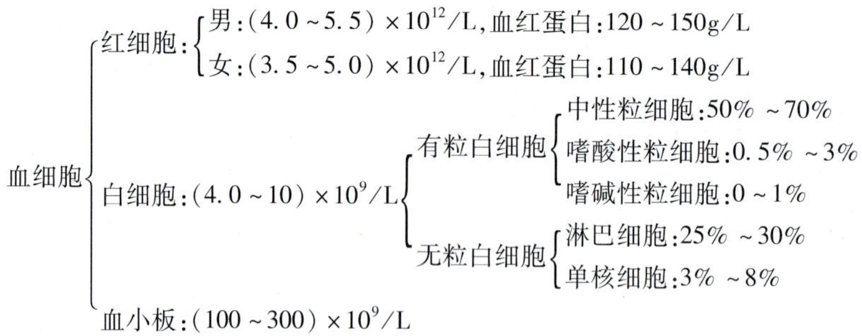

（一）红细胞

红细胞(red blood cell)呈双凹圆盘状，直径7.5～8.5μm。成熟红细胞无细胞核，也无细胞器，细胞内充满**血红蛋白**(hemoglobin，Hb)(图3-22)。血红蛋白是一种含铁蛋白质，具有结合与运输 O_2 和 CO_2 的功能。在组织器官内，根据气体的分压高低决定血红蛋白与其结合或释放。

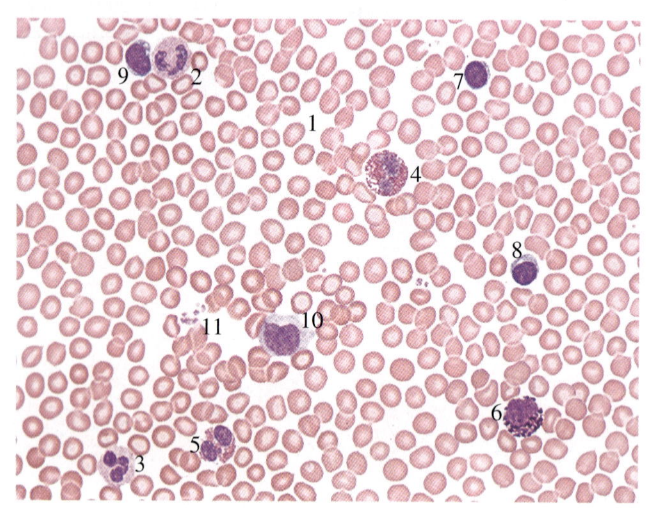

图3-22 各种血细胞(Wright 染色)(牡丹江医学院图)

1. 红细胞 2.3. 中性粒细胞 4.5. 嗜酸性粒细胞 6. 嗜碱性粒细胞 7.8.9. 淋巴细胞 10. 单核细胞 11. 血小板

红细胞膜上有血型抗原A和血型抗原B，根据血型抗原的不同，可将人血型分为A、B、O和AB四种。

正常成人外周血中含有少量未完全成熟的红细胞，称为**网织红细胞**，占红细胞总数的0.5%～1.5%，由于其胞质内尚残留部分核糖体，用煌焦油蓝染色呈细网状而得名(图3-23)。临床上，网织红细胞计数可作为衡量骨髓造血能力的一项指标。

红细胞的平均寿命约120天，衰老的红细胞在脾、肝等处被巨噬细胞吞噬。

（二）白细胞

白细胞(white blood cell)是无色有核的球形细胞，能做变形运动，参与机体的防御和免疫功能。根据胞质内有无特殊颗粒，可将白细胞分为有粒白细胞和无粒白细胞两类。有粒白细胞又根据颗粒的染色不同，分为中性粒细胞、嗜酸性粒细胞和嗜碱性粒细

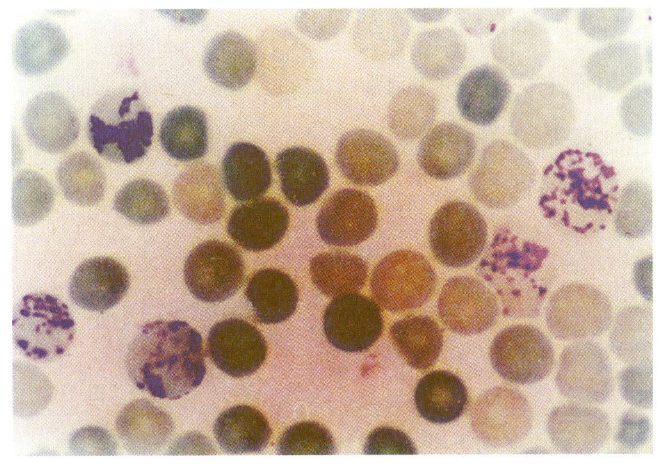

图 3-23 网织红细胞(煌焦油蓝染色)
(河北北方学院基础医学部周济远、郑文芝图)

胞;无粒白细胞分为淋巴细胞和单核细胞(图 3-22)。

1. **中性粒细胞** 中性粒细胞(neutrophilic granulocyte)直径 10 ~ 12μm,核染色深,呈杆状或分叶状,一般为 2 ~5 叶,以 2 ~3 叶居多;胞质内充满大量细小、均匀的粉红色颗粒(图 3-22)。颗粒分为两种:①嗜天青颗粒:较大,约占颗粒的 20%,是含有酸性磷酸酶和髓过氧化物酶等的溶酶体,能消化吞噬的细菌和异物;②特殊颗粒:较小,呈哑铃形或椭圆形,占颗粒的 80%,内含溶菌酶和吞噬素等,具有杀菌作用(图 3-24)。

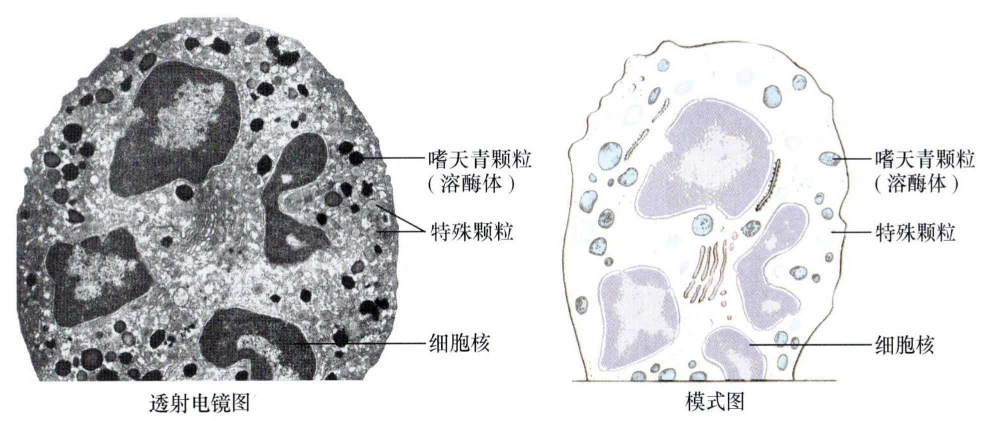

图 3-24 中性粒细胞超微结构

中性粒细胞具有很强的趋化作用和吞噬功能,其吞噬对象以细菌为主,在吞噬细菌后,自身死亡而成为**脓细胞**。中性粒细胞在组织中可存活 2 ~3 天。

2. **嗜酸性粒细** 嗜酸性粒细胞(eosinophilic granulocyte)直径 10 ~15μm,核多分为 2 叶,胞质内充满粗大的嗜酸性颗粒(图 3-22)。电镜下,颗粒呈椭圆形,内为电子密度较高的方形或长方形的结晶体(图 3-25),颗粒内含有酸性磷酸酶、过氧化物酶和组胺酶等。嗜酸性粒细胞能吞噬抗原抗体复合物,灭活组胺,减轻超敏反应。嗜酸性粒细胞

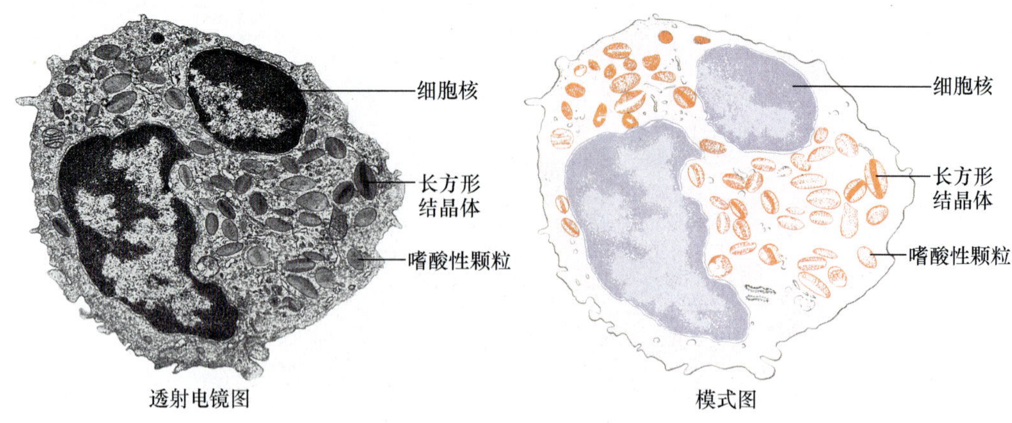

图 3-25 嗜酸性粒细胞超微结构

在组织中可存活 8～12 天。

3. **嗜碱性粒细胞** 嗜碱性粒细胞(basophilic granulocyte)直径 10～12μm,核分叶或呈 S 形,着色浅,轮廓不清。胞质内含大小不等、分布不均匀的蓝紫色颗粒(图 3-22)。电镜下,可见许多高密度圆形或椭圆形的膜包颗粒,颗粒内含肝素、组胺等物质,参与超敏反应(图 3-26)。嗜碱性粒细胞在组织中可存活 10～15 天。

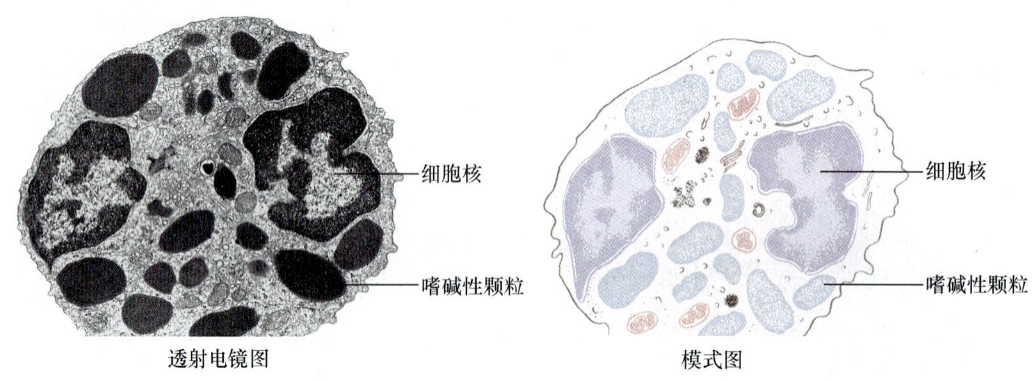

图 3-26 嗜碱性粒细胞超微结构

4. **单核细胞** 单核细胞(monocyte)直径 14～20μm,核卵圆形、肾形或马蹄形,着色浅。胞质较多,其内含有许多细密的嗜天青颗粒,呈灰蓝色(图 3-22)。颗粒内含有过氧化物酶、酸性磷酸酶和溶菌酶等。单核细胞在血液中停留 12～48 小时,然后进入组织分化为巨噬细胞,具有吞噬功能。

5. **淋巴细胞** 淋巴细胞(lymphocyte)直径 6～20μm 不等,按其体积可分为大、中、小三种。细胞核圆形,一侧常有凹痕,核染色深,胞质内含有少量的嗜天青颗粒。小淋巴细胞胞质少,在核周形成一窄缘,染成天蓝色(图 3-22)。电镜下,胞质内含大量的游离核糖体、少量的溶酶体、粗面内质网、高尔基复合体等。淋巴细胞参与细胞免疫和体液免疫。

(三) 血小板

血小板(blood platelet)是骨髓中巨核细胞脱落的胞质小块,呈双凸圆盘状,直径 2～

4μm。当受机械或化学刺激时，血小板可伸出突起，呈不规则形。光镜下，血小板常聚集成群，胞质呈浅蓝色，中央可见蓝紫色的血小板颗粒，称**颗粒区**；周围部弱嗜碱性，称**透明区**（图 3-22）。电镜下，透明区含微管和微丝，参与血小板形状的维持和变形；颗粒区主要含有两种颗粒：①特殊颗粒：内含血小板因子Ⅳ、血小板源性生长因子、凝血酶敏感蛋白等；②致密颗粒：内含 5-羟色胺、ADP、ATP、Ca^{2+} 和肾上腺素等（图 3-27）。血小板参与止血和凝血过程，具有保护血管内皮、参与内皮修复、防止动脉粥样硬化等功能。血小板的寿命为 7～14 天。

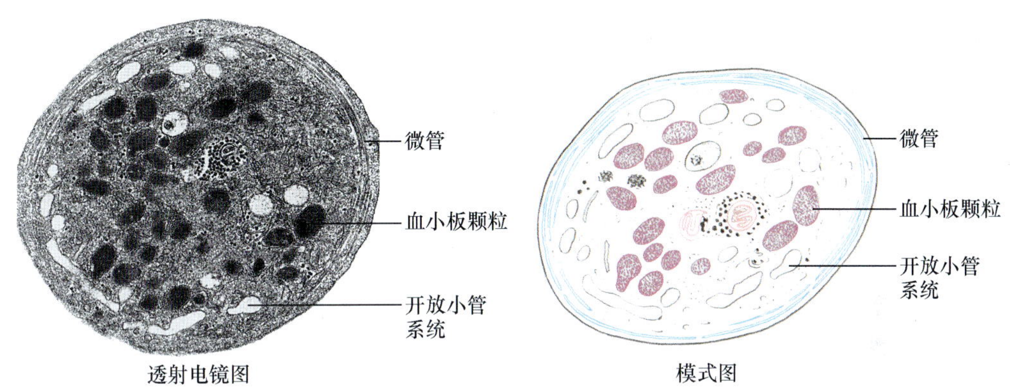

图 3-27 血小板超微结构

（四）骨髓的结构和血细胞发生

在成人体内，每天都有一定数量的血细胞衰老和死亡，同时又有相同数量的血细胞产生，使外周血中的血细胞数量维持动态平衡。从胚胎发育第 5 个月至出生，骨髓为主要造血器官。

1. **骨髓的结构** 骨髓分为红骨髓和黄骨髓两种，红骨髓为造血组织，存在于成人的扁骨、不规则骨及长骨骨骺端的松质骨中，主要由造血组织和血窦组成。造血组织以网状组织为支架，网眼中充满不同发育阶段的各种血细胞，此外还有巨噬细胞、脂肪细胞及未分化的间充质细胞等。

2. **造血干细胞和造血祖细胞**

（1）**造血干细胞**：约占骨髓有核细胞的 0.5%，形态类似小淋巴细胞。其特征为具有很强的分裂能力、多向分化能力和自我复制能力。

（2）**造血祖细胞**：是由造血干细胞分化而来的、分化方向确定了的干细胞，只能定向分化为一个或几个血细胞系，又称定向干细胞。

3. **血细胞发生过程中的形态变化规律** 各系血细胞发生大致都经历原始、幼稚（又可分早、中、晚 3 期）和成熟三个阶段（图 3-28）。血细胞发生虽比较复杂，但其形态改变有如下规律：①胞体由大变小（巨核细胞由小变大）；②细胞核由大变小（红细胞胞核最终消失，粒细胞胞核由杆状至分叶，巨核细胞核由小变大），核着色由浅变深；③胞质由少变多，嗜碱性变弱，胞质内特殊颗粒、血红蛋白等从无到有；④细胞分裂能力逐渐丧失（成熟淋巴细胞具有潜在分裂能力）。

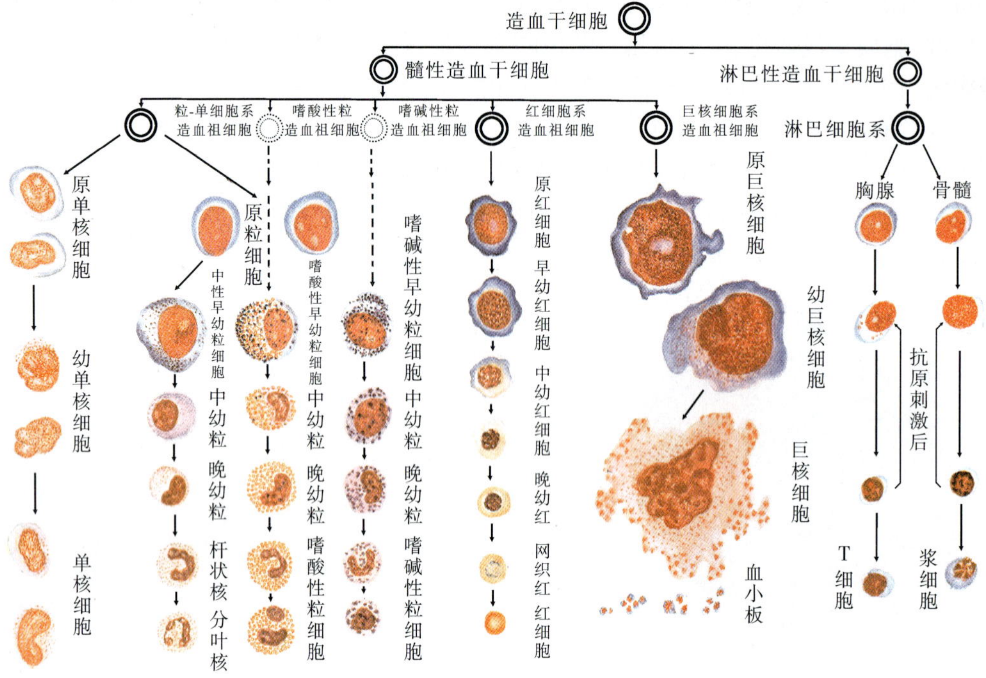

图 3-28 血细胞发生过程示意图

（张际绯）

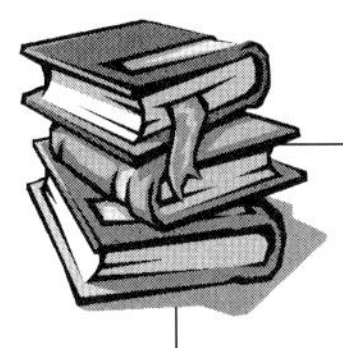

第四章

肌 组 织

内容提要

肌组织的构成和分类;骨骼肌、心肌、平滑肌的光镜及电镜结构特征。

肌组织(muscle tissue)主要由肌细胞构成,肌细胞间有少量的结缔组织,其内含丰富的血管、淋巴管及神经等。肌细胞的形态呈细长纤维状,故又称**肌纤维**(muscle fiber),肌细胞的细胞膜称**肌膜**(sarcolemma),细胞质称**肌质**(sarcoplasm),细胞内的滑面内质网称**肌质网**(sarcoplasmic reticulum),后者具有贮存 Ca^{2+} 的能力。肌细胞内还有大量的**肌丝**(myofilament),为肌纤维收缩的结构基础。

肌组织分骨骼肌、心肌和平滑肌三种。骨骼肌主要附着在骨骼上,其功能活动受意识支配,属随意肌。心肌分布在心脏及大血管的起始处;平滑肌主要分布在血管和内脏器官。心肌和平滑肌的功能活动不受意识控制,为不随意肌。骨骼肌和心肌纤维纵切面在光镜下可见明暗相间的横纹,又称**横纹肌**(striated muscle)。平滑肌纤维纵切面不显横纹。

一、骨 骼 肌

骨骼肌(skeletal muscle)由结缔组织将许多肌纤维结合在一起而成。包裹整块肌肉的致密结缔组织,称为**肌外膜**,即解剖学中的深筋膜。多条肌纤维构成肌束,包裹肌束的结缔组织称**肌束膜**。包绕每条肌纤维的结缔组织称**肌内膜**。

(一) 骨骼肌纤维的光镜结构

骨骼肌纤维呈长圆柱状,长短不一,长度可由数毫米到十厘米以上,直径 10~100μm。肌细胞核呈椭圆形,数量多个(可有数个甚至数百个细胞核),位于肌膜下,染色浅、核仁明显。肌纤维纵切面可见明暗相间的周期性横纹。肌质内含有许多与细胞长轴平排列的**肌原纤维**(myofibril),后者在肌纤维横切面上呈点状断面(图 4-1)。

肌原纤维直径 1~2μm,其上有明、暗相间的带,大量肌原纤维平行排列且各条肌原纤维的明带和暗带整齐地位于同一平面上,从而使骨骼肌纤维显示出周期性横纹。

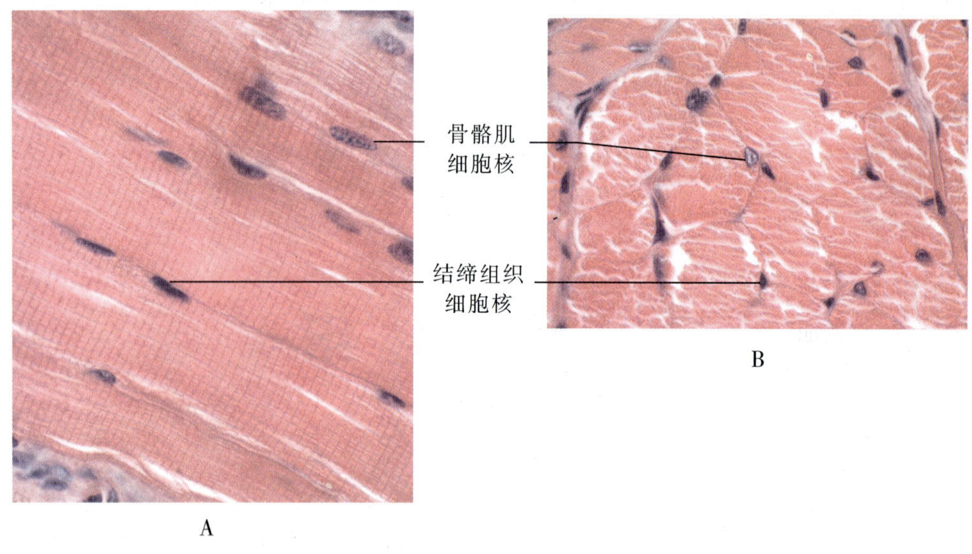

图 4-1 骨骼肌光镜结构(四川省卫生管理干部学院图)
A. 纵切面 B. 横切面

明带(light band)又称 I 带,染色浅,**暗带**(dark band)又称 A 带,染色深。明带中央有一条深染的细线,称 **Z 线**。暗带中部有一浅染窄带,称 **H 带**,H 带中央有一条深色的 **M 线**。相邻两条 Z 线之间的一段肌原纤维称**肌节**(sarcomere),是骨骼肌纤维结构和功能的基本单位。每个肌节由 1/2 I 带 + A 带 + 1/2 I 带组成。暗带的长度恒定,明带的长度依骨骼肌纤维的舒缩状态而异。肌节的长度为 2 ~2. 5μm(图 4-2)。

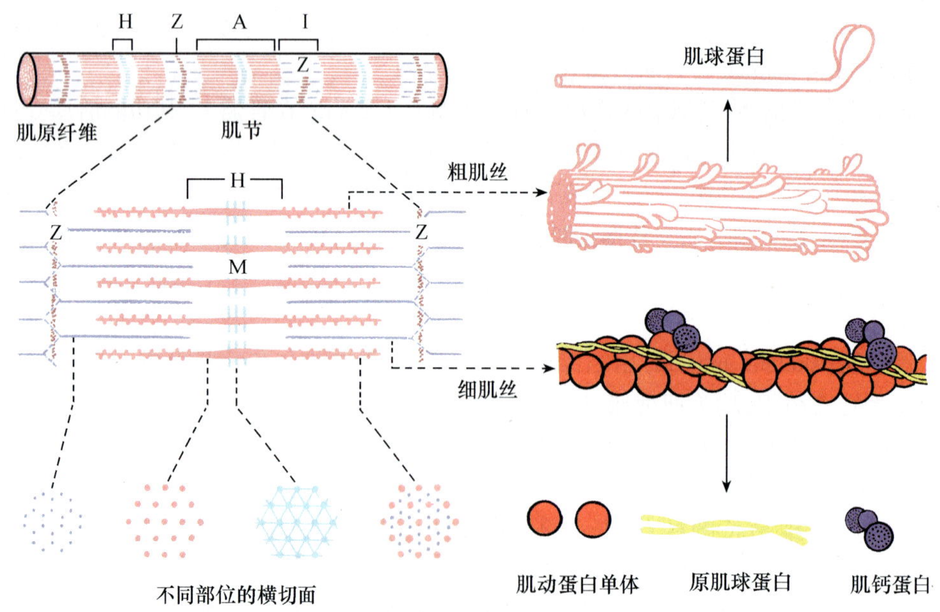

图 4-2 骨骼肌纤维超微结构及分子模式图

(二) 骨骼肌纤维的超微结构

1. **肌原纤维** 肌原纤维由粗、细两种肌丝有规律地平行排列构成(图 4-2)。

粗肌丝(thick filament)位于肌节暗带内,中央固定于M线,两端游离。**细肌丝**(thin filament)位于肌节两端,外侧端附着于Z线,内侧端伸入粗肌丝之间,止于H带的外侧。故明带内仅有细肌丝,H带仅有粗肌丝,H带两侧的暗带部分既有粗肌丝又有细肌丝。粗、细肌丝这种有规律的排列构成了肌原纤维上的横纹。

粗肌丝由**肌球蛋白**(myosin)构成,后者形似豆芽,分头和杆两部分。杆部尾端朝向M线,头部朝向Z线。在头和杆的连接点及杆上有两处类似关节的结构,可以屈动。头突出于粗肌丝表面并有ATP酶。

细肌丝由**肌动蛋白**(actin)、**原肌球蛋白**(tropomyosin)和**肌钙蛋白**(troponin)组成(图4-2)。肌动蛋白单体上有与粗肌丝肌球蛋白头部相结合的位点,在肌纤维处于非收缩状态时,该位点被原肌球蛋白掩盖。肌钙蛋白附着于原肌球蛋白分子上,可与Ca^{2+}相结合,继而导致原肌球蛋白变构,暴露肌动蛋白与粗肌丝相结合的位点。

当粗肌丝肌球蛋白头部与细肌丝的肌动蛋白接触时,肌球蛋白头部的ATP酶被激活,分解ATP释放能量,头和杆向M线方向屈动,从而牵拉细肌丝滑向M线,致使暗带长度不变,明带变短、H带消失,整个肌节变短,肌纤维收缩。

2. **横小管** 横小管(transverse tubule)又称T小管,是肌膜向肌细胞内凹陷形成的管状结构。横小管位于明、暗带交界处,与肌纤维长轴垂直,并环绕每条肌原纤维(图4-3)。横小管可将肌膜的兴奋迅速传导至整个肌纤维内部。

3. **肌质网** 骨骼肌纤维的肌质网发达,沿肌原纤维长轴平行排列,又称**纵小管**

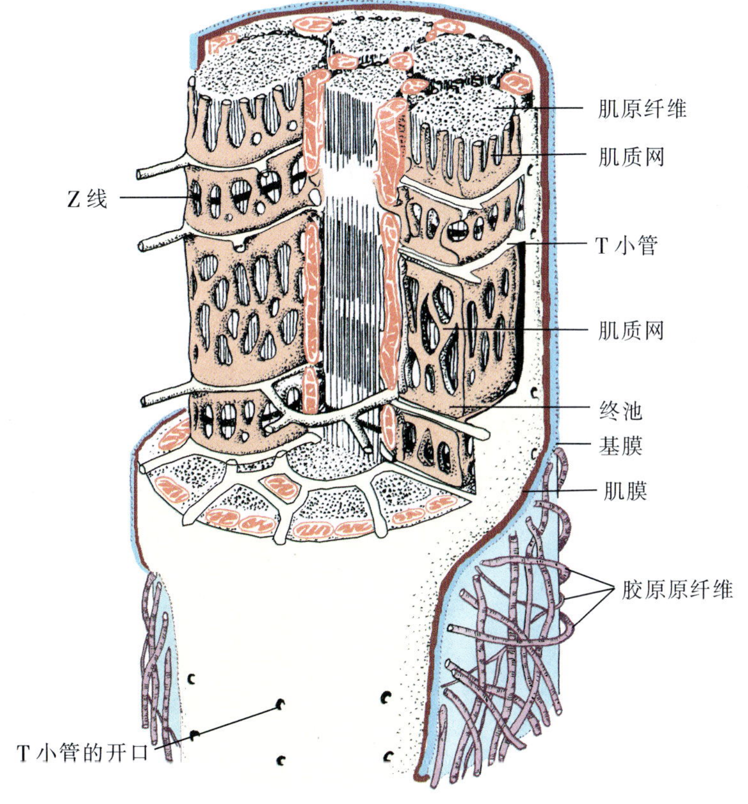

图4-3 骨骼肌纤维超微结构立体模式图

(longitudinal tubule)。纵小管两端邻近横小管处彼此融合扩大呈囊状,称**终池**(terminal cisternae)。每条横小管与其两侧的终池组成**三联体**(triad)(图4-3)。三联体将兴奋从肌膜传递到肌质网膜,导致 Ca^{2+} 释放进入肌质,与细肌丝结合,从而促发肌肉收缩。

肌原纤维之间还可见大量的线粒体、糖原及少量脂滴,肌质内还有肌红蛋白。

骨骼肌细胞与基膜间有一种扁平状有突起的**肌卫星细胞**(muscle satellite cell),当骨骼肌细胞受损伤后,肌卫星细胞可增殖分化,参与肌纤维的修复。

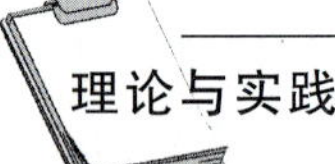
理论与实践

肌炎是由于自身免疫反应或病毒感染等引发的横纹肌的非化脓性炎症,若病变累及皮肤则为皮肌炎。显微镜下可见肌纤维肿胀、横纹消失、细胞变性甚至坏死。一般四肢近侧端的肌肉最早出现损害症状,表现为肌痛,抬臂、头部运动、下蹲后站起等困难。严重时病变可累及全身骨骼肌和心肌,出现翻身运动困难、声嘶、吞咽困难、呼吸困难甚至心力衰竭。皮肌炎还可伴有皮肤出现斑块、皮疹、溃破等现象。

二、心　　肌

心肌(cardiac muscle)主要由心肌纤维和肌纤维之间的少量结缔组织构成。

(一) 心肌纤维的光镜结构

心肌纤维呈短柱状,有分支,并连接成网,连接处呈染色较深的阶梯状或横行粗线,称**闰盘**(intercalated disk)。细胞核单个,少数为双核,位于细胞中央。核周围肌质较多,并可见随年龄增长而增多的脂褐素。心肌纤维纵切面也可见明暗相间的周期性横纹(图4-4)。

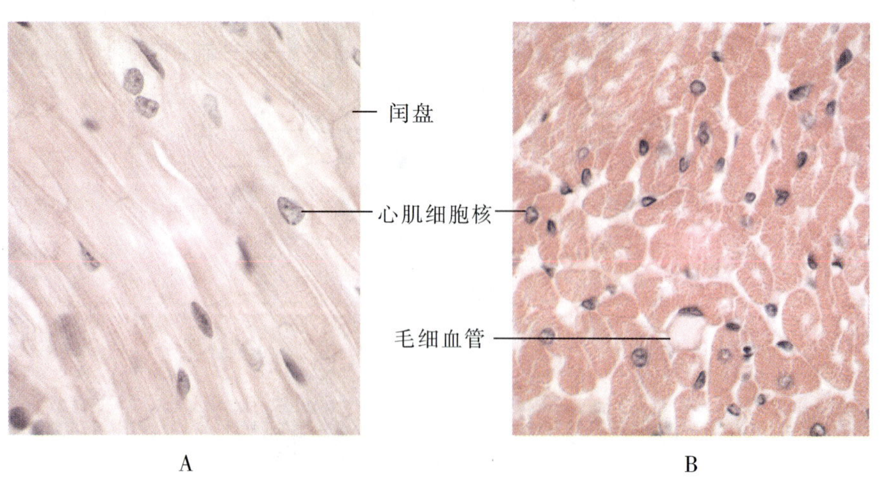

图4-4　心肌光镜结构(四川省卫生管理干部学院图)

A. 纵切面　B. 横切面

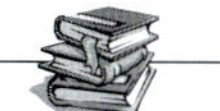

（二）心肌纤维的超微结构

心肌纤维的超微结构与骨骼肌的区别是：①肌丝被肌质和大量线粒体分隔为粗细不等的束，故心肌的肌原纤维不如骨骼肌的规则、明显；②横小管较粗，位于Z线水平；③肌质网稀疏，纵小管不发达，终池小而少，多为横小管与一侧的终池形成**二联体**(diad)；④闰盘是心肌纤维的连接结构，相邻的心肌纤维横向连接部位有中间连接和桥粒，起牢固结合作用；纵向连接部位有缝隙连接，心肌纤维借此进行细胞间的化学信息交换，并传递神经冲动，确保心肌同步舒缩（图4-5，4-6）。

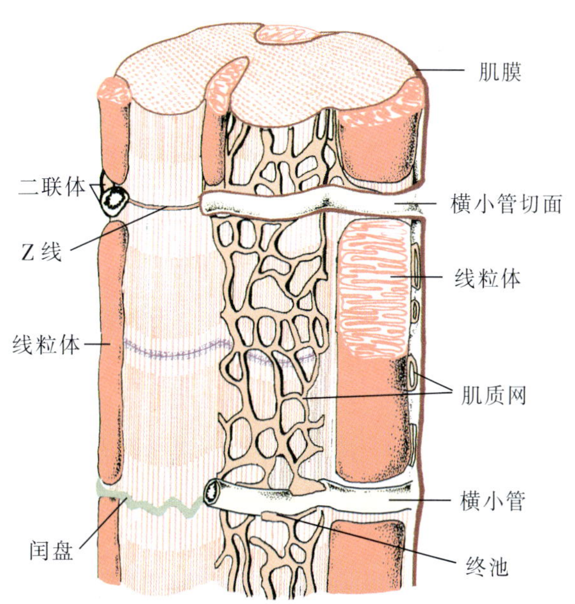

图4-5 心肌纤维超微结构立体模式图

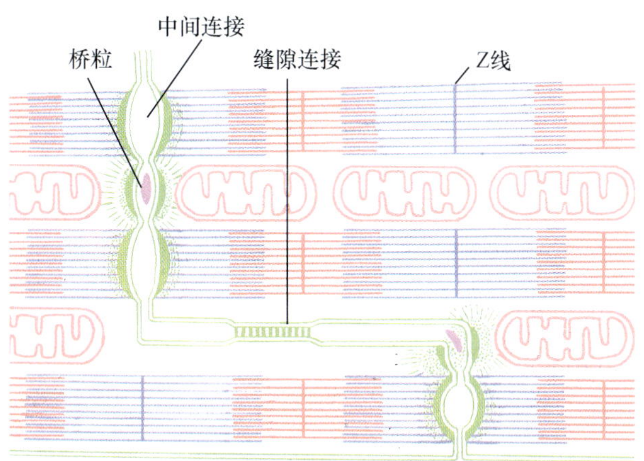

图4-6 闰盘超微结构模式图

理论与实践

心肌梗死是指由于冠状动脉供血中断，引起供血区持续性的缺血而导致的较大范围的心肌坏死。由于出生后心肌纤维不再分裂，心肌梗死时，心肌纤维不能再生，坏死处由结缔组织增生修复，形成永久性瘢痕。

三、平 滑 肌

平滑肌(smooth muscle)广泛分布于消化管道、呼吸管道、泌尿管道、生殖管道以及血管等中空性器官的管壁。

(一) 平滑肌纤维的光镜结构

平滑肌纤维呈长梭形,胞核单个,呈杆状或椭圆形,位于细胞中央。细胞常交错相嵌排列,胞质无明暗相间横纹(图 4-7)。

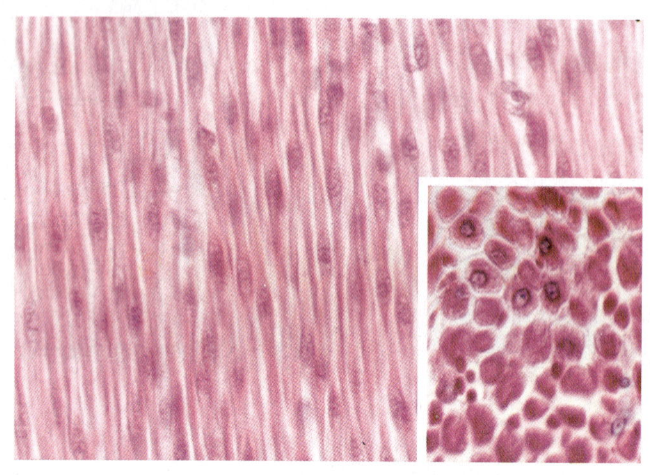

图 4-7 平滑肌纵、横切面

(二) 平滑肌纤维的超微结构

平滑肌纤维内无肌原纤维,有大量的**密斑**(dense patch)、**密体**(dense body)、粗肌丝、细肌丝和中间丝等。粗肌丝由肌球蛋白构成;细肌丝主要由肌动蛋白组成。粗、细肌丝和中间丝由密斑或密体固定。细胞膜向细胞内凹陷形成浅凹,肌质网稀少(图 4-8)。平滑肌纤维之间有较发达的缝隙连接,可迅速传递冲动,使相邻肌纤维同步舒缩。

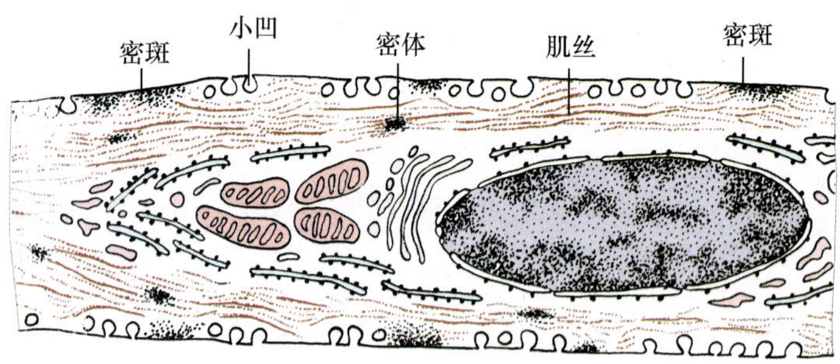

图 4-8 平滑肌纤维超微结构

(黄晓芹)

第五章

神经组织

内容提要

神经组织的构成；神经元的结构及分类；突触的概念、分类以及化学性突触的结构；神经胶质细胞的分类和功能；神经纤维和神经的概念，神经纤维的分类及结构特点；神经末梢的分类及功能；神经系统的组成，灰质、白质、神经核及神经节的主要结构特点。

神经组织（nervous tissue）由神经细胞和神经胶质细胞组成。**神经细胞**（nerve cell）又称**神经元**（neuron），具有接受刺激、整合信息和传导冲动的能力，是神经系统结构和功能的基本单位。**神经胶质细胞**（neuroglial cell）对神经元起支持、保护、营养和绝缘等作用。

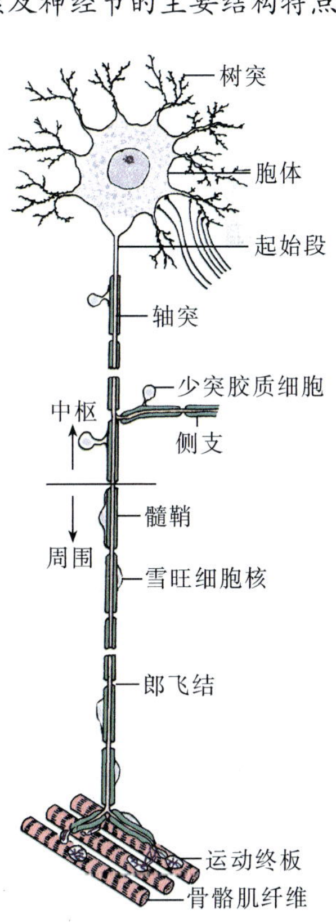

图 5-1　神经元模式图

一、神　经　元

神经元为不规则有突起的细胞，细胞间借突起彼此接触，构成神经通路和神经网络。神经元形态多样、大小各异，但都由胞体和突起两部分组成，突起又分树突和轴突（图 5-1）。

（一）胞体

神经元胞体主要位于大小脑的皮质、脑干和脊髓灰质以及神经节内，是神经元的营养和代谢中心。胞体形态多样，直径可由 5 ~ 6μm 到 100μm 以上。胞体部分由细胞膜、细胞质和细胞核三部分组成（图 5-2）。

1. **细胞膜**　神经元的细胞膜上具有不同的受体和离子通道，是神经元接受刺激、产生动作电位和传导神经冲动的部位。

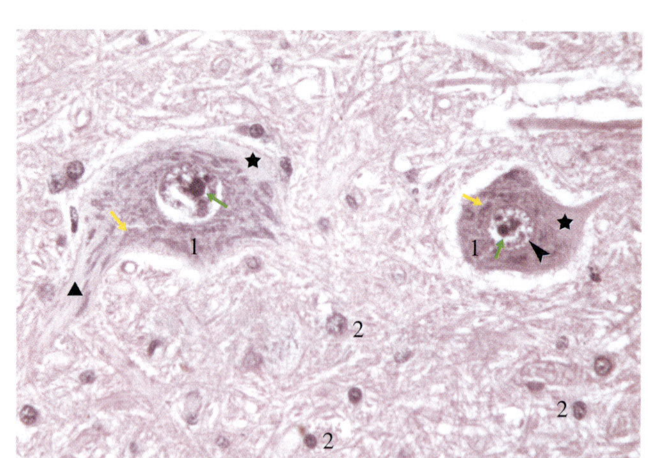

图 5-2 脊髓前角神经元（四川省卫生管理干部学院图）
1. 神经元 2. 神经胶质细胞
神经元细胞核 核仁 尼氏体 ★ 轴丘 ▲ 树突

2. **细胞核** 神经元的细胞核多为单个，位于胞体中央，大而圆，着色浅，核仁明显。

3. **细胞质** 神经元胞质中除含有线粒体、高尔基复合体、溶酶体等细胞器外，在光镜下还可见尼氏体和神经原纤维两种特征性结构。

尼氏体（Nissl body）为 HE 染色中呈紫蓝色的团块或颗粒状结构，在脊髓前角运动神经元中，尼氏体呈粗大的斑块状，又称虎斑小体。电镜下，尼氏体由发达的粗面内质网和游离核糖体构成，说明神经元具有活跃的蛋白质合成功能。神经元能合成更新细胞所需的结构蛋白、神经递质及神经调质。神经元受损时，尼氏体减少或消失，在轴突再生过程中，尼氏体重新出现并恢复正常功能。

神经原纤维（neurofibril）在 HE 染色片上无法分辨，镀银染色呈棕黑色细丝状，交错排列成网，可伸入树突和轴突内（图 5-3）。神经原纤维由神经丝和微管构成，具有支持和物质运输的功能。

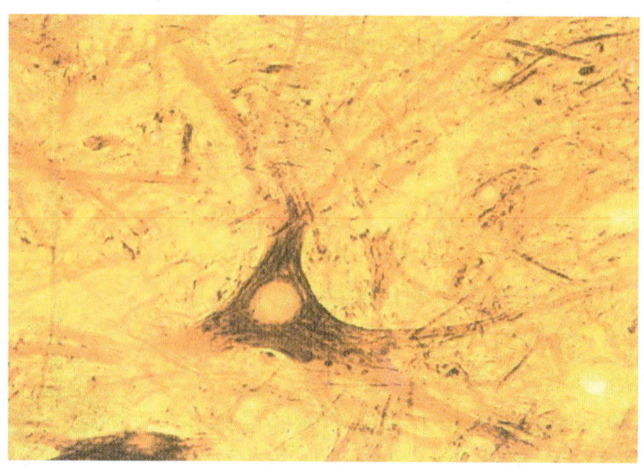

图 5-3 脊髓运动神经元（镀银染色）（复旦大学上海医学院图）

（二）突起

神经元的突起由胞体局部的细胞膜和细胞质向细胞表面突出而成，按形态和功能分为树突和轴突（图5-1）。

1. **树突** 树突（dendrite）可为一个或多个，短而分支多，呈树枝状。分支上有大量短小突起，称**树突棘**。树突内可见神经原纤维和尼氏体。树突的功能主要是接受神经冲动并将冲动传向胞体。

2. **轴突** 每个神经元只有一个轴突（axon），较细，长短可由数微米到1米以上，分支少且呈直角分出。胞体发出轴突的部位称**轴丘**（axon hillock），此处呈圆锥形，不含尼氏体，染色浅淡。轴突表面的胞膜称**轴膜**（axolemma），内含的胞质称**轴质**（axoplasm），轴质内没有尼氏体。轴突的主要功能是将神经冲动由胞体传到其他神经元和效应细胞。

轴突内的物质运送称**轴突运输**（axonal transport）。胞体内新合成的蛋白质、神经递质等，由胞体向轴突终末输送为顺向轴突运输；轴突终末内的代谢产物或由轴突终末摄取的神经营养因子等物质运输到胞体，为逆向轴突运输。某些病毒或毒素（如狂犬病毒、脊髓灰质炎病毒和破伤风毒素）可通过逆向轴突运输侵犯神经元胞体。

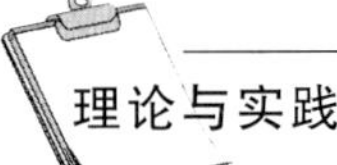

狂犬病又称恐水症，是狂犬病毒引发的累及神经系统的人畜共患疾病。狂犬病毒主要存在于病兽及患者的唾液及神经组织中，人类被带毒的动物咬伤后，病毒可自破损处侵入机体，沿神经轴突向神经元胞体"向心性"扩散，逐渐侵入脊髓和脑，同时可沿脑神经和脊神经向其他部位"离心性"蔓延，出现脑、脊髓、神经的严重病变。临床表现为恐水、流涎、惧风、肌肉痉挛等，预后凶险。

（三）神经元的分类

神经元可按形态、功能及所释放的神经递质等进行分类。

1. 按神经元的突起数目分类 分为多极、双极、假单极神经元三类（图5-4）。**多极神经元**有一个轴突和多个树突，胞体多位于大、小脑皮质和脑干、脊髓灰质内；**双极神经元**只有一个树突和一个轴突，属联络神经元；**假单极神经元**从胞体发出一个突起，但离胞体不远处即分为两支，一支伸入中枢神经系统，称中枢突，另一支伸向周围组织器官，称周围突，脑神经节和脊神经节内的感觉神经元属于此类。

2. 按神经元的功能分类 分为感觉、运动、联络神经元三类（图5-4）。**感觉神经元**（sensory neuron）即传入神经元，可感受刺激，并将信息传向中枢；**运动神经元**（motor neuron）即传出神经元，可支配肌肉运动和腺细胞分泌；**中间神经元**（interneuron）位于前两种神经元之间，起信息加工和传递作用。

3. 按释放的神经递质分类 分为胆碱能、胺能、肽能和氨基酸能神经元等。胆碱能神经元释放乙酰胆碱；**胺能神经元**释放肾上腺素、多巴胺等；**肽能神经元**释放脑啡肽、P物质等神经肽；**氨基酸能神经元**释放γ-氨基丁酸等。

（四）神经元的再生

神经元是高度分化的细胞，它的再生较为困难和复杂。周围神经的轴突损伤能在

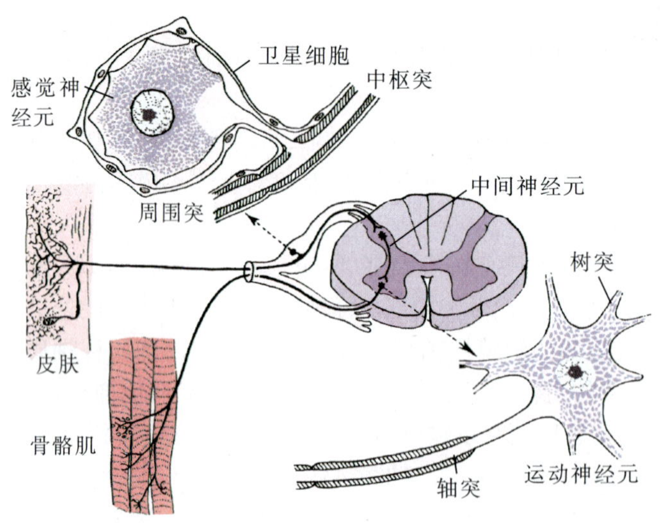

图 5-4 不同神经元及相互关系

神经胶质细胞的诱导和神经营养因子的共同作用下得以修复。而神经元胞体的损伤和中枢神经系统的轴突损伤则难以修复。近年来发现神经组织也存在一些具有增殖和分化潜能的细胞，称**神经干细胞**（neural stem cells），其在特定环境下可以增殖分化为神经元和某些神经胶质细胞。

二、突　触

突触（synapse）是指神经元与神经元之间，或神经元与效应细胞之间传递信息的结构。突触也是一种细胞连接方式，按连接的部位不同，可分为**轴-树突触**、**轴-棘突触**或**轴-体突触**等（图 5-5）。按传递冲动的方式不同，分为**化学性突触**和**电突触**。化学性突触是以神经递质作为传递信息的媒介。电突触即缝隙连接，通过电流传递信息。

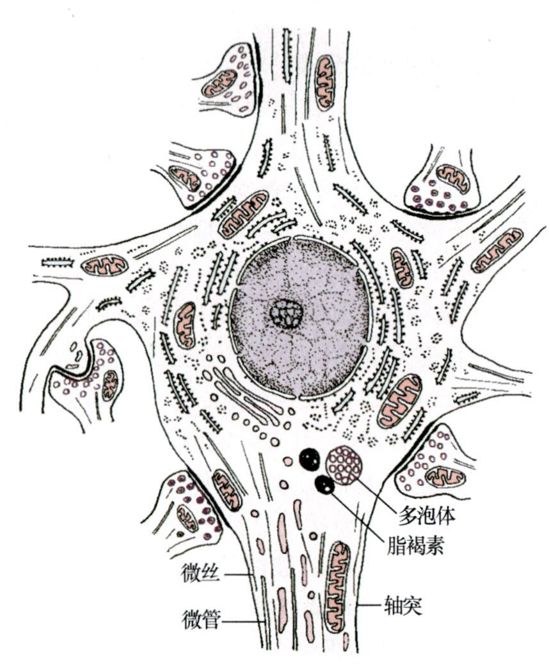

图 5-5 不同部位突触模式图

化学性突触在镀银染色的切片中显示为神经元轴突终末形成黑色纽扣状膨大的突触小体，附在下一神经元的胞体、树突或树突棘上（图 5-6）。电镜下，化学性突触分为**突触前成分**（presynaptic element）、**突触间隙**（synaptic cleft）和**突触后成分**（postsynaptic element）。突触前成分是神经元轴突

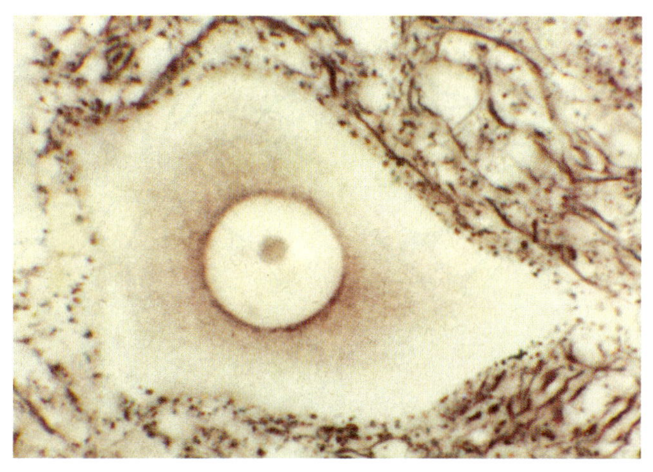

图 5-6 神经元胞体表面的突触小体（镀银染色）

（四川大学华西基础医学和法医学院保天然、瘳德阳图）

终末的球状膨大，内含许多**突触小泡**（**synaptic vesicle**），突触小泡是突触前成分的特征性结构，内含神经递质。突触后成分指后一神经元或效应细胞与突触前成分相对应的局部区域。突触前、后成分彼此相对的胞膜，分别称**突触前膜**和**突触后膜**，突触前膜和突触后膜均较一般细胞膜略厚，两者之间有宽 15～30nm 的突触间隙，突出间隙内含有神经递质的水解酶。突触后膜含有特异性神经递质的受体（图 5-7）。

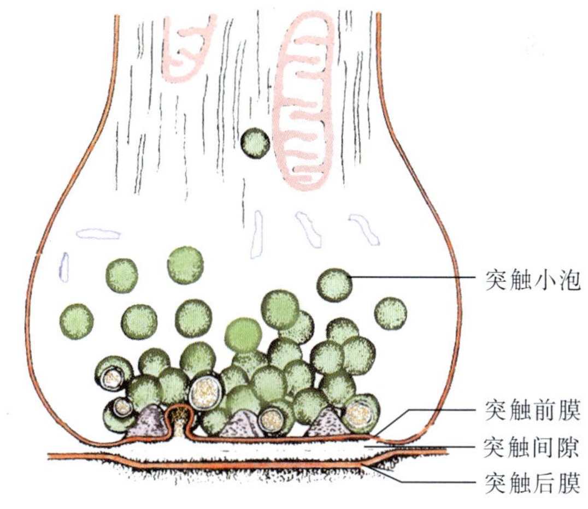

图 5-7 化学性突触超微结构模式图

神经冲动传导到突触前膜时，突触小泡移至突触前膜，以出胞方式释放神经递质，神经递质与突触后膜的受体结合，导致突触后膜的离子通道开放，膜两侧的离子分布改变，产生动作电位。

三、神经胶质细胞

神经胶质细胞存在于神经元与神经元之间或神经元与其他组织之间，对神经冲动的准确传导有着重要的意义。

（一）中枢神经系统神经胶质细胞

分布于脑和脊髓的神经胶质细胞有星形胶质细胞、少突胶质细胞、小胶质细胞和室管膜细胞等（图 5-8）。

星形胶质细胞分纤维性和原浆性两种。该细胞参与构成血-脑屏障，并分泌神经营养因子影响神经元的存活和功能活动。在脑和脊髓损伤时，星形胶质细胞可增生，形成胶质瘢痕填补缺损。**少突胶质细胞**形成中枢神经系统神经纤维的髓鞘（图 5-9）。一般

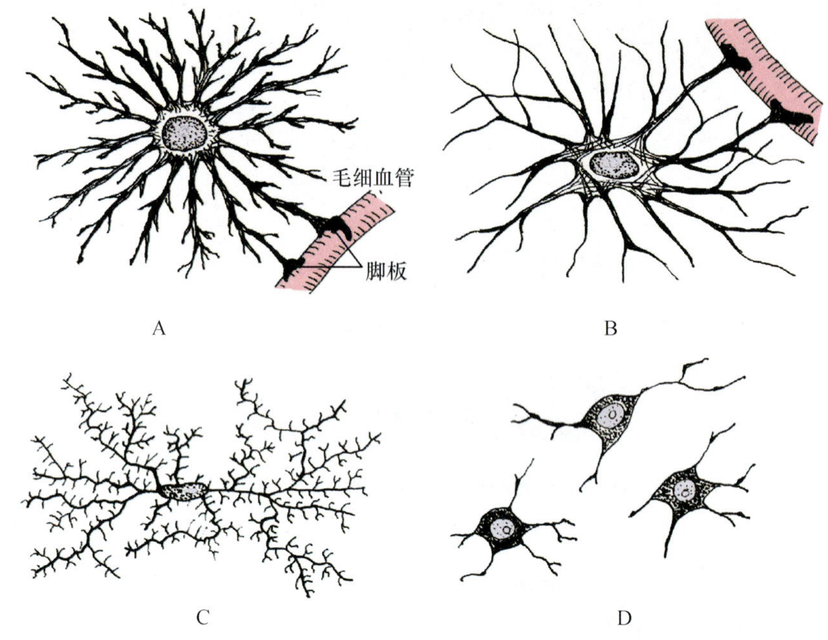

图 5-8 中枢神经系统的神经胶质细胞

A. 原浆性星形胶质细胞 B. 纤维性星形胶质细胞

C. 小胶质细胞 D. 少突胶质细胞

认为**小胶质细胞**来源于血液中的单核细胞，具有吞噬作用。**室管膜细胞**衬在脑室和脊髓中央管的腔面。位于脉络丛的室管膜细胞可产生脑脊液。

血-脑屏障(blood-brain barrier)存在于血液与脑的神经组织之间，由连续毛细血管内皮细胞、基膜和神经胶质膜构成，具有阻止血液中某些物质进入脑组织的作用(图 5-10)。

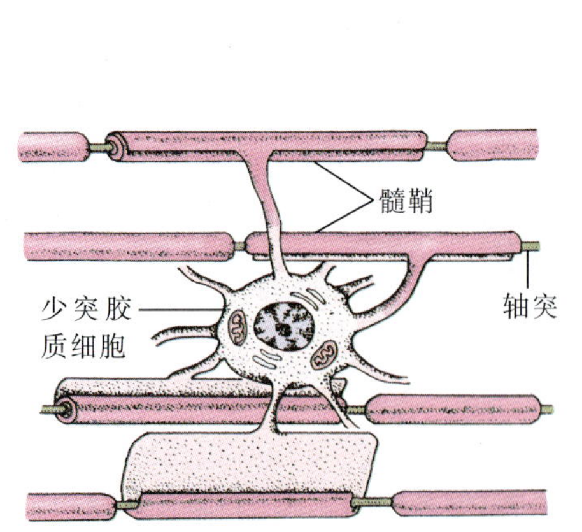

图 5-9 中枢神经系统有髓神经纤维模式图

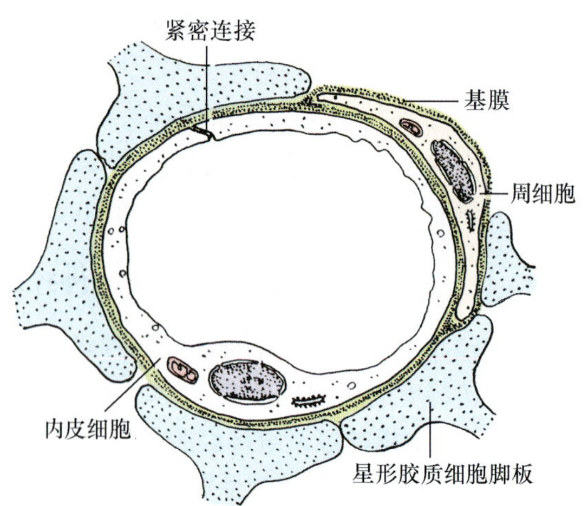

图 5-10 血-脑屏障超微结构模式图

(二) 周围神经系统神经胶质细胞

周围神经系统的神经胶质细胞包括施万细胞和卫星细胞两种。**施万细胞**

(Schwann cell)又称神经膜细胞,参与周围神经系统神经纤维的构成;**卫星细胞**又称被囊细胞,位于神经节内神经元胞体的周围。

四、神经纤维和神经

(一) 神经纤维

神经纤维(nerve fiber)由神经元的长突起(又称轴索)及包绕在它外面的神经胶质细胞构成。根据神经胶质细胞是否形成**髓鞘**(myelin sheath),分为有髓神经纤维和无髓神经纤维两类。

1. **有髓神经纤维** 周围神经系统的有髓神经纤维由施万细胞依次节段性包绕神经元的突起而成(图5-11)。相邻施万细胞之间的轴膜裸露,称**郎飞结**(Ranvier node)。相邻两个郎飞结之间的一段神经纤维,称**结间体**。施万细胞的细胞膜反复呈同心圆状折叠包绕神经元的突起形成髓鞘。髓鞘的化学成分主要是脂蛋白,HE染色标本中髓鞘因脂质被溶解而显示为丝网状(图5-12)。在髓鞘周围包被有基膜。中枢神经系统有髓神经纤维的髓鞘由少突胶质细胞形成。一个少突胶质细胞的多个突起末端可包卷多个轴突(图5-9)。

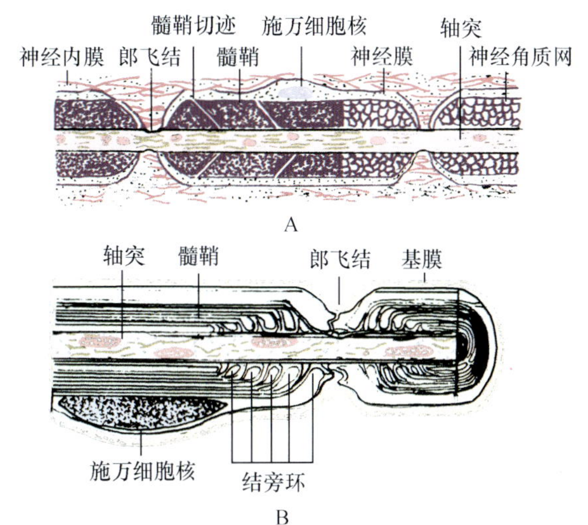

图5-11 周围神经系统有髓神经纤维模式图
A. 光镜结构模式图 B. 超微结构模式图

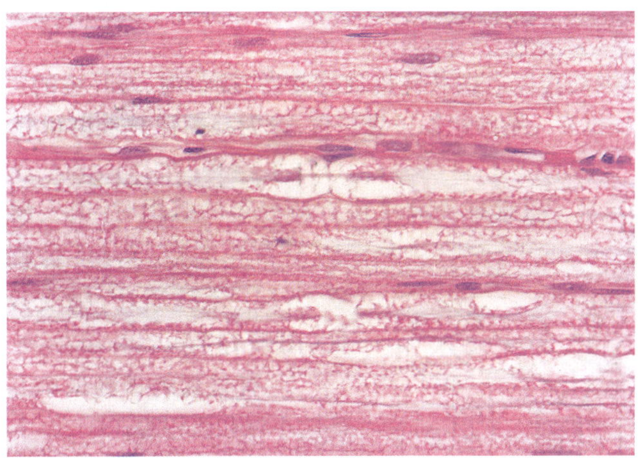

图5-12 坐骨神经(纵切面)

2. **无髓神经纤维** 周围神经系统的无髓神经纤维,可见轴突穿行于施万细胞表面凹陷形成的纵行凹沟内(图5-13)。中枢神经系统的无髓神经纤维轴突裸露。

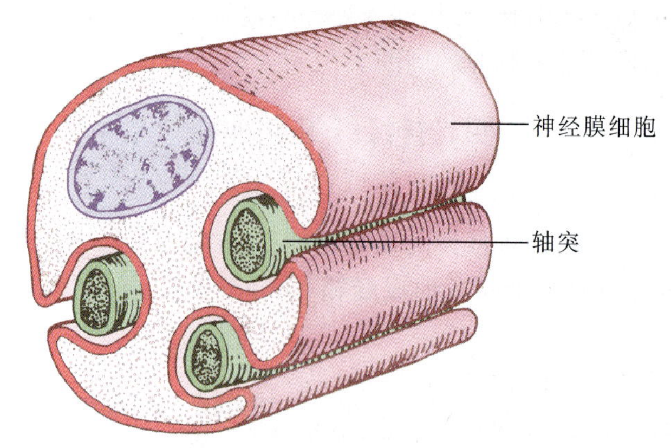

图 5-13 周围神经系统的无髓神经纤维模式图

神经冲动以动作电位的形式在神经纤维的轴膜上传导。有髓神经纤维由于髓鞘的绝缘作用,动作电位只能在郎飞结处发生,故呈跳跃式传导,传导速度快,且结间体越长,传导速度越快。无髓神经纤维则传导速度慢。

(二) 神经

周围神经系统的神经纤维束平行排列,外包结缔组织构成**神经**(nerve)。多数神经兼含感觉和运动及自主神经纤维。由于有髓神经纤维的髓鞘含髓磷脂,故肉眼观察神经通常呈白色。

包裹在神经表面的致密结缔组织称神经外膜;包绕神经纤维束的结缔组织为神经束膜;包绕每条神经纤维表面的结缔组织称神经内膜。

五、神经末梢

神经末梢是周围神经纤维的终末部分,分为感觉神经末梢和运动神经末梢两大类。

(一) 感觉神经末梢

感觉神经末梢(sensory nerve ending)是感觉神经元(假单极神经元)周围突的末端,它们通常和周围的其他组织共同构成感受器,接收内、外环境的刺激并传至中枢。感觉神经末梢又根据有无结缔组织被囊包裹,分为游离神经末梢和有被囊的神经末梢两种。

1. **游离神经末梢** 感觉神经纤维接近所分布的组织时,失去髓鞘,末端反复分支,分布在表皮、角膜、黏膜上皮细胞和真皮、骨膜、牙髓等处,感受冷、热、轻触和痛觉(图 5-14)。

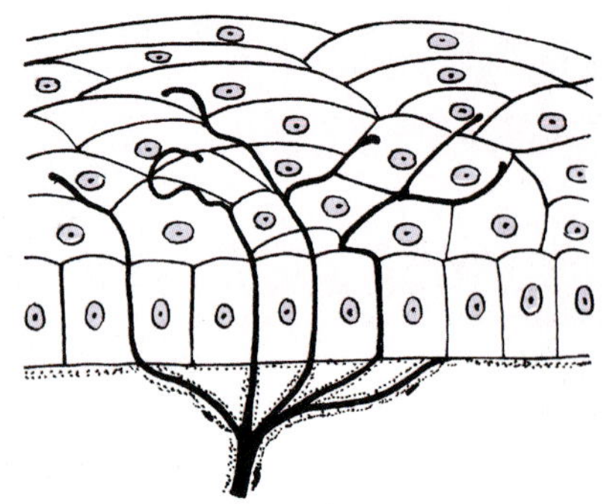

图 5-14 上皮内的游离神经末梢

2. **有被囊的神经末梢** 包括触觉小体、环层小体和肌梭等。

触觉小体分布于真皮乳头,以手指掌侧最多。小体呈椭圆形,长轴与皮肤表面垂直,外包结缔组织被囊。有髓神经纤维进入小体前失去髓鞘,然后盘绕在横行排列的扁平细胞之

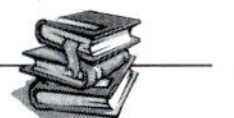

间，触觉小体感受触觉（图5-15）。**环层小体**分布在皮下组织、腹膜、肠系膜、韧带和关节囊等处，呈卵圆形或圆形，裸露的轴突位于中央均质状的圆柱体内，周围包被有多层同心圆状排列的扁平细胞（图5-15）。环层小体感受压觉和振动觉。**肌梭**分布在骨骼肌内，梭形的结缔组织被囊中有几条较细的梭内肌纤维，裸露的轴索进入肌梭后分支包绕梭内肌纤维（图5-16）。肌梭为本体感受器。

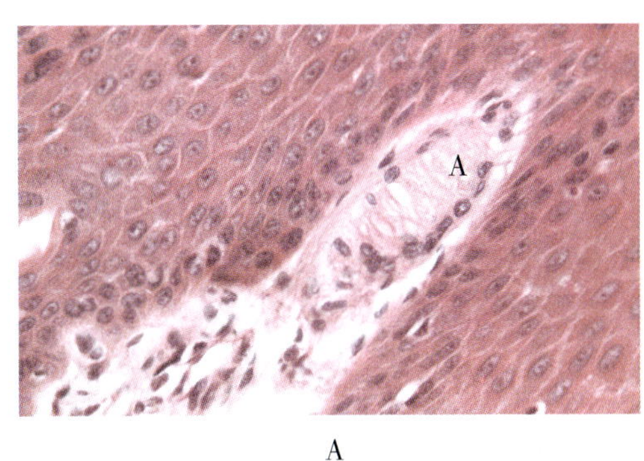

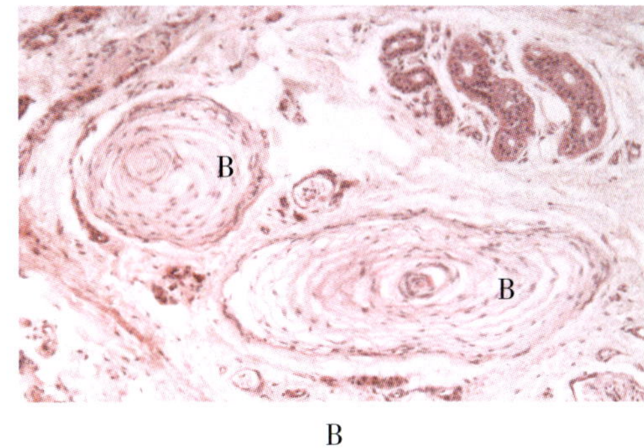

A　　B

图5-15　触觉小体及环层小体（四川省卫生管理干部学院图）

A. 触觉小体　B. 环层小体

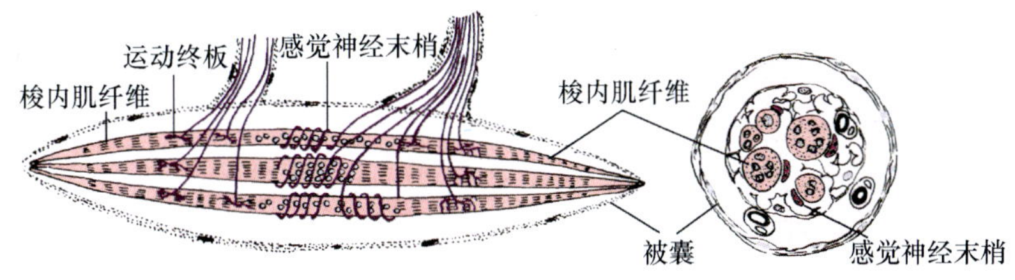

图5-16　肌梭模式图

（二）运动神经末梢

运动神经末梢（motor nerve ending）是运动神经元的轴突终末分布于肌组织和腺体，与周围组织构成效应器，支配肌纤维的收缩和腺体的分泌。可分为躯体和内脏运动神经末梢两类。

1. **躯体运动神经末梢**　分布于骨骼肌，神经纤维抵达骨骼肌时失去髓鞘，在肌纤维表面形成爪状分支（图5-17），与肌纤维的连接区域为椭圆形板状隆起，称**运动终板**（motor end plate），为一种突触结构。

理论与实践

重症肌无力是由于自身免疫等多种原因，导致机体产生抗乙酰胆碱受体的抗体，从而使有功能的乙酰胆碱受体数目大量减少，导致神经肌肉接头处传递功能障碍，骨骼肌收缩无力。首发症状多为上睑下垂、眼球活动受限、复视等，继而可出现全身骨骼肌疲劳、无力且活动后加重。若呼吸肌受累，则出现呼吸困难，导致死亡。

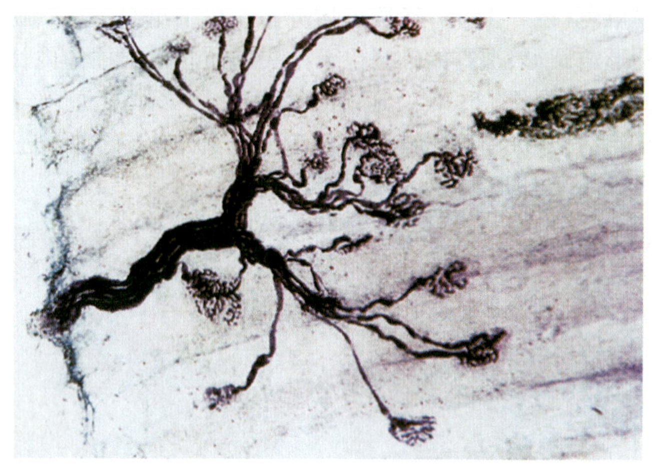

图 5-17 运动终板(氯化金染色)(青岛大学医学院图)

2. **内脏运动神经末梢** 分布于心肌、平滑肌和腺体等处,神经纤维分支末端呈串珠样膨大,与效应细胞建立突触联系。

(黄晓芹)

第六章

循环系统

内容提要

循环系统管壁的一般结构;大动脉、中动脉和小动脉的组织结构特点;毛细血管光镜及电镜结构,三种毛细血管的分布;静脉的结构特点;心壁的结构和心传导系统的组成。

循环系统(circulatory system)是连续而封闭的管道系统,包括心血管系统和淋巴管系统两个部分。心血管系统由心、动脉、毛细血管和静脉组成。淋巴管系统是一个辅助的循环管道,由毛细淋巴管、淋巴管和淋巴导管组成。淋巴流经各级淋巴管,汇入右淋巴导管和胸导管,最后导入大静脉。

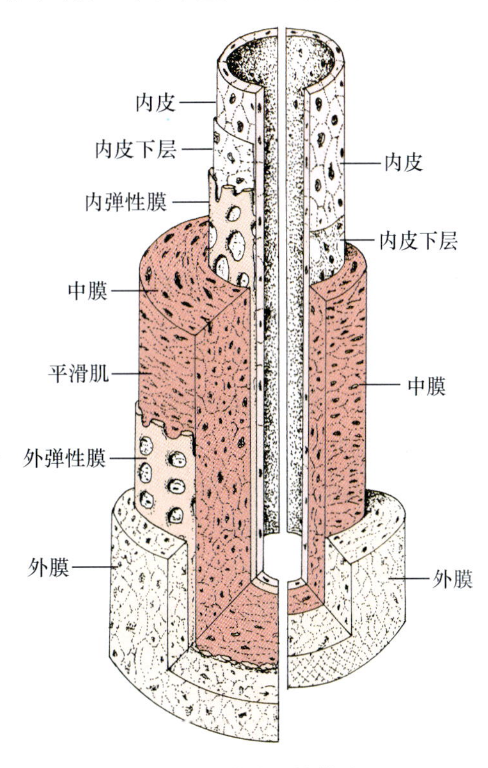

图 6-1 血管壁结构模式图

一、血管壁的一般结构

血管壁从内向外一般分三层,依次为:内膜、中膜和外膜(图 6-1)。血管壁内还有营养血管和神经分布。

(一)内膜

内膜(tunica intima)在管壁的最内层,是三层中最薄的一层,由内皮和内皮下层组成。

1. **内皮** 内皮(endothelium)为单层扁平上皮,表面光滑,利于血液流动。内皮细胞核所在部位略隆起,其余部分很薄。电镜观察,内皮细胞胞质中有一种长杆状的 W-P 小体(Weibel-Paladebody),由单位膜包裹，是内皮细胞特有的细胞器，小体内含有能与血小板和胶原纤维相结合的因子，可参与血栓形成。W-P 小体在大动脉内皮细胞中尤其丰富。

2. **内皮下层** 内皮下层(subendothelial layer)是位于内皮和内弹性膜之间的薄层结缔组织，内含少量胶原纤维和弹性纤维，有的动脉内皮下层深面还有一层**内弹性膜**(internal elastic membrane)，由弹性蛋白组成，膜上有许多小孔。

（二）中膜

中膜(tunica media)位于内膜和外膜之间，其厚度及组成成分因血管种类而异。大动脉此层以弹性膜为主，弹性膜间有少许平滑肌；中动脉主要由平滑肌组成。平滑肌纤维可合成和分泌胶原纤维、弹性纤维和基质。血管平滑肌可与内皮细胞形成肌内皮连接，接受血液或内皮细胞的化学信息。

理论与实践

动脉硬化是动脉的一种非炎症性病变，可使动脉管壁增厚、变硬，失去弹性和管腔狭小。动脉硬化有三种主要类型：细小动脉硬化，动脉中层硬化和动脉粥样硬化。动脉粥样硬化是动脉内壁有胆固醇等脂质积聚，看似黄色粥样而得名。本病主要累及主动脉、冠状动脉、脑动脉和肾动脉，上述动脉管腔变窄甚至闭塞，引起局部血供障碍，导致器官发生缺血性病理变化。如冠状动脉粥样硬化可引起心肌梗死。

（三）外膜

外膜(tunica adventitia)为疏松结缔组织，含较多的弹性纤维和胶原纤维。有的动脉中膜和外膜的交界处还可见**外弹性膜**(external elastic membrane)。

（四）血管壁的营养血管和神经

管径 1mm 以上的动脉和静脉管壁中，都分布有营养血管壁的小血管，称为营养血管。血管内膜一般无营养血管，其营养由腔内血液直接渗透供给。血管中的神经主要分布于中膜与外膜交界处，有的神经伸入中膜平滑肌层。

二、动　　脉

动脉是从心室发出的血管，经不断分支形成大动脉、中动脉、小动脉和微动脉。

（一）大动脉

大动脉(large artery)的管壁中有多层弹性膜和大量弹性纤维，平滑肌则较少，故又称**弹性动脉**(elastic artery)(图 6-2)。大动脉管壁结构特点如下：

1. **内膜** 由内皮及内皮下层构成。内皮下层较厚，靠近中膜处的多层弹性膜与中膜的弹性膜相连，故内膜与中膜分界不清。

2. **中膜** 由 40～70 层弹性膜构成，弹性膜之间有环形平滑肌、少量胶原纤维和弹性纤维。各层弹性膜由弹性纤维相连。

3. **外膜** 较薄，由结缔组织构成，没有明显的外弹性膜，含有小的营养血管和神经束。外膜逐渐移行为周围的疏松结缔组织。

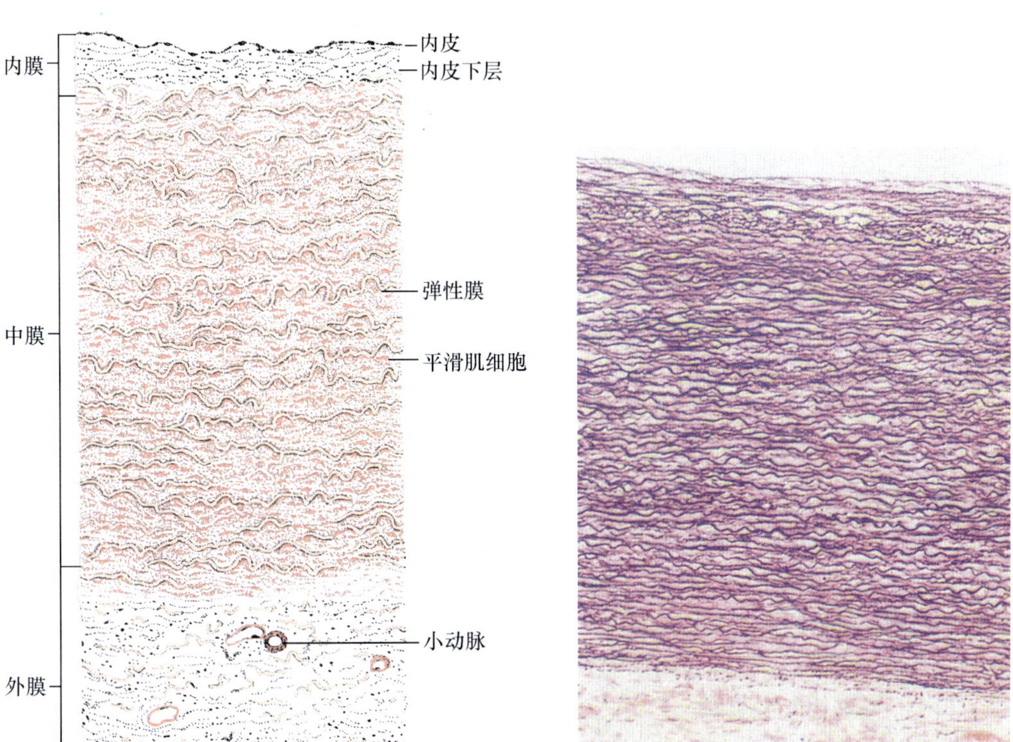

图 6-2 大动脉（上海第二医科大学图）

A. 大动脉仿真图 B. 大动脉弹性染色

（二）中动脉

除大动脉外，凡在解剖学中有名称的动脉多属**中动脉**（medium-sized artery）。中动脉管壁的平滑肌相当丰富，故又名**肌性动脉**（muscular artery）（图 6-3）。中动脉管壁结构特点如下：

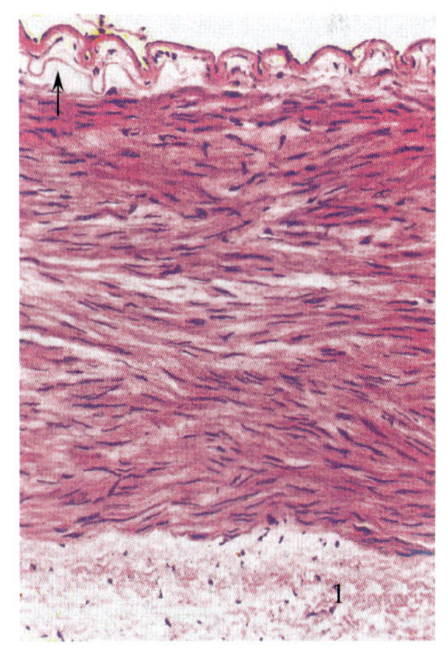

图 6-3 中动脉

（复旦大学上海医学院图）

↑内弹性膜 1. 外弹性膜

1. **内膜** 内皮下层较薄，内弹性膜清楚。内膜与中膜分界明显。

2. **中膜** 较厚，由 10～40 层环形排列的平滑肌组成，肌纤维间有少量弹性纤维和胶原纤维。

3. **外膜** 厚度与中膜相近，多数中动脉的中膜和外膜交界处有明显的外弹性膜，因而外膜与中膜分界明显。

（三）小动脉

管径在 0.3～1.0mm 的动脉称**小动脉**（small artery）。较大的小动脉，内膜可见明显的内弹性膜，中膜有数层平滑肌，外膜厚度与中膜相近，一般没有外弹性膜（图 6-4）。小动脉也属于肌性动脉。

（四）微动脉

管径在0.3mm以下的动脉称**微动脉**(arteriole)。内膜无内弹性膜，中膜由1~2层平滑肌纤维组成，外膜较薄。

大动脉具有维持血流连续性的功能；中动脉具有调节器官血流量的功能；小动脉和微动脉又称为外周阻力血管，具有调节血压的作用。

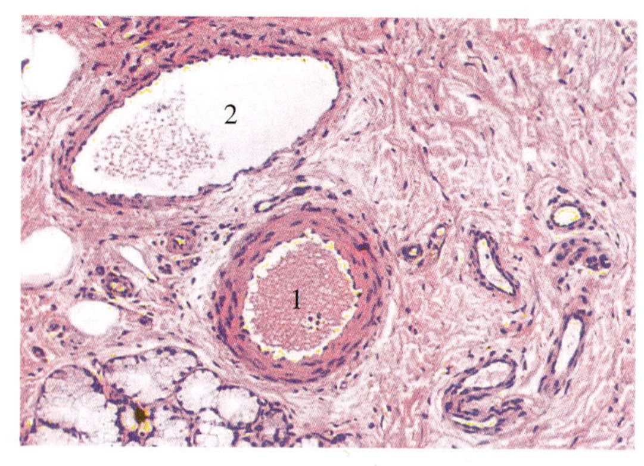

图6-4 小动脉(1)与小静脉(2)
（复旦大学上海医学院图）

三、毛细血管

毛细血管(capillary)是管径最细，分布最广的血管。它们分支并互相吻合成网，连接于微动脉与微静脉之间。各组织器官内毛细血管网的疏密程度差别很大，代谢旺盛的组织和器官如骨骼肌、心肌、肺、肾和许多腺体等，毛细血管网很密集；代谢较低的组织器官如骨、肌腱和韧带等，毛细血管网则较稀疏。

（一）毛细血管的结构

毛细血管管径一般为6~8μm，管壁主要由一层内皮细胞和基膜组成。细的毛细血管横切面由一个内皮细胞围成，较粗的毛细血管由2~3个内皮细胞围成。内皮基膜外有少许结缔组织。在内皮与基膜之间散在有一种扁平有突起的细胞称**周细胞**(pericyte)(图6-5)。周细胞是未分化的细胞，在血管受损时，可分化为内皮细胞和成纤维细胞，参与组织再生。

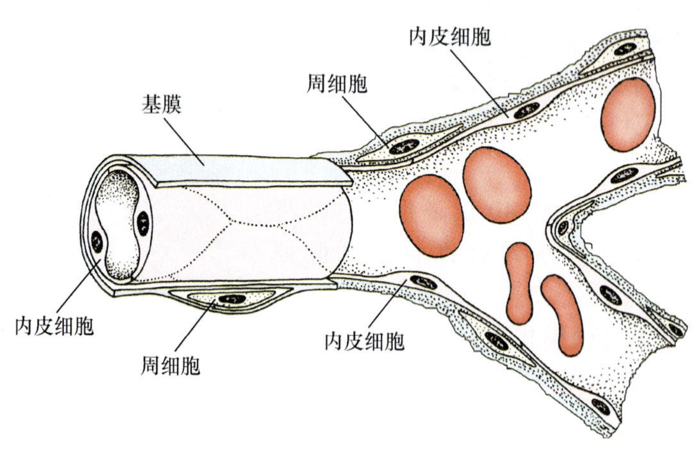

图6-5 毛细血管模式图

（二）毛细血管的分类

1. **连续毛细血管** 连续毛细血管(continuous capillary)的特点为内皮细胞相互连续，细胞间有紧密连接，基膜完整。细胞质中有许多吞饮小泡，为血管内外物质运输的一种方式(图6-6)。连续毛细血管分布于结缔组织、肌组织、肺和中枢神经系统等处。

2. **有孔毛细血管** 有孔毛细血管(fenestrated capillary)的特点是内皮细胞不含核的部分很薄,有许多贯穿细胞的窗孔,孔的直径一般为60~80nm,孔上多有4~6nm厚的隔膜封闭。内皮细胞间有紧密连接(图6-6)。有孔毛细血管的物质交换主要通过窗孔进行。此类毛细血管主要存在于胃肠黏膜、某些内分泌腺和肾血管球等处。

3. **血窦** 血窦(sinusoid),又称**窦状毛细血管**(sinusoid capillary),管腔较大,直径可达40μm,形状不规则,内皮细胞之间常有较大的间隙(图6-6)。血窦主要分布于肝、脾、骨髓和一些内分泌腺中,不同器官内的血窦结构常有较大差别。

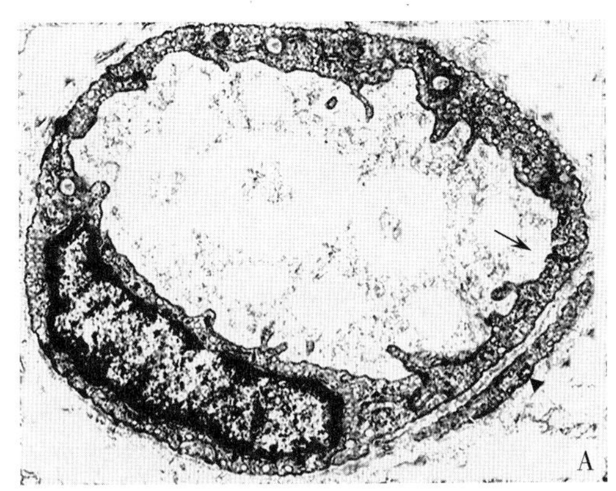

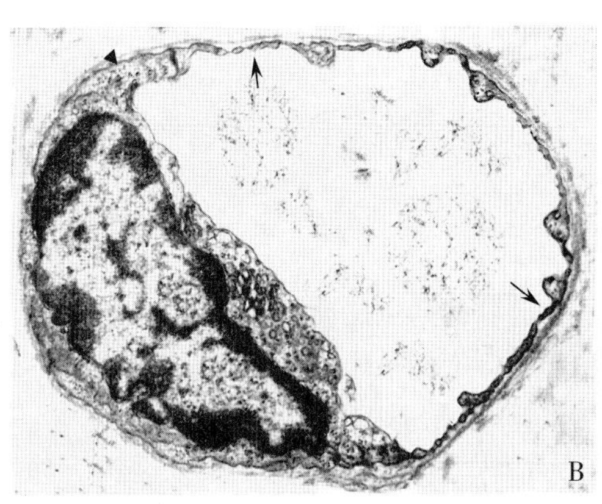

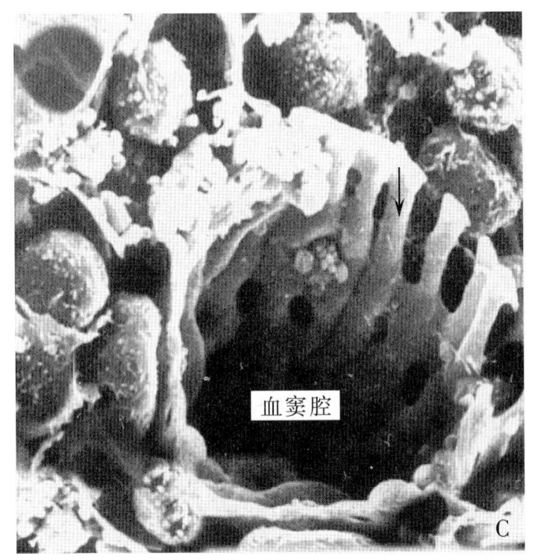

图6-6 毛细血管

A. 连续毛细血管(TEM) 箭头示内皮细胞之间的连接,三角示周细胞突起

B. 有孔毛细血管(TEM) 箭头示内皮细胞孔,三角示完整的基膜

C. 脾血窦(SEM) 箭头示内皮细胞

(三)毛细血管与物质交换

毛细血管是血液与周围组织进行物质交换的主要部位。人体毛细血管的总面积很大,体重60kg的人,毛细血管的总面积可达6 000m^2。毛细血管管壁很薄,内皮细胞和基膜构成通透性屏障,并与其周围的组织细胞密切接触,这些特点是进行物质交换的有利条件。

理论与实践

在活体的心脏或血管腔内，血液发生凝固或血液中的某些有形成分互相粘集，形成固体质块的过程，称**血栓形成**，在此过程中形成的固体质块称为**血栓**。血栓可堵塞血管破损处，阻止继续出血，这是对机体有利的一面；然而，在多数情况下，血栓造成的血管管腔部分或完全阻塞，却对机体造成严重的甚至致命的危害。动脉血管内的血栓未完全阻塞管腔时，可引起局部器官组织的缺血、萎缩；完全阻塞血管腔，同时又缺乏有效的侧支循环时，则可造成局部器官组织的缺血性坏死，如脑动脉血栓引起脑梗死，心冠状动脉血栓引起心肌梗死，血栓闭塞性脉管炎引起患肢坏疽等。

四、静脉

静脉的数量比动脉多，管径较粗，管腔较大。静脉管壁薄，弹性较小，故切片标本中的静脉管壁常呈塌陷状，管腔变扁或呈不规则形。

（一）静脉的结构

静脉根据管径大小的不同，分为大静脉、中静脉、小静脉和微静脉。静脉管壁可大致分内膜、中膜和外膜，但三层膜常无明显的界限。静脉管壁的平滑肌和弹性组织不及动脉丰富，结缔组织成分较多。

1. **大静脉** 大静脉(large vein)管径在10mm以上。内膜较薄，中膜很不发达，为数层排列疏松的平滑肌，有时甚至没有平滑肌。外膜则较厚，结缔组织内可见较多的纵

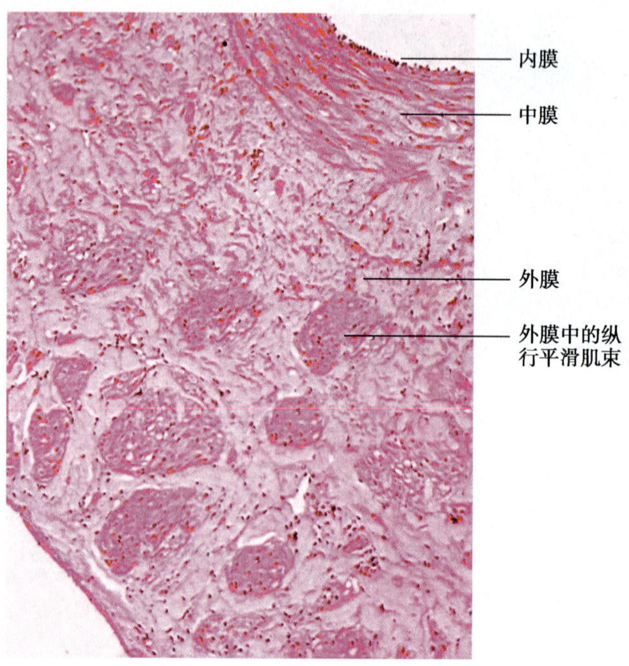

图6-7 大静脉

行平滑肌束(图 6-7)。

2. **中静脉** 中静脉(medium-sized vein)管径为 2～9mm,内膜薄,内弹性膜不发达或不明显。中膜环形平滑肌分布稀疏。外膜一般比中膜厚,由结缔组织组成,没有外弹性膜,有的中静脉外膜可有纵行平滑肌束。

3. **小静脉** 小静脉(small vein)管径一般在 200μm 以上,内皮外有一层较完整的平滑肌。较大的小静脉中膜有一至数层平滑肌,外膜渐变厚(图 6-4)。

4. **微静脉** 微静脉(venule)管腔不规则,管径 50～200μm,内皮外的平滑肌或有或无,外膜薄。紧接毛细血管的微静脉称**毛细血管后微静脉**(postcapillary venule),其管壁结构与毛细血管相似,但管径略粗,内皮细胞间隙较大,故通透性较大,有物质交换功能。淋巴组织和淋巴器官内的毛细血管后微静脉内皮呈立方形,内皮细胞中常有淋巴细胞穿过。

(二) 静脉瓣

管径 2mm 以上的静脉常有瓣膜。瓣膜为两个半月形薄片,彼此相对,瓣膜根部与内膜相连,其游离缘朝向血流方向。瓣膜由内膜凸入管腔折叠而成,中心为含弹性纤维的结缔组织,表面覆以内皮,其作用是防止血液逆流。

五、心

心是血液循环的动力泵。心壁很厚,主要由心肌构成。

(一) 心壁的结构

心壁如同血管壁一样,从内向外依次为心内膜、心肌膜和心外膜。

1. **心内膜** 心内膜(endocardium)表面是内皮,与血管的内皮相连续。内皮深面为内皮下层,其中除结缔组织外,也含少许平滑肌。内皮下层与心肌膜之间是**心内膜下层**(subendocardial layer),由较疏松的结缔组织组成,其中含血管和神经。心室的心内膜下层有**蒲肯野纤维**(Purkinje fiber)(图 6-8)。

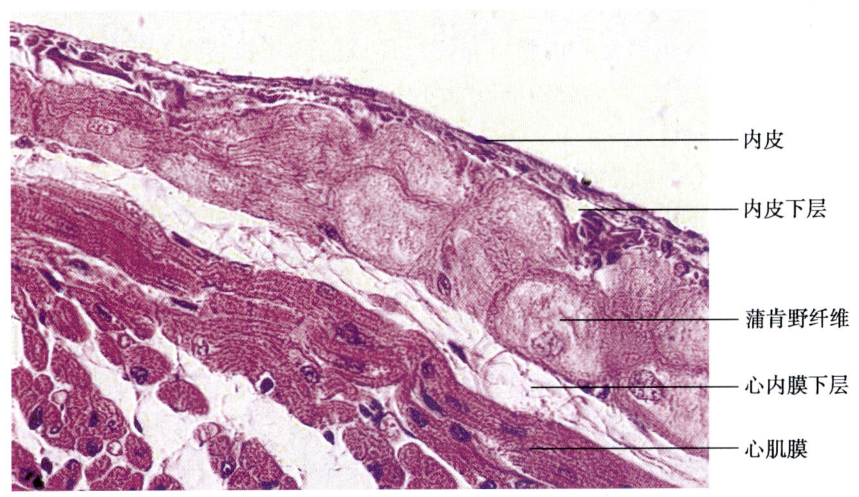

图 6-8 心内膜和心肌膜

2. **心肌膜** 心肌膜(myocardium)主要由心肌构成,心房的心肌较薄,心室肌较厚,以左心室的最厚。心肌纤维呈螺旋状排列,大致可分为内纵、中环和外斜三层。心肌纤维多集合成束，肌束间有较多的结缔组织和丰富的毛细血管（图6-8）。

心室和心房的肌纤维结构和功能基本相同，但心房肌纤维中含肽类物质，称心房钠尿肽（atrial natriuretic peptide），具有很强的利尿、排钠、扩张血管和降血压作用。

心房肌和心室肌不相连续，在心房肌和心室肌之间，有由致密结缔组织组成的支持性结构，构成心脏的支架，也是心肌和心瓣膜的附着处，称**心骨骼**（cardiac skeleton）。心骨骼包括室间隔膜部、纤维三角和纤维环。心房和心室的心肌分别附着于心骨骼。

3. **心外膜** 心外膜（epicardium）是心包膜的脏层，表面被覆间皮，间皮深面是薄层结缔组织，与心肌膜相连（图6-9）。心外膜中含血管和神经，并常有脂肪组织。

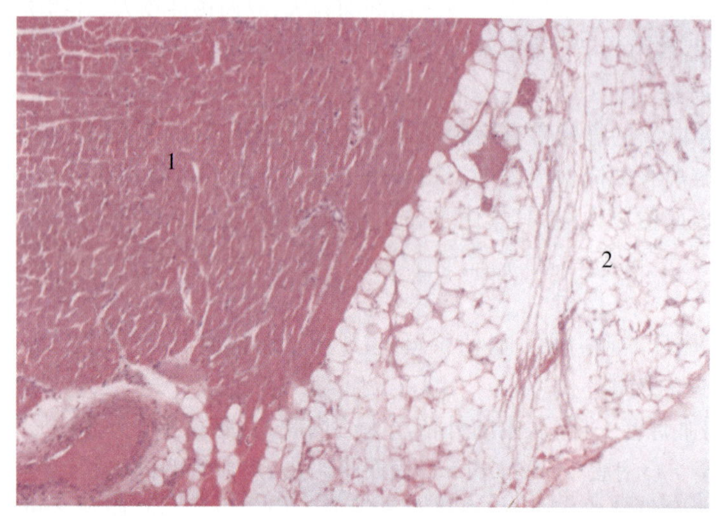

图6-9 心肌膜和心外膜（大连医科大学图）

1. 心肌膜 2. 心外膜

（二）心瓣膜

心瓣膜（cardiac valve）是心内膜折叠突出形成的薄片状结构。瓣膜表面被覆以内皮；中间为致密结缔组织，与心骨骼的纤维环连接。其功能是阻止血液逆流。

（三）心传导系统

心壁内有特殊心肌纤维组成的传导系统，包括：窦房结、房室结、房室束、位于室间隔两侧的左右房室束分支（图6-10），其功能是发生冲动并传导到心脏各部，使心房肌和心室肌按一定的节律收缩。组成心脏传导系统的心肌纤维类型有以下三型细胞。

1. **起搏细胞** 起搏细胞（pacemaker cell）又称P细胞，多分布于窦房结和房室结中心，细胞较小，呈梭形或多边形，包埋在一团较致密的结缔组织中。胞质内细胞器较少，有少量肌原纤维和吞饮小泡，但含糖原较多，此类细胞是心肌兴奋的起搏点。

2. **移行细胞** 移行细胞（transitional cell）主要存在于窦房结和房室结的周边及房室束，起传导冲动的作用。移行细胞的结构介于起搏细胞和心肌纤维之间，细胞呈细长形，比心肌纤维细而短。位于窦房结的移行细胞，有的与心房的心肌纤维相连，可将冲动传到心房。

3. **蒲肯野纤维** 蒲肯野纤维（Purkinje fiber）又称束细胞。它们组成房室束及其分

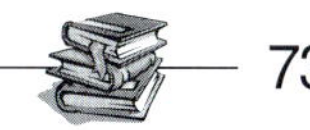

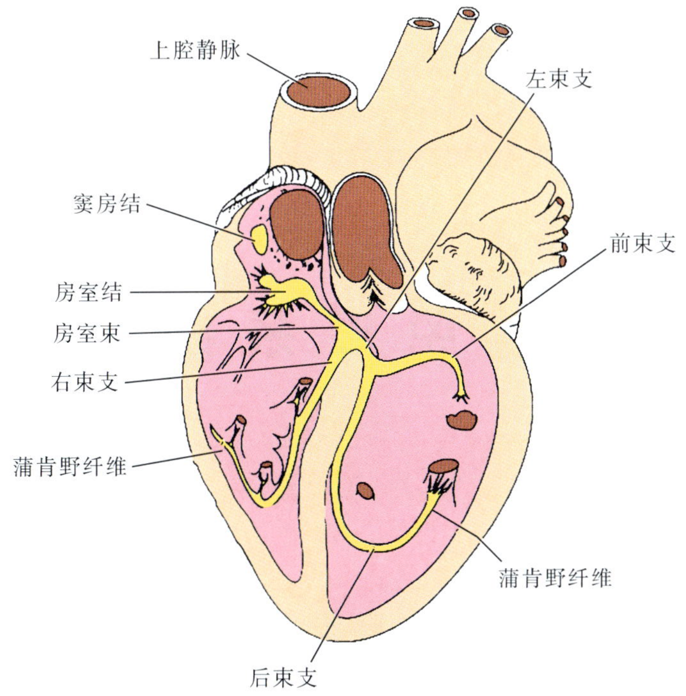

图 6-10 心脏传导系统分布模式图

支。这种细胞比心肌纤维短而宽，细胞中央有 1～2 个核。胞质中有丰富的线粒体和糖原，肌原纤维较少，位于细胞周边。细胞间有较发达的闰盘。房室束分支末端的细胞与心室肌纤维相连，此种细胞能快速将冲动传到心室各处。

六、微 循 环

微循环（microcirculation）是指由微动脉到微静脉之间的血循环。它是血液循环的基本功能单位，一般由微动脉、毛细血管前微动脉、中间微动脉、真毛细血管、直捷通路、动静脉吻合和微静脉几部分组成。在组织处于静息状态时，微循环的血流大部分由微动脉经中间微动脉和直捷通路快速入微静脉，只有小部分血液流经真毛细血管。当组织处于功能活跃时，毛细血管前括约肌开放，大部分血液流经真毛细血管网，血液与组织之间进行充分的物质交换。

七、淋巴管系统

人体除中枢神经系统、软骨、骨髓、胸腺和牙等处没有淋巴管分布，其余的组织和器官大多有淋巴管。**毛细淋巴管**（lymphatic capillary）以盲端起始于组织内，互相吻合成网，然后汇入淋巴管。毛细淋巴管的结构特点是管腔大而不规则，管壁薄，仅由内皮和极薄的结缔组织构成，无周细胞。**淋巴管**（lymphatic vessel）的结构与小静脉相似，但管径大而壁薄，管壁由内皮、少量平滑肌和结缔组织构成，瓣膜较静脉多，可防止淋巴逆流。**淋巴导管**（lymphatic duct）包括右淋巴导管和胸导管，结构与大静脉相似，但管壁薄，三层膜分界不明显。

（李宝园）

第七章

免疫系统

内容提要

免疫系统的组成及功能;免疫细胞、淋巴组织和淋巴器官的结构及功能。

免疫系统(immune system)是机体保护自身的防御性结构,主要由免疫细胞、淋巴组织和淋巴器官组成。免疫系统的功能主要有三方面:①免疫保护:识别和清除侵入机体的微生物、异体细胞或大分子物质(抗原);②免疫监视:识别并清除表面抗原发生变化的细胞,如肿瘤细胞和病毒感染的细胞等;③免疫稳定:识别并清除体内衰老和死亡的细胞,维持机体内部组织的稳定性。

一、免疫细胞

免疫细胞包括淋巴细胞、巨噬细胞、抗原呈递细胞、浆细胞、粒细胞和肥大细胞等,它们或聚集于淋巴组织中,或分散在血液、淋巴及其他组织内。

(一) 淋巴细胞

淋巴细胞是一个细胞群体,在接受抗原刺激后,产生两类细胞:①效应细胞,是失去分裂能力的终末细胞,大量效应细胞可增强机体快速清除抗原的能力;②记忆细胞,是经过一段分化后再次转入静息期的小淋巴细胞,寿命长,当再次遇到该抗原时能迅速转化增殖形成大量效应细胞,使机体长期保持对该抗原的免疫力。

依据细胞表面标志、形态结构和功能表现的不同,一般将淋巴细胞分为三类。

1. **胸腺依赖淋巴细胞** 胸腺依赖淋巴细胞(thymus dependent lymphocyte)简称 T 细胞,由胸腺内的淋巴干细胞分化而成,是淋巴细胞中数量最多、功能最复杂的一类。T 细胞一般可分为三个亚群:①**辅助性 T 细胞**(helper T cell,Th 细胞),能识别抗原,它既能辅助 B 细胞产生体液免疫应答,又能辅助 T 细胞产生细胞免疫应答;②**抑制性 T 细胞**(suppressor T cell,Ts 细胞),常在免疫应答的后期增多,它分泌的抑制因子可减弱或抑制免疫应答;③**细胞毒性 T 细胞**(cytotoxic T cell,Tc 细胞),能直接攻击带异抗原的肿瘤细胞、病毒感染细胞和异体细胞，是细胞免疫应答的主要细胞。

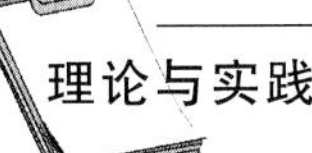

理论与实践

艾滋病即**获得性免疫缺陷综合征**（Acquired Immunodeficiency Syndrome，AIDS），是由人类免疫缺陷病毒（human immunodeficiency virus，简称 HIV）侵入机体导致的一种严重传染病。

现已证实 HIV 是嗜 T 细胞和嗜神经细胞的病毒，HIV 由皮肤破口或黏膜进入人体血液，主要攻击和破坏 T 淋巴细胞，造成人体免疫功能丧失，发生各种感染和肿瘤，最后导致被感染者死亡。

2. **骨髓依赖淋巴细胞** 骨髓依赖淋巴细胞（bone marrow dependent lymphocyte）简称 **B 细胞**，由骨髓中的淋巴干细胞分化而成，数量较少。B 细胞受抗原刺激后增殖分化，大部分形成效应 B 细胞，即浆细胞，分泌抗体，从而清除相应的抗原，此为体液免疫应答；少部分细胞形成记忆性 B 细胞。

3. **自然杀伤细胞** 自然杀伤细胞（nature killer cell）简称 **NK 细胞**，由骨髓中的淋巴干细胞分化形成，胞体常较 T、B 细胞大。它不需抗体的存在，也不需抗原的刺激即能直接杀伤病毒感染细胞和肿瘤细胞。

（二）抗原呈递细胞

抗原呈递细胞（antigen presenting cell）是指能够捕获、吞噬和处理抗原，并将抗原呈递给 T 细胞，激发 T 细胞活化、增殖的一类细胞。这类细胞广泛分布于人体与外界接触部位及淋巴组织内，主要包括巨噬细胞、树突状细胞等。

（三）巨噬细胞与单核吞噬细胞系统

单核吞噬细胞系统（mononuclear phagocytic system，MPS）广泛分布于机体内，包括血液中的单核细胞、淋巴组织和结缔组织的巨噬细胞、肝巨噬细胞、肺尘细胞、神经组织的小胶质细胞及骨组织的破骨细胞等，它们均来源于骨髓内的幼单核细胞。这些细胞具有很强的吞噬功能，并参与免疫应答。

二、淋巴组织

淋巴组织（lymphoid tissue），又称免疫组织，以网状组织为支架，网孔中含有大量的淋巴细胞及其他免疫细胞（图 7-1）。一般将淋巴组织分为两种。

（一）弥散淋巴组织

弥散淋巴组织（diffuse lymphoid tissue）分布很广，淋巴细胞弥散分布，与周围无明显分界。弥散淋巴组织主要含有 T 细胞，也含少量 B 细胞和浆细胞。弥散淋巴组织中常有**毛细血管后微静脉**（postcapillary venule），其特征是内皮细胞为单层立方形或矮柱状，故又称高内皮微静脉，是淋巴细胞由血液进入淋巴组织的重要通道（图 7-6）。当弥散淋巴组织受抗原刺激时，可出现淋巴小结。

（二）淋巴小结

淋巴小结（lymphoid nodule）又称淋巴滤泡，是由 B 细胞密集而成的淋巴组织，边界

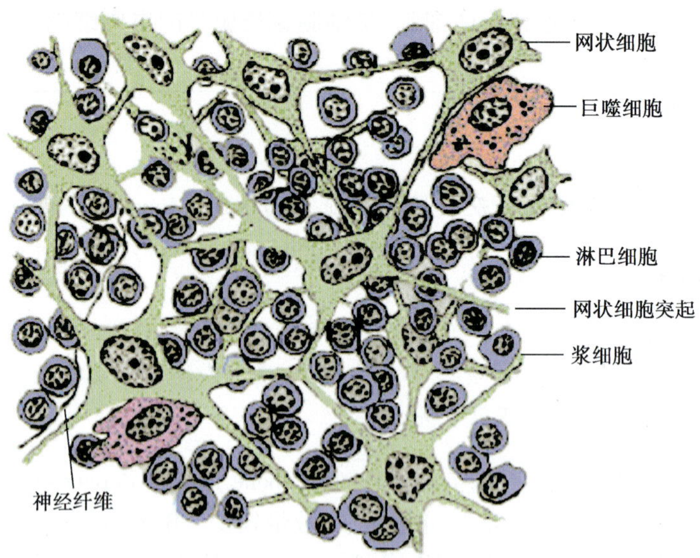

图 7-1 淋巴组织模式图

清楚，呈椭圆形小体。淋巴小结的数量和形态结构随生长发育程度和免疫功能状态而处于动态变化之中。在抗原刺激下，淋巴小结增大增多，是体液免疫应答的重要标志，抗原被清除后淋巴小结逐渐消失。

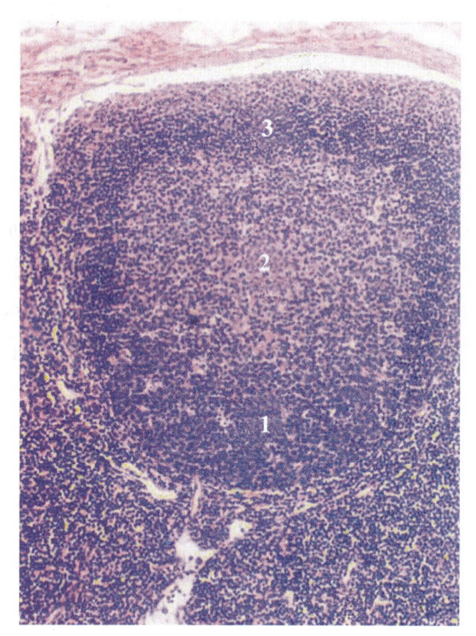

图 7-2 淋巴小结（复旦大学上海医学院图）
1. 暗区 2. 明区 3. 小结帽

淋巴小结通常有两种类型：①**初级淋巴小结**（primary lymphoid nodule）即未受抗原刺激的淋巴小结，体积较小，主要由密集的小淋巴细胞所组成；②**次级淋巴小结**（secondary lymphoid nodule）由初级淋巴小结受抗原刺激后增大、淋巴细胞增殖而形成。次级淋巴小结内形成**生发中心**（germinal center），分为暗区、明区和小结帽。**暗区**（dark zone）位于小结的深部，主要由大而幼稚的 B 细胞密集排列而成，胞质嗜碱性强，故染色较深；B 细胞进一步增殖分化形成中等大的细胞，与较多的网状细胞、巨噬细胞、滤泡树突状细胞一起松散分布于小结的中心，故着色较淡，形成**明区**（light zone）；部分 B 细胞不断分化发育，形成小淋巴细胞，多为记忆性 B 细胞和幼浆细胞，密集排列于在明区的顶部及周围，着色较深，称**小结帽**（cap）（图 7-2）。

三、淋巴器官

淋巴器官是以淋巴组织为主要成分构成的器官，依据结构和功能的不同分为两类：

①**中枢淋巴器官**(central lymphoid organ):包括胸腺和骨髓,此处的淋巴干细胞在特殊的微环境影响下,增殖分化为T细胞或B细胞;人类在出生前数周,这两类细胞即输送到外周淋巴器官和淋巴组织。②**周围淋巴器官**(peripheral lymphoid organ):如淋巴结、脾和扁桃体,接受中枢淋巴器官输送来的淋巴细胞;在抗原刺激下,器官内的淋巴细胞增殖为效应细胞,是进行免疫应答的主要场所。

(一) 胸腺

胸腺的原基在胚胎早期形成,当淋巴干细胞迁入后,胸腺成为中枢性淋巴器官。胸腺在胚胎期至两岁内发育最快,青春期后逐渐退化萎缩,胸腺细胞减少,脂肪细胞逐渐增多。

1. **胸腺的结构** 胸腺表面有薄层结缔组织被膜。被膜伸入胸腺实质形成小叶间隔,将胸腺分成许多不完整的小叶。每个小叶分为皮质和髓质两部分(图7-3)。

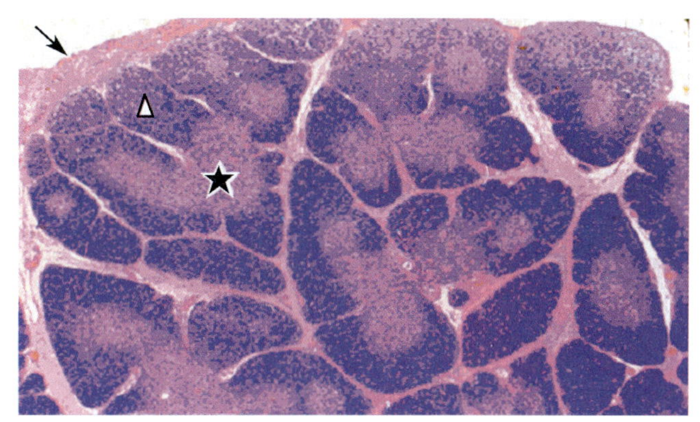

图7-3 小儿胸腺
↑被膜 ★髓质 △皮质

胸腺实质由胸腺细胞和胸腺基质细胞组成。胸腺内的淋巴细胞又称胸腺细胞。胸腺基质细胞包括胸腺上皮细胞、树突状细胞、巨噬细胞、嗜酸性粒细胞、肥大细胞、成纤维细胞等,主要形成网状支架,构成胸腺细胞发育分化的微环境。

(1) **皮质**(cortex):位于胸腺小叶周边,以胸腺上皮细胞为支架,间隙内含有大量胸腺细胞和少量巨噬细胞等(图7-3)。

胸腺上皮细胞(thymic epithelial cell):又称上皮性网状细胞。皮质的胸腺上皮细胞分布于被膜下和胸腺细胞之间,呈星形,有突起,相邻细胞的突起以桥粒相连成网。有的被膜下上皮细胞体积大,呈球形,包绕着一些胸腺细胞,称**胸腺哺育细胞**(nurse cell)。胸腺上皮细胞分泌**胸腺素**(thymosin)和**胸腺生成素**(thymopoietin),为胸腺细胞发育所必需。

胸腺细胞(thymocyte):即胸腺内分化发育的T细胞,它们密集于皮质内,占胸腺皮质细胞总数的85%~90%。来自骨髓的淋巴干细胞由皮质与髓质的交界处进入胸腺后,迁移到被膜下区,先发育为体积较大、增殖旺盛的早期胸腺细胞。随后,这些细胞从外层皮质向深层皮质、继而向髓质迁移。

(2) **髓质**(medulla):髓质内胸腺上皮细胞较多,胸腺细胞较少,故染色较浅。髓质胸腺上皮细胞呈球形或多边形,胞体较大,细胞间以桥粒相连。部分胸腺上皮细胞形态扁平,呈同心圆状排列形成**胸腺小体**(thymic corpuscle)。胸腺小体直径30~150μm,散在分布,是胸腺的特征性结构(图7-4)。胸腺小体外周的细胞较幼稚,细胞核清晰,胞质嗜酸性;中心的细胞胞核消失,或变性解体。小体内还常见巨噬细胞、嗜酸性粒细胞和淋巴细胞。胸腺小体功能未明,但缺乏胸腺小体的胸腺不能培育出成熟的T细胞。

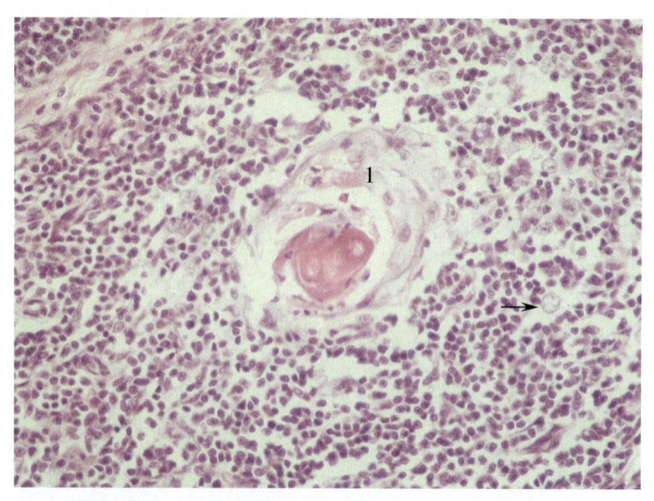

图7-4 胸腺髓质(吉林大学白求恩医学院图)
1. 胸腺小体 →星形上皮细胞

实验证明血液内的大分子物质不易进入胸腺皮质内,说明胸腺皮质的毛细血管及其周围结构具有屏障作用,称为**血-胸腺屏障**(blood-thymus barrier),其组成结构包括:①连续毛细血管,其内皮细胞间有完整的紧密连接;②内皮周围连续的基膜;③血管周隙,其中含有巨噬细胞;④胸腺上皮细胞基膜;⑤连续的胸腺上皮细胞(图7-5)。血-胸

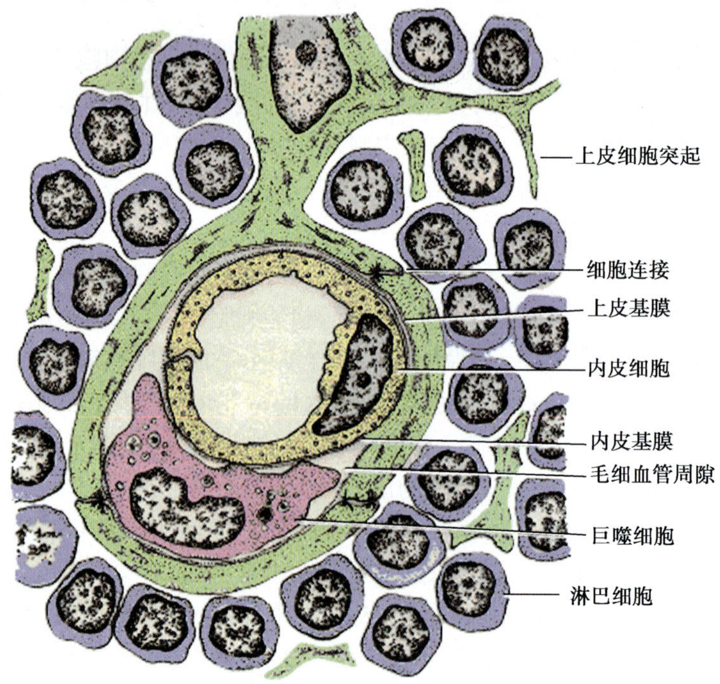

图7-5 血-胸腺屏障结构模式图

腺屏障对维持胸腺内环境的稳定，保证胸腺细胞的正常发育起着重要作用。

2. **胸腺的功能**　胸腺是培育和选择T细胞的重要器官。胸腺培育出的各种处女型T细胞，经血流输送至周围淋巴器官和淋巴组织。若切除新生小鼠的胸腺，该动物即缺乏T细胞，不能排斥异体移植物，机体产生抗体的能力也明显下降。胸腺上皮细胞分泌的胸腺素和胸腺生成素，不仅能促进胸腺细胞的分化，还具有免疫调节功能。

（二）淋巴结

淋巴结呈豆形，位于淋巴回流通路上，是滤过淋巴和产生免疫应答的重要器官。

1. **淋巴结的结构**　淋巴结表面有薄层被膜，数条**输入淋巴管**（afferent lymphatic vessel）穿过被膜通入被膜下淋巴窦。淋巴结的一侧凹陷，为门部，血管、神经和**输出淋巴管**（efferent lymphatic vessel）由此进出淋巴结。被膜和门部的结缔组织伸入淋巴结实质形成相互连接的小梁，构成淋巴结的粗支架；实质内的网状组织构成细支架，其内充满大量淋巴组织及其他免疫细胞。淋巴结分为皮质和髓质两部分，两者之间无截然分界（图7-6）。

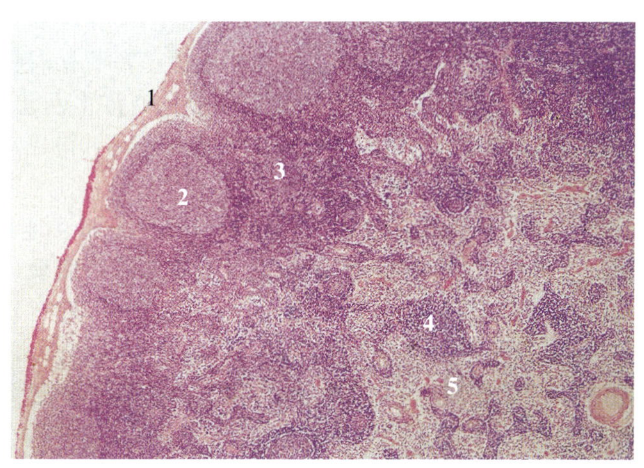

图7-6　淋巴结（北京大学医学部图）

1. 被膜　2. 淋巴小结　3. 副皮质区　4. 髓索　5. 髓窦

（1）**皮质**：位于被膜下方，淋巴结的外周，由浅层皮质、副皮质区及皮质淋巴窦组成（图7-6）。

浅层皮质（superfacial cortex）：其内可见淋巴小结以及小结之间的弥散淋巴组织。淋巴小结多为初级淋巴小结。当受到抗原刺激后，淋巴小结数量增多，体积增大，成为次级淋巴小结。淋巴小结主要为B细胞分布区。淋巴小结之间的弥散淋巴组织，与淋巴结深部皮质相连，主要为T细胞分布区。

副皮质区（paracortex zone）：位于皮质深层，为弥散淋巴组织，主要由T细胞聚集而成。副皮质区有许多高内皮的毛细血管后微静脉，其内皮细胞核大，染色浅，核仁明显。胞质中常见正在穿越的淋巴细胞。它是血液内的淋巴细胞进入淋巴组织的重要通道（图7-7）。血液流经此段时，约有10%的淋巴细胞穿越内皮细胞进入深层皮质区。

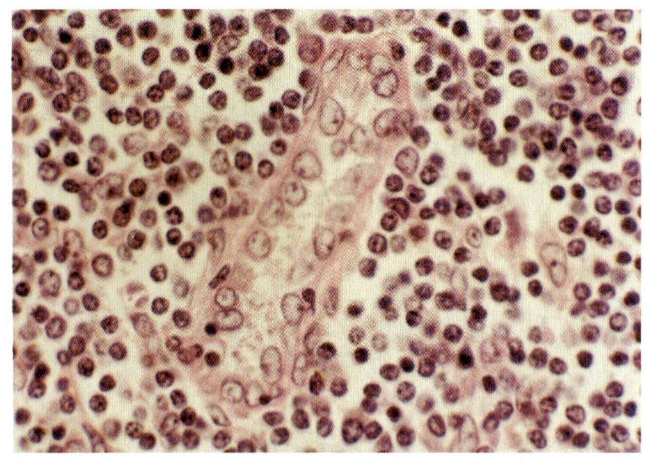

图 7-7 淋巴结副皮质区的毛细血管后微静脉(第一军医大学傅俊贤图)

皮质淋巴窦(cortical sinus):包括被膜下淋巴窦和小梁周窦。被膜下淋巴窦是包围整个淋巴结实质的大扁囊,其被膜侧有数条输入淋巴管通入。小梁周窦是一些末端为盲管的淋巴窦,属于被膜下淋巴窦随小梁的延伸。

淋巴窦(lymphoid sinus)是淋巴结内淋巴流动的通道。窦壁有内皮贴衬,内皮外有薄层基质、少量网状纤维及一层扁平的网状细胞。窦腔内有许多网状细胞和网状纤维相互交织成网,支撑着淋巴窦,网孔内有淋巴细胞、巨噬细胞等。淋巴在窦内流动缓慢,有利于巨噬细胞清除抗原。

(2) **髓质**:由髓索和髓窦组成。**髓索**(medullary cord)是相互连接的索状淋巴组织,内含 B 细胞及一些 T 细胞、浆细胞、肥大细胞及巨噬细胞。**髓窦**(medullary sinus)与皮质淋巴窦的结构相同,但较宽大,腔内的巨噬细胞较多,故有较强的滤过作用(图 7-6)。

(3) **淋巴结内的淋巴通路**:淋巴从输入淋巴管进入被膜下淋巴窦和小梁周窦,部分淋巴渗入皮质淋巴组织,然后流入髓窦;其余经深层皮质之间的窄通道直接流入髓窦,继而汇入输出淋巴管。淋巴流经一个淋巴结一般需数小时,含抗原愈多则流速愈慢。淋巴经滤过后,其中的细菌等异物被清除,输出的淋巴中则含有较多的淋巴细胞和抗体。

2. **淋巴结的功能**

(1) **滤过淋巴**:病原体侵入皮下或黏膜后,经毛细淋巴管流入淋巴结。当淋巴缓慢流经淋巴窦时,巨噬细胞即可清除其中的异物,如对细菌的清除率可达 99%,但对病毒及肿瘤细胞的清除率常较低。

(2) **进行免疫应答**:抗原进入淋巴结后,巨噬细胞和交错突细胞可捕获与处理抗原,并呈递给具有特异性抗原受体的 T 细胞,T 细胞在副皮质区增殖,副皮质区明显扩大,效应性 T 细胞输出增多,引起细胞免疫应答。位于浅层皮质的 B 细胞接触抗原后,在 Th 细胞的辅助下增殖,淋巴小结增多增大,髓索内浆细胞增多,引起体液免疫应答。

(三) 脾

脾为人体内最大淋巴器官,位于血液循环的通路上,有滤过血液和对侵入血内的抗原产生免疫应答等功能。

1. **脾的结构** 脾的被膜较厚,表面覆有间皮。被膜和脾门的结缔组织伸入脾内形成许多分支的小梁,它们相互连接构成脾的粗支架。小梁之间的网状组织构成脾的微细支架。被膜和小梁内富含弹性纤维及平滑肌纤维,其伸缩可调节脾的容积和血量。脾实质由含大量血细胞的淋巴组织构成,无皮质和髓质之分,而分为白髓、边缘区和红髓三部分(图7-8)。

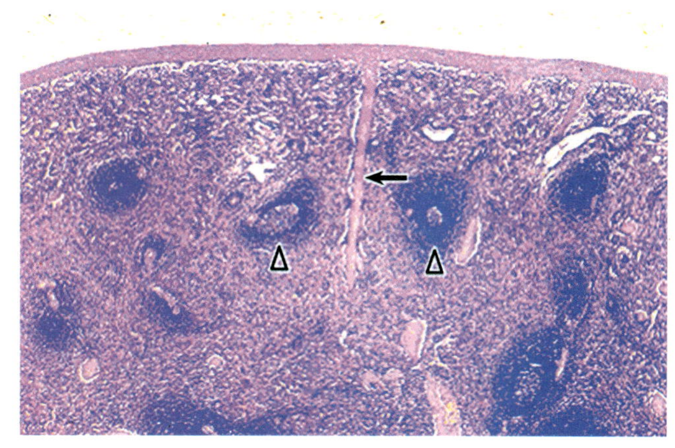

图7-8 脾

←小梁 △白髓

(1) **白髓**(white pulp):在新鲜组织切面上呈分散的灰白色小点状,故称白髓。白髓由密集的淋巴组织构成,包括两种不同形态结构:

动脉周围淋巴鞘(periarterial lymphatic sheath):脾小梁中的动脉分支进入脾实质,称中央动脉。围绕在中央动脉周围的厚层弥散淋巴组织,即动脉周围淋巴鞘。此区主要由T细胞构成,为胸腺依赖区,但无高内皮毛细管后微静脉。当发生细胞免疫应答时,动脉周围淋巴鞘内的T细胞分裂增殖,鞘增厚。

淋巴小结:又称**脾小结**(splenic corpuscle),与淋巴结内的淋巴小结相同,主要由大量B细胞构成,发育较大的淋巴小结也呈现生发中心的明区与暗区。健康人脾内淋巴小结很少,当抗原侵入脾内引起体液免疫应答时,淋巴小结数量增多。

(2) **边缘区**(marginal zone):位于白髓和红髓交界处,宽约100μm。该区的淋巴细胞较白髓稀疏,但较红髓密集,含有B细胞和T细胞,也有较多的巨噬细胞,并有少量红细胞。从骨髓或胸腺迁入脾的处女型淋巴细胞常先聚集于此区继续成熟。中央动脉侧支末端在白髓和边缘区之间膨大形成的小血窦,称**边缘窦**(marginal sinus),是血液内抗原以及淋巴细胞进入淋巴组织的重要通道,为脾最先接触抗原并引起免疫应答的重要部位。白髓内的淋巴细胞也可进入边缘窦,参与淋巴细胞再循环。

(3) **红髓**(red pulp):约占脾实质的2/3,分布于被膜下、小梁周围及边缘区外侧,因含有大量血细胞,在新鲜脾切面上呈现红色。红髓由脾索及脾窦组成(图7-9)。

脾索(splenic cord):为富含血细胞的索状淋巴组织,在血窦之间相互连接成网。索内含有T细胞、B细胞和浆细胞,以及树突状细胞和巨噬细胞,是脾行使滤血功能的主

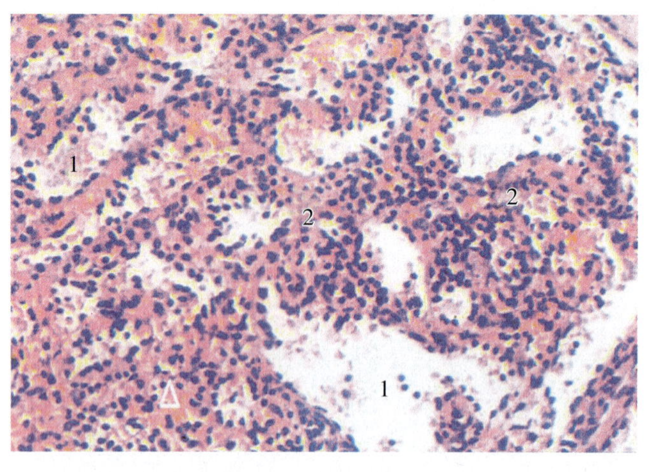

图 7-9 脾红髓（同济大学医学院图）
1. 脾血窦 2. 脾索

要场所。

脾窦（splenic sinus）：即脾索之间的血窦，形态不规则。窦壁内皮细胞呈杆状，细胞之间有裂隙，基膜不完整，利于血细胞自由进出脾窦。

2. **脾的功能**

（1）**滤血**：滤血的主要部位是脾索和边缘区，此处含大量巨噬细胞，可吞噬清除血液中的病原体和衰老的血细胞。当脾大或功能亢进时，红细胞破坏过多，可引起贫血。

（2）**免疫应答**：侵入血液的病原体，如细菌、寄生虫等，可引起脾内产生免疫应答。体液免疫应答时，淋巴小结增多增大，脾索内浆细胞增多；细胞免疫应答时，动脉周围淋巴鞘显著增厚。

（3）**造血**：胚胎早期的脾有造血功能，但自骨髓开始造血后，脾则逐渐变为一种淋巴器官。但脾内仍含有少量造血干细胞，当机体严重缺血或某些病理状态下，脾可以恢复造血功能。

（4）**储血**：人脾的储血能力较小，约可储血 40ml，主要于血窦内。脾大时其储血量也增大。当机体缺血时，脾被膜和小梁内的平滑肌收缩，将储存的血液输入血循环，以应急需，对调节循环血量起一定作用。

（四）扁桃体

扁桃体包括腭扁桃体、咽扁桃体和舌扁桃体。腭扁桃体呈卵圆形，黏膜表面覆有复层扁平上皮，上皮向固有层内陷入形成 10～30 个分支的**隐窝**（crypt）。隐窝周围的固有层内有大量弥散淋巴组织及淋巴小结。隐窝深部的复层扁平上皮内含有较多 T 细胞、B 细胞、浆细胞和少量巨噬细胞与郎格汉斯细胞等，称上皮浸润部。咽扁桃体和舌扁桃体体积较小，结构与腭扁桃体相似。

淋巴细胞再循环（recirculation of lymphocyte）：周围淋巴器官和淋巴组织内的淋巴细胞可经淋巴管进入血流循环于全身，它们又可通过毛细血管后微静脉再回到淋巴器官或淋巴组织内，如此周而复始，使淋巴细胞从一个淋巴器官到另一个淋巴器官，从一处淋巴组织至另一处淋巴组织，此现象称淋巴细胞再循环（图 7-10）。通过淋巴细胞再循环,淋巴细胞可以周流全身各淋巴器官或淋巴组织,有利于发现、识别抗原,促进免疫细胞间的协作,使免疫功能大为提高。

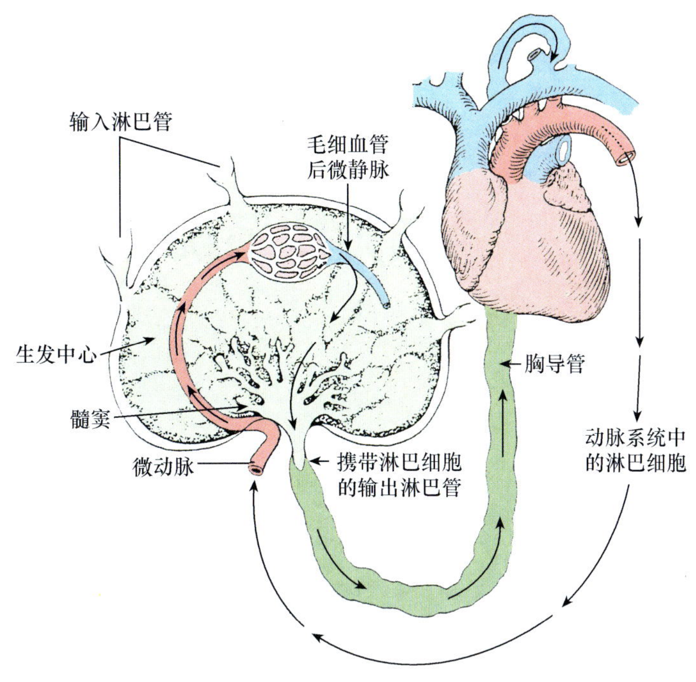

图 7-10 淋巴细胞再循环示意图

（李宝园 郝立宏）

第八章

内分泌系统

内容提要

内分泌系统的组成;含氮激素细胞和类固醇激素细胞的超微结构特点;甲状腺、甲状旁腺、肾上腺和垂体的组织结构;弥散神经内分泌系统的概念及组成。

内分泌系统(endocrine system)主要由内分泌细胞组成,在体内有三种存在形式:①独立的内分泌器官(又称内分泌腺),包括甲状腺、甲状旁腺、肾上腺、垂体、松果体等;②位于相关器官内的内分泌细胞团,包括胰岛、黄体、卵泡、睾丸间质细胞等;③散在的内分泌细胞。内分泌系统是机体重要的功能调节系统,与免疫系统和神经系统相互作用,形成神经内分泌免疫网络系统,共同完成对全身生命活动的调节。

内分泌器官和内分泌细胞团表面被覆薄层结缔组织被膜;腺细胞排列成索状、团状或滤泡状;毛细血管丰富。内分泌细胞的分泌物称**激素**(hormone),通过血液循环作用于远处的特定细胞;亦可直接作用于邻近的细胞,称**旁分泌**(paracrine)。能接受激素调节的器官或细胞,称**靶器官**(target organ)或**靶细胞**(target cell)。内分泌细胞按其分泌激素的化学性质,分为:①**含氮激素细胞**:胞质内有丰富的粗面内质网、高尔基复合体及有膜包裹的分泌颗粒,机体绝大部分内分泌细胞属于此类;②**类固醇激素细胞**:胞质内有丰富的滑面内质网、管状嵴的线粒体和脂滴,仅包括肾上腺皮质细胞和性腺的内分泌细胞。

一、甲 状 腺

甲状腺是人体内最大的内分泌腺,分左、右两叶,中间以峡部相连。甲状腺表面包有薄层结缔组织被膜,结缔组织深入腺实质,将实质分为许多不明显的小叶,小叶内有大量的甲状腺滤泡,滤泡间有少量结缔组织和丰富的毛细血管,其中还有一些滤泡旁细胞。

(一)滤泡

滤泡(follicle)大小不等,呈圆形或不规则形。滤泡由单层立方形**滤泡上皮细胞**(follicular epithelial cell)围成,腔内为上皮细胞的分泌物,即碘化的甲状腺球蛋白,称为胶质，HE染色切片上呈均质状，嗜酸性。滤泡上皮细胞的形态和滤泡腔内胶质的量与甲状腺功能状态密切相关。一般情况下，滤泡上皮细胞呈立方形。当甲状腺功能旺盛时，细胞变高呈柱状，腔内胶质变少；反之，滤泡上皮细胞变矮呈扁平状，腔内胶质增加（图8-1）。

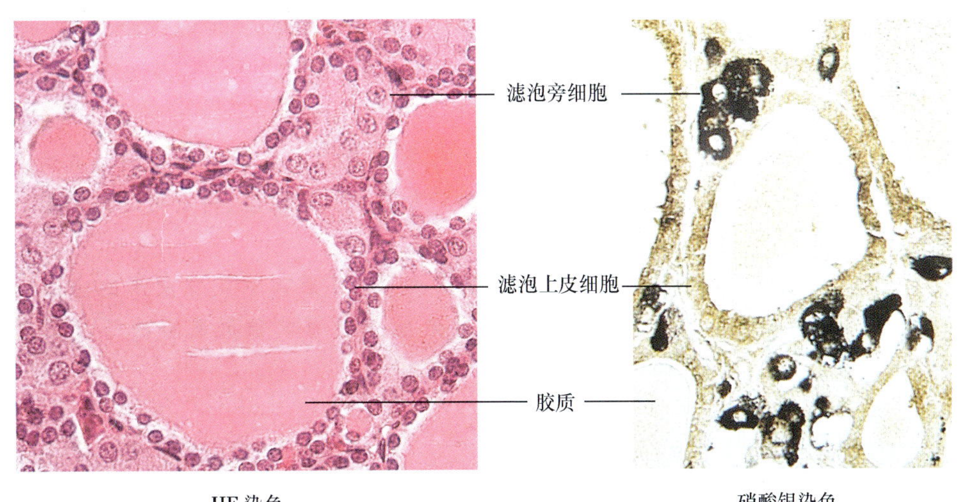

图8-1 甲状腺的组织结构（大连医科大学郝立宏等图）

电镜下，滤泡上皮细胞游离面有少量微绒毛和正在胞饮的细胞膜凹陷，侧面有紧密连接，基底部有少量细胞膜内褶。胞质内有散在的线粒体、发达的粗面内质网及溶酶体；近游离面的胞质内有高尔基复合体、分泌颗粒和含有胶质的胶质小泡（图8-2）。

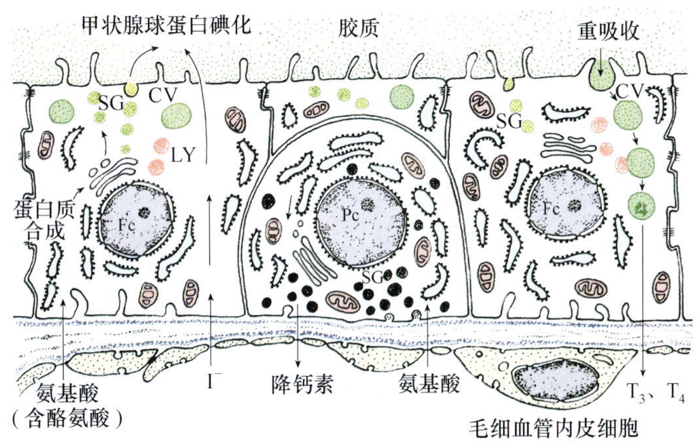

图8-2 甲状腺滤泡上皮细胞（Fc）和滤泡旁细胞（Pc）超微结构和激素合成与分泌模式图

SG. 分泌颗粒 CV. 胶质小泡 LY. 溶酶体

滤泡上皮细胞可合成甲状腺球蛋白前体，排入滤泡腔贮存，同时从血液中摄取碘离子，使其活化后排入滤泡腔内，与甲状腺球蛋白前体结合成碘化甲状腺球蛋白。在垂体分泌的促甲状腺激素的影响下，滤泡上皮细胞重新吸收碘化甲状腺球蛋白入胞，并将其分解为四碘甲状腺原氨酸(T_4)和三碘甲状腺原氨酸(T_3),两者合称**甲状腺激素**(thyroxine)。

甲状腺激素的主要功能是增进机体的新陈代谢,促进机体生长发育,提高神经系统的兴奋性。

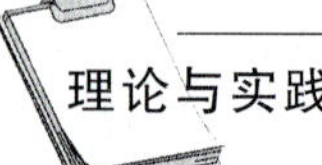

理论与实践

呆小症又称“克汀病”。是一种先天甲状腺发育不全或功能低下造成幼儿发育障碍的代谢性疾病。主要表现为生长发育过程明显受阻,特别是骨骼系统和神经系统,如身体矮小,动作迟缓,智力低下等。

某地区若因自然环境中缺乏微量元素碘,可影响甲状腺激素的合成。母亲由于缺碘后,供应胎儿的碘不足,导致胎儿期甲状腺激素合成不足而引发呆小症。

(二) 滤泡旁细胞

滤泡旁细胞(parafollicular cell)成团积聚在滤泡之间,少量镶嵌在滤泡上皮细胞之间,其朝向管腔一面常被滤泡上皮细胞所覆盖。细胞体积较大,HE染色标本,胞质浅染。用镀银法可见基底部胞质有嗜银颗粒(图8-1)。滤泡旁细胞分泌**降钙素**(calcitonin),可使血钙浓度降低。

二、甲状旁腺

甲状旁腺位于甲状腺侧叶的背面,上、下各一对,其表面包有薄层结缔组织被膜。腺细胞呈团或索状排列,细胞分主细胞和嗜酸性细胞两种。间质中有丰富的有孔毛细血管网(图8-3)。

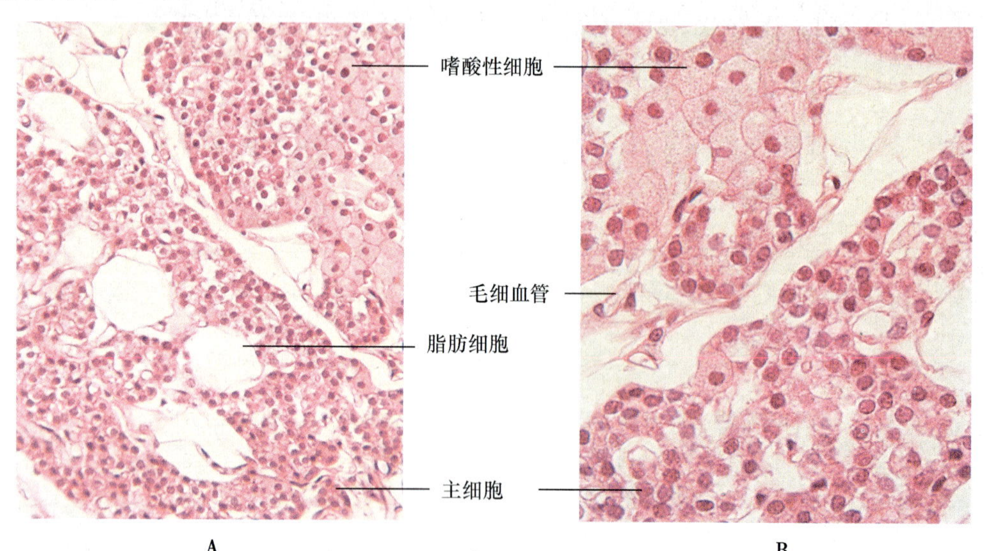

图8-3　甲状旁腺的组织结构(大连医科大学郝立宏等图)

A. 低倍　B. 高倍

（一）主细胞

主细胞（chief cell）是腺实质的主要细胞成分。细胞为圆形或多边形，体积较小；核圆形，位于中央；HE 染色胞质着色浅。电镜下，细胞内含大量粗面内质网、高尔基复合体和膜包分泌颗粒，亦可见糖原颗粒、脂滴、溶酶体和脂褐素等（图 8-4）。

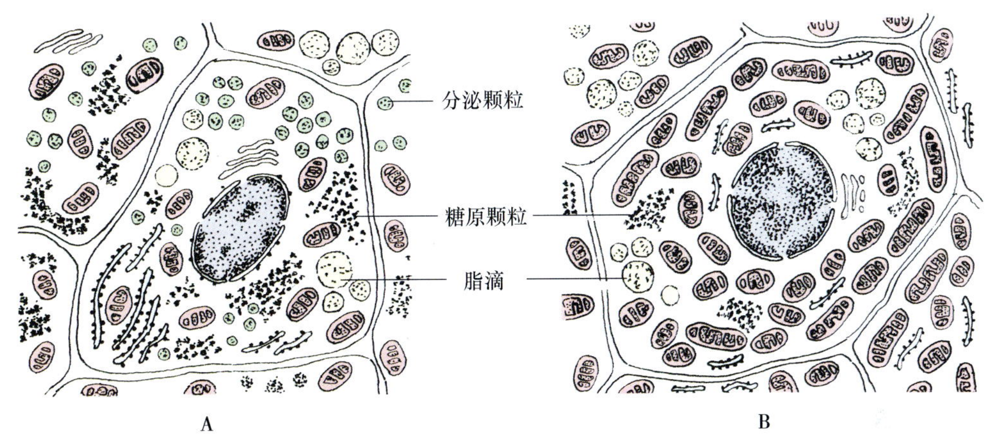

图 8-4 主细胞及嗜酸性细胞超微结构模式图
A. 主细胞 B. 嗜酸性细胞

主细胞分泌**甲状旁腺激素**（parathyroid hormone），使血钙浓度增高。甲状旁腺激素和降钙素协同作用，维持体内血钙的稳定。甲状腺手术时，如误伤甲状旁腺，致血钙降低，可引起肌肉抽搐，甚至死亡。

（二）嗜酸性细胞

从青春期开始，甲状旁腺内出现**嗜酸性细胞**（oxyphil cell），并随年龄增长而增多。细胞单个或成群分布于主细胞之间，体积较大，核小而圆，染色深，胞质内充满嗜酸性颗粒，即电镜下的线粒体，其他细胞器不发达（图 8-4）。此细胞功能不清。

三、肾 上 腺

肾上腺覆盖在两肾的上极，其大小和重量随年龄和功能状态不同而变化。肾上腺表面包有结缔组织被膜，少量结缔组织伴随神经、血管深入肾上腺实质。实质由周围的皮质和中央的髓质构成。两者在结构、功能和胚胎发育上均为独立存在的两个部分。皮质来源于中胚层，分泌类固醇激素；髓质来源于外胚层，分泌含氮激素。

（一）皮质

皮质约为肾上腺体积的 90%，根据内分泌细胞的位置、形状、排列以及功能的不同，由外向内分为球状带、束状带和网状带，三个带之间无截然的分界（图 8-5）。肾上腺皮质三个带的细胞均分泌类固醇激素，腺细胞具有类固醇激素细胞的超微结构特点（图 8-6）。腺细胞之间均有丰富的血窦和少量结缔组织。

1. **球状带** 球状带（zona glomerulosa）位于被膜下方，肾上腺皮质的外层。此带较薄，染色较深。腺细胞呈团状排列，胞体较小，呈多边形，核小染色较深，有少量脂滴（图 8-5，8-6）。

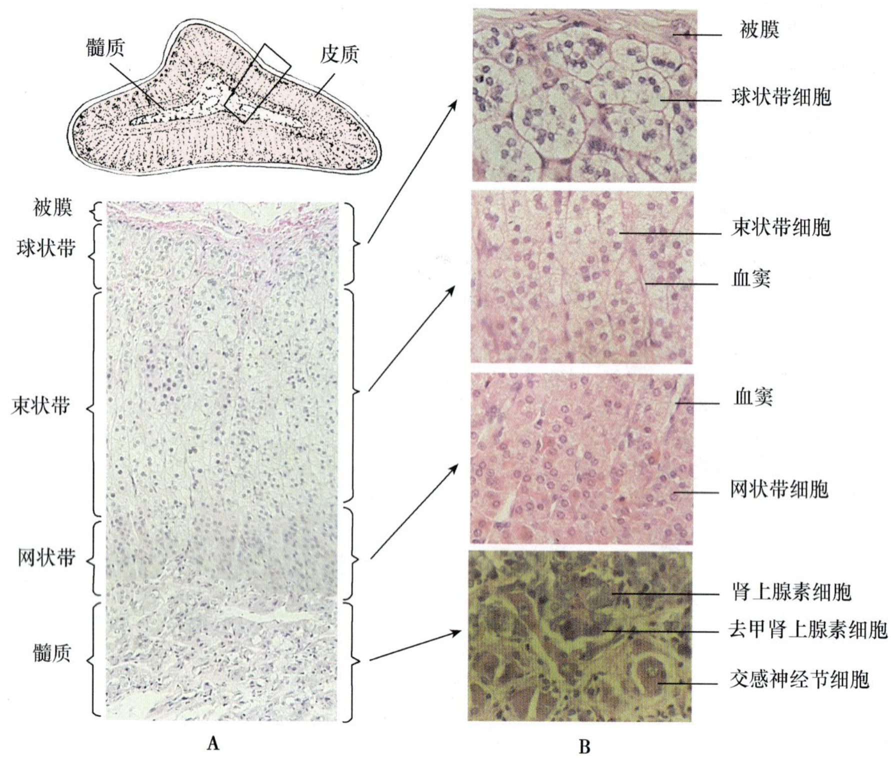

图 8-5 肾上腺的组织结构(大连医科大学郝立宏等图)

A. 低倍 B. 高倍

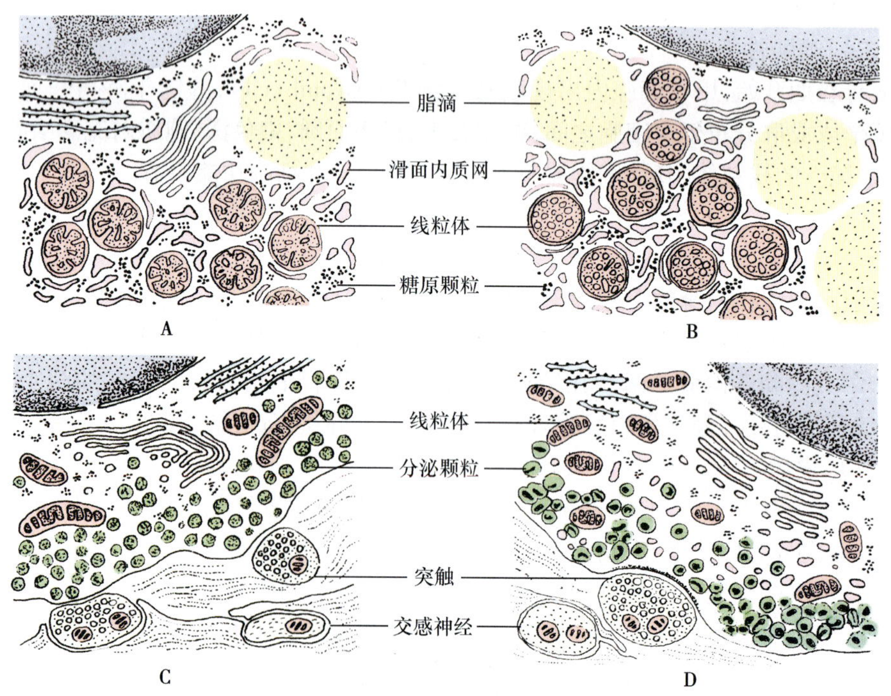

图 8-6 肾上腺各部细胞的超微结构模式图

A. 球状带细胞 B. 束状带细胞 C. 肾上腺素细胞 D. 去甲肾上腺素细胞

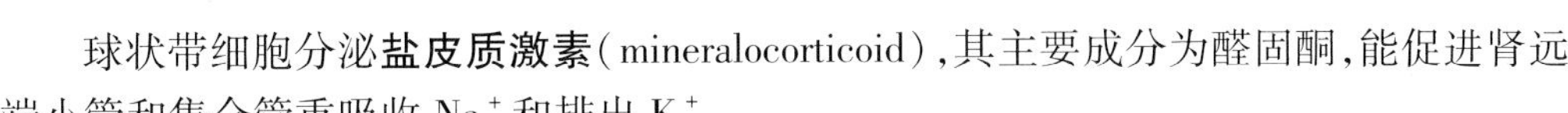

球状带细胞分泌**盐皮质激素**(mineralocorticoid),其主要成分为醛固酮,能促进肾远端小管和集合管重吸收 Na^+ 和排出 K^+。

2. **束状带** 束状带(zona fasciculata)位于球状带深层,此层最厚。腺细胞排列成单排或呈2~3个细胞并排的细胞索。束状带细胞较大,呈多边形,胞质内充满较大的脂滴,由于脂滴在制片过程中被溶解,故染色较浅(图8-5,8-6)。

束状带细胞分泌**糖皮质激素**(glucocorticoid),主要成分为皮质醇和皮质酮。人体多种细胞的胞质内有糖皮质激素受体,所以该激素具有多种生物功能。其主要作用是促使蛋白质及脂肪分解并转变成糖(糖异生),对机体免疫系统有较强的抑制作用。

3. **网状带** 网状带(zona reticularis)位于皮质的最深层,腺细胞排列成细胞索,并互相连接成网。此带细胞较小,胞核小,胞质内脂滴少而小,但有较多的脂褐素颗粒,且随增龄而增多(图8-5)。网状带细胞主要分泌**雄激素**,也可以分泌少量糖皮质激素和雌激素。

(二)髓质

髓质约为肾上腺体积的10%,位于肾上腺的中央,主要由髓质细胞组成。髓质细胞排列成索状,细胞索之间有丰富的血窦、成束的无髓神经纤维和少量单个或成簇的交感神经节细胞,后者细胞体积大,核圆,核仁明显(图8-5)。

髓质细胞呈多边形,用铬盐处理的标本,胞质内可见棕黄色颗粒,故又称**嗜铬细胞**(chromaffin cell)。该细胞为含氮激素细胞,根据分泌颗粒内所含激素的不同,又分为**肾上腺素细胞**和**去甲肾上腺素细胞**。前者占多数,约80%,分泌**肾上腺素**;后者数量较少,分泌**去甲肾上腺素**(图8-6)。

肾上腺素和去甲肾上腺素均为儿茶酚胺类物质。肾上腺素能使心率加快,心和骨骼肌的血管扩张;去甲肾上腺素可使血压增高,心、脑和骨骼肌内的血流加速。髓质细胞表面常与交感神经末梢形成突触,交感神经兴奋可通过突触传导到髓质细胞,引起肾上腺素和去甲肾上腺素的分泌。

理论与实践

由不同病因造成肾上腺皮质分泌过量的糖皮质激素,可引起的一系列临床症状:满月脸,向心性肥胖,突出的锁骨上窝和背颈部脂肪垫(水牛背),肌消瘦无力,皮肤菲薄、萎缩,骨质疏松,高血压等;因同时伴有性激素(主要是雄激素)分泌增多,女性可见多毛、月经失调、甚至男性化改变。这一系列临床综合症称**肾上腺皮质功能亢进症**,又称**库欣综合征**(Cushing syndrome)。

四、垂　体

垂体位于颅中窝蝶骨体上的垂体窝内,借漏斗连于下丘脑。其表面包有结缔组织被膜。垂体由腺垂体和神经垂体两部分组成,腺垂体来自胚胎口凹的外胚层上皮,神经垂体来自间脑底部神经外胚层。**腺垂体**(adenohypophysis)包括远侧部、结节部和中间部；**神经垂体**（neurohypophysis）包括神经部和漏斗（包括正中隆起和漏斗柄）。远侧部又称**垂体前叶**，中间部和神经部合称**垂体后叶**（图 8-7）。垂体对很多内分泌腺有调控作用，其本身的内分泌活动又直接受下丘脑的控制，故它在神经系统和内分泌器官的相互作用中居枢纽地位。

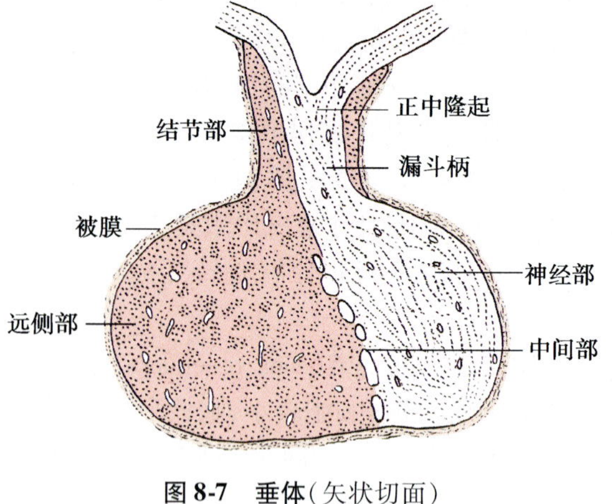

图 8-7　垂体（矢状切面）

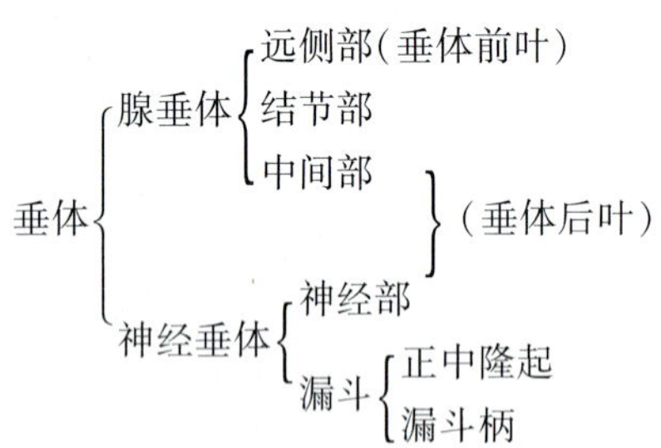

（一）腺垂体

1. **远侧部**　远侧部（pars distalis）约占垂体的 75%。腺细胞排列成团或索，少数围成小滤泡，细胞间有少量结缔组织和丰富的血窦。在 HE 染色标本中，根据细胞的染色性质分为嗜色细胞和嫌色细胞，前者又分为嗜酸性细胞和嗜碱性细胞（图 8-8）。电镜下各种腺细胞均具有分泌含氮激素的结构特点。根据腺细胞分泌激素的不同，可进一步对它们进行分类和命名。

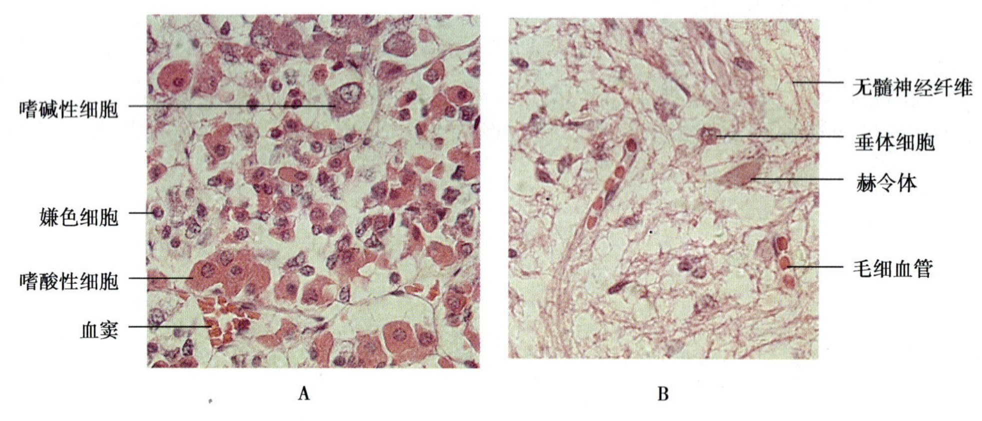

图 8-8　垂体的组织结构（大连医科大学郝立宏等图）

A. 远侧部　B. 神经部

（1）**嗜酸性细胞**（acidophil）：数量较多，体积大，圆形或多边形，胞质内充满嗜酸性颗粒。其中分泌**催乳激素**（PRL）的细胞称**催乳激素细胞**，促进乳腺发育和乳汁分泌。分泌**生长激素**（GH）的细胞称**生长激素细胞**，促进机体的生长和代谢，促进骨骼增长；如分泌过盛，在幼年引起巨人症，成人可发生肢端肥大症；如儿童时期生长激素分泌不足，可引起垂体性侏儒症。

（2）**嗜碱性细胞**（basophil）：数量较少，椭圆形或多边形，胞质内含有嗜碱性颗粒。其中包括:①**促甲状腺激素细胞**,分泌**促甲状腺激素**(TSH),促进甲状腺激素的合成和释放。②**促性腺激素细胞**,分泌**卵泡刺激素**(FSH)和**黄体生成素**(LH),卵泡刺激素在女性可促进卵泡发育,在男性促进精子发生;黄体生成素在女性可促进卵巢排卵和黄体形成,在男性则刺激睾丸间质细胞分泌雄激素。③**促肾上腺皮质激素细胞**,分泌**促肾上腺皮质激素**(ACTH),主要促进肾上腺皮质分泌糖皮质激素。

(3) **嫌色细胞**(chromophobe cell):数量最多,体积小,胞质少,着色浅,细胞轮廓不清。有些嫌色细胞含少量分泌颗粒,故认为它们多数是脱颗粒的嗜色细胞,或处于嗜色细胞形成的初级阶段。其余多数嫌色细胞有突起,伸入腺细胞之间起支持作用。

2. **中间部** 中间部(pars intermedia)为位于远侧部与神经部之间的狭窄部分。中间部可见由较小细胞围成的大小不等的滤泡,腔内含有胶质。在滤泡周围还散在一些嫌色细胞和嗜碱性细胞,可能产生促黑激素和β-内腓肽的前体。

3. **结节部** 结节部(pars tuberalis)呈套状包围着神经垂体的漏斗,在漏斗的前方较厚,后方较薄或缺如。结节部有丰富的纵行毛细血管,称**垂体门微静脉**(hypophyseal portal venule)。腺细胞沿血管呈索状排列,细胞较小,主要是嫌色细胞以及少量嗜酸性细胞和嗜碱性细胞,此处的嗜碱性细胞分泌促性腺激素。

(二) 神经垂体

神经垂体由无髓神经纤维、垂体细胞和丰富的毛细血管组成。**垂体细胞**即神经胶质细胞,形态多样,胞体内常含褐色的色素颗粒。电镜下,可见垂体细胞包绕着含有分泌颗粒的无髓神经纤维,其突起常达毛细血管壁。垂体细胞对神经纤维有支持营养作用,并可能对激素的释放有调节作用。在HE染色切片上可见的嗜酸性团块,为赫令体(图8-8)。

(三) 下丘脑-垂体-靶器官的相互关系

下丘脑的视上核和室旁核为神经内分泌细胞,其轴突经漏斗进入神经部,构成该部的无髓神经纤维,胞体形成的激素沿轴突运输至神经部,在轴突沿途和终末,分泌颗粒常聚集成串珠状膨大,即**赫令体**(Herring body),为激素在神经垂体的临时贮存形式。**视上核**和**室旁核**主要合成**抗利尿激素**(ADH)和**催产素**(OT)。抗利尿激素可促进肾远端小管和集合小管对水的重吸收,使尿液浓缩。当超过一定量时,使小血管平滑肌收缩,血压升高,又称**加压素**(VP);催产素可引起妊娠子宫平滑肌收缩,并促进乳腺分泌(图8-9)。神经垂体只是贮存和释放下丘脑所形成激素的部位,两者在结构和功能上有着直接联系,共同组成下丘脑神经垂体系(图8-9)。

下丘脑与腺垂体的联系是通过垂体门脉系统实现的。腺垂体的血液供应主要来自大脑动脉环发出的垂体上动脉,在漏斗处形成第一次毛细血管网;继而入结节部汇集成数条垂体门微静脉,下行至远侧部再度形成第二次毛细血管网。垂体门微静脉及两端的毛细血管网共同构成**垂体门脉系统**(hypophyseal portal system)(图8-9)。

下丘脑的弓状核等分泌多种激素,对腺垂体细胞分泌起促进作用的,称**释放激素**;反之,称**释放抑制激素**。这些神经内分泌细胞将含有上述激素的分泌颗粒沿轴突运输

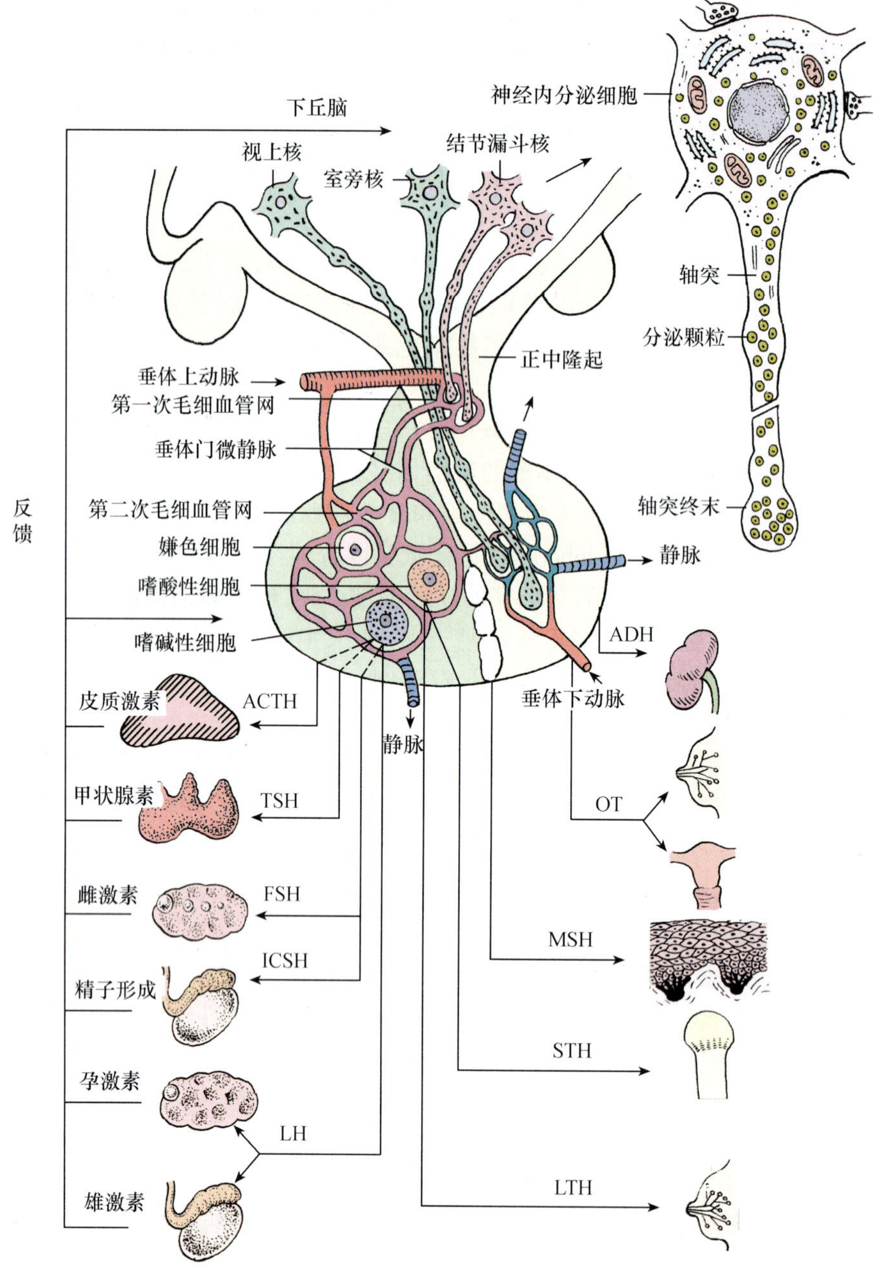

图 8-9 下丘脑-垂体-靶器官的相互关系

到漏斗处释放，在该处进入第一次毛细血管网，经垂体门脉系统进入腺垂体，以其中的各种激素分别调节相应腺细胞的分泌活动（图 8-9）。下丘脑与腺垂体虽无结构上的直接联系，但由其所产生的激素经垂体门脉系统调节腺垂体的分泌，而腺垂体分泌的各种激素又可调节相应靶器官的分泌和功能活动；另一方面，靶细胞所分泌的激素和其他物质，又可影响腺垂体和下丘脑的分泌活动，这种调节称反馈性调节。机体通过这种调节维持内环境的稳定和正常的生理功能。

五、弥散神经内分泌系统

近年来发现，机体内除上述内分泌腺外，在神经系统以及其他器官内还存在大量散在的内分泌细胞，分泌多种激素和激素样物质。这些细胞都具有通过摄取胺前体并在细胞内脱羧后合成和分泌胺和(或)肽类物质的共同特点，称**弥散神经内分泌系统**(diffuse neuroendocrine system，DNES)。至今已知 DNES 细胞有 50 余种。DNES 把神经系统和内分泌系统统一起来构成一个整体，共同调节机体生理活动的平衡。

（郝立宏）

第九章

消化系统

内容提要

消化管的一般结构;小肠绒毛与皱襞的定义、结构及功能;胃底腺的细胞类型,主细胞和壁细胞的结构与功能;小肠上皮细胞的类型,吸收细胞的结构与功能;三对大唾液腺的结构特点;胰内、外分泌部的结构及功能;肝小叶的定义、结构与功能。

消化系统(digestive system)由**消化管**(digestive tract)与**消化腺**(digestive gland)构成。

一、消 化 管

消化管是从口腔至肛门的一条连续性管道,包括口腔、咽、食管、胃、小肠和大肠。消化管的主要功能是对食物进行消化和吸收,供给机体生长和代谢的需要,同时又把食物残渣排出体外。

(一)消化管的一般结构

除口腔与咽外,消化管壁自内向外一般可分为黏膜、黏膜下层、肌层与外膜四层(图9-1)。

1. **黏膜** 黏膜(tunica mucosa)是消化管各段结构差异最大、功能最重要的部分,自内向外又可依次分为上皮、固有层和黏膜肌三层。

(1) **上皮**:其类型因部位而异。口腔、咽、食管及肛门(消化管两端)为复层扁平上皮,以保护功能为主;胃、小肠、大肠为单层柱状上皮,以消化吸收功能为主。上皮可向管壁内凹陷形成小消化腺。

(2) **固有层**(lamina propria):为疏松结缔组织,含丰富的血管和淋巴管。胃肠固有层内有大量小消化腺和丰富的淋巴组织。

小肠的上皮和固有层可向肠腔内突起,形成**小肠绒毛**(intestinal villus)。

(3) **黏膜肌**(muscularis mucosa):为薄层平滑肌,其收缩和舒张可加速固有层内腺

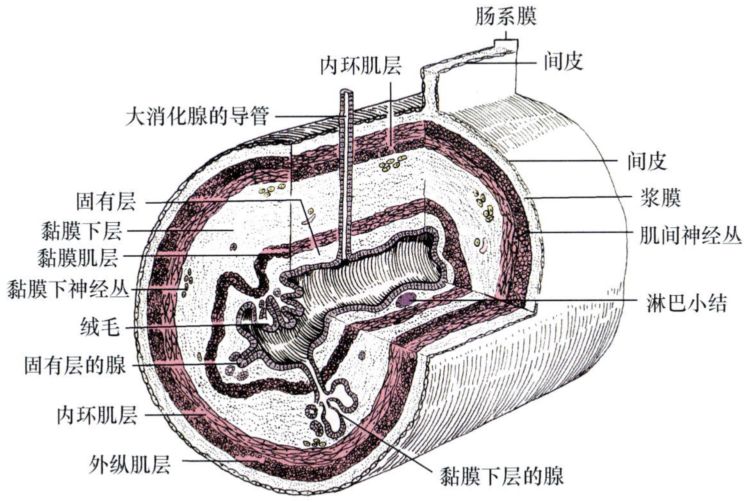

图 9-1 消化管结构模式图

体分泌物的排出，同时加快血液运行，有利于营养物质的吸收。

2. **黏膜下层** 黏膜下层（submucosa）由疏松结缔组织组成，内含较大的血管与淋巴管，此外还可见**黏膜下神经丛**，后者由多极神经元与无髓神经纤维构成，可调节黏膜肌的舒缩和腺体的分泌。在食管及十二指肠的黏膜下层，分别有食管腺与十二指肠腺。

黏膜与部分黏膜下层向消化管腔内突入，形成环行或纵行的**皱襞**（plica）。绒毛与皱襞均可扩大消化管的表面积。

3. **肌层** 肌层（tunica muscularis）一般分内环行、外纵行两层排列，除了食管上段与肛门处的肌层为骨骼肌外，其余大部均为平滑肌。两层肌之间有肌间神经丛，结构与黏膜下神经丛相似，由肠神经节和节间纤维束构成网络状结构（图 9-2），可调节肌纤维

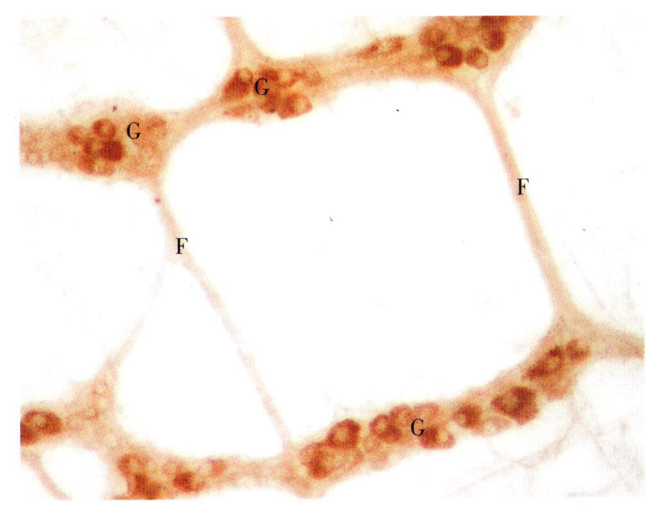

图 9-2 肌间神经丛铺片（乙酰胆碱酯酶染色）（温州医学院雷亚宁图）
G. 肌间神经节 F. 节间纤维束

的舒缩活动。

4. **外膜** 外膜(tunica adventitia)分纤维膜和浆膜两种。仅由结缔组织构成的外膜称**纤维膜**(fibrosa),与周围组织无明显界限。由薄层结缔组织与间皮共同构成的外膜称**浆膜**(serosa),其表面光滑,利于胃肠活动。

(二) 口腔与咽

1. **口腔** 黏膜只有上皮和固有层,无黏膜肌。上皮为复层扁平上皮,仅在硬腭部出现角化。固有层可向上皮内形成乳头状突起,其内富含毛细血管,故黏膜呈红色。在口腔底部的上皮较薄,通透性好,利于某些化学物质的吸收,如治疗心绞痛的硝酸甘油,通过舌下含服可迅速吸收。

舌由表面的黏膜和深部的舌肌组成。舌肌由纵行、横行及垂直走向的骨骼肌纤维束交织构成。黏膜由复层扁平上皮与固有层组成。舌背部黏膜形成许多乳头状隆起,称**舌乳头**(lingual papillae)(图 9-3),舌乳头主要有丝状乳头、菌状乳头和轮廓乳头三种,其中菌状乳头和轮廓乳头的上皮内分布有一些卵圆形小体,称味蕾,为味觉感受器。

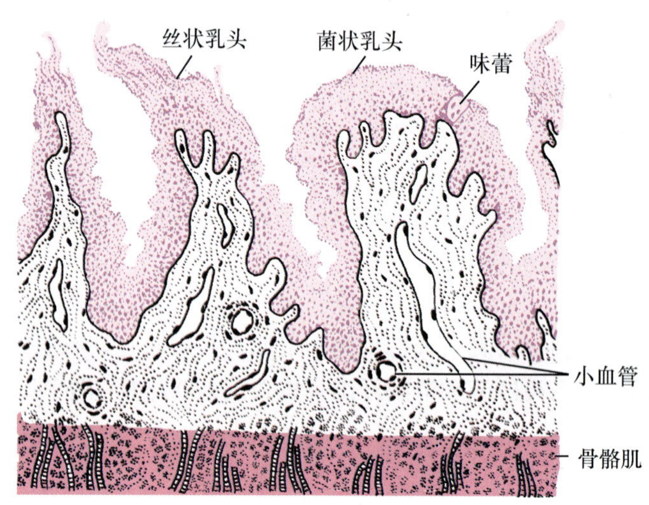

图 9-3 丝状乳头和菌状乳头

2. **咽** 咽是消化管道和呼吸道的交叉部位,分鼻咽、口咽和喉咽。咽壁的结构从内向外依次分为黏膜、肌层和外膜三层结构。黏膜由上皮和固有层组成。在鼻咽其上皮为假复层纤毛柱状上皮,口咽与喉咽其上皮为未角化的复层扁平上皮。固有层的结缔组织内有丰富的淋巴组织、黏液腺或混合腺。肌层由内纵行与外斜行或环行的骨骼肌组成,其间可见黏液腺。外膜为纤维膜,是富含血管及神经纤维的结缔组织。

(三) 食管

食管腔面有 7~9 条纵形皱襞,无食物通过时,皱襞相互靠拢使食管几乎呈封闭状态,食物通过时则皱襞消失(图 9-4)。

1. **黏膜** 表面为未角化的复层扁平上皮,下端与胃贲门部的单层柱状上皮骤然相接,此处是食道癌的好发部位。固有层为结缔组织。黏膜肌层由薄层纵行平滑肌束构成。

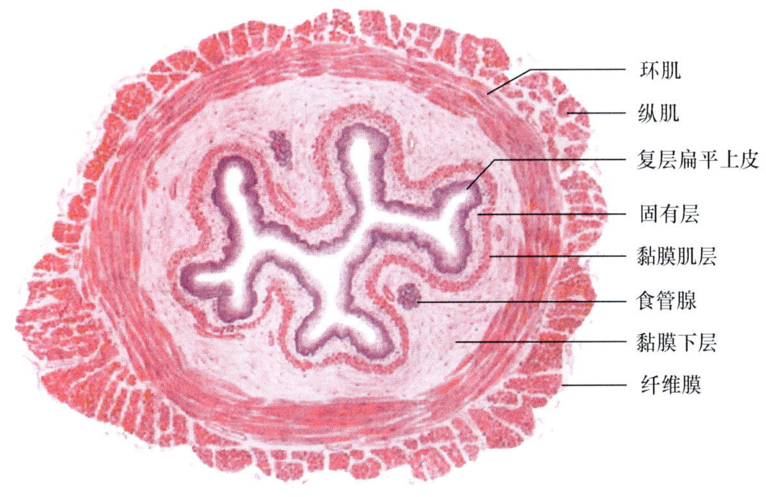

图 9-4 食管(横切面)

2. **黏膜下层** 为疏松结缔组织,含有黏液性和混合性的食管腺,其导管穿过黏膜,开口于食管腔。

3. **肌层** 分内环行、外纵行两层。食管上 1/3 段为骨骼肌,下 1/3 段为平滑肌,中 1/3 段则兼有骨骼肌与平滑肌。食管两端的内环行肌增厚,分别形成食管上、下括约肌。

4. **外膜** 为纤维膜。

(四) 胃

胃是消化管膨大的部分,能贮存食物,并将食物与胃液混合为食糜,初步消化蛋白质,吸收部分水、无机盐和醇类。

1. **黏膜** 胃空虚时腔面可见许多纵行皱襞,充盈时皱襞几乎消失。黏膜表面有许多浅沟,将黏膜分成许多直径 2~6mm 的胃小区。黏膜表面还遍布约 350 万个不规则的小孔,称胃小凹。每个胃小凹底部有 3~5 条胃腺开口(图 9-5)。

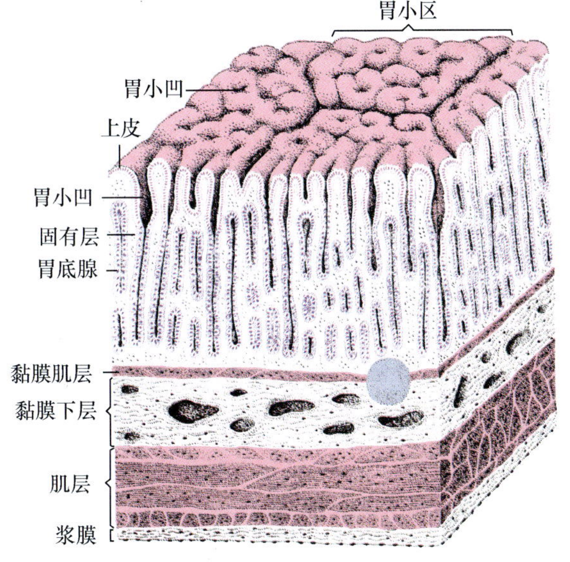

图 9-5 胃底结构模式图

(1) **上皮**:为单层柱状上皮,主要由**表面黏液细胞**(surface mucous cell)和极少量内分泌细胞组成。表面黏液细胞呈柱状,细胞核椭圆形,位于细胞基部,顶部胞质内充满黏原颗粒,在 HE 染色切片上着色浅。细胞分泌富含碳酸氢根的不可溶性黏液,覆盖于上皮表面,具有重要的保护作用。

（2）**固有层**：为结缔组织，内有大量胃腺。根据胃腺所在部位和功能的不同，分为胃底腺、贲门腺和幽门腺。

胃底腺（fundic gland）：分布于胃底和胃体部，是数量最多、功能最重要的胃腺。腺体为单管状或分支管状，每个腺体分为颈、体、底三部分。胃底腺由主细胞、壁细胞、颈黏液细胞、干细胞及内分泌细胞组成（图 9-6）。

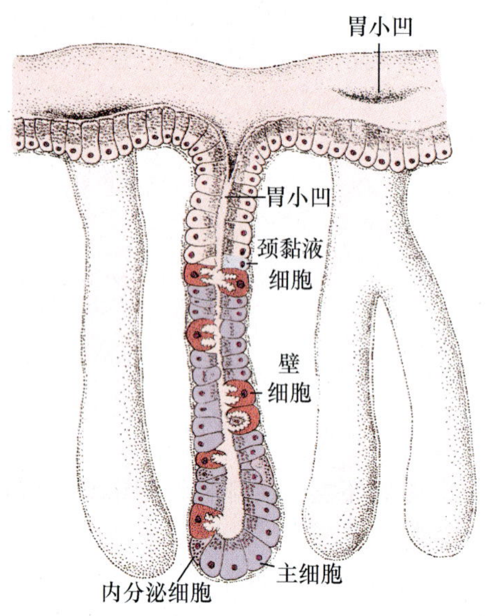

图 9-6　胃上皮和胃底腺立体模式图

主细胞（chief cell）又称**胃酶细胞**（zymogenic cell），数量最多，主要分布于腺的体、底部。细胞呈柱状，核圆形，位于基部；胞质基部呈强嗜碱性，顶部胞质含大量的酶原颗粒，在普通固定染色的标本上，此颗粒多被溶解，故该部位呈空泡状。电镜下，主细胞具有典型的蛋白质分泌细胞超微结构特点，即胞质内含有大量的粗面内质网和丰富的高尔基复合体。主细胞分泌**胃蛋白酶原**（pepsinogen）。

壁细胞（parietal cell）又称**盐酸细胞**（oxyntic cell），分布于腺的颈部和体部。胞体较大，呈圆锥形，核圆而深染，居中，可有双核，胞质强嗜酸性。壁细胞能合成和分泌盐酸，盐酸能激活胃蛋白酶原，使之成为胃蛋白酶，对蛋白质进行初步消化；此外盐酸还有杀菌作用。人的壁细胞还分泌**内因子**（intrinsic factor），是一种糖蛋白，能与食物中的维生素 B_{12}结合，形成复合物，使维生素 B_{12}在肠管内不被分解破坏，并促进回肠对维生素 B_{12}的吸收，为红细胞的形成提供原料。内因子缺乏所造成的贫血，称恶性贫血。

颈黏液细胞的数量很少，位于腺颈部，夹在其他细胞之间，其分泌物为富含酸性黏多糖的可溶性黏液。

干细胞存在于胃底腺颈部至胃小凹深部，于普通标本中不易辨认。可增殖分化为表面黏液细胞和腺细胞等。

内分泌细胞见后述。

贲门腺：分布于贲门处，为分支管状的黏液腺。

幽门腺：分布于幽门处，为分支较多而弯曲的管状黏液腺。此区胃小凹甚深，有较多内分泌细胞。

（3）**黏膜肌**：由内环行与外纵行两层平滑肌组成。

2. **黏膜下层**　为疏松结缔组织，内含较大的血管、淋巴管和神经。

3. **肌层**　较厚，一般由内斜行、中环行及外纵行三层平滑肌构成。环形肌在贲门部和幽门部增厚，分别形成**贲门括约肌**和**幽门括约肌**。

4. **外膜**　为浆膜。

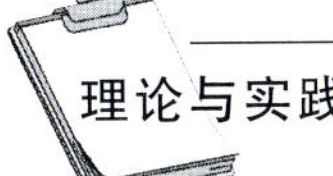

胃液含高浓度盐酸，pH 值约为 2.0，腐蚀力极强，且胃蛋白酶能分解蛋白质，而胃黏膜却不受破坏，这主要由于胃黏膜表面的黏液-碳酸氢盐屏障在行使**胃黏膜的自我保护机制**。胃黏膜表面覆盖的黏液层厚 0.25~0.5mm，主要由不可溶性黏液凝胶构成，并含大量 HCO_3^-。凝胶层将胃表面上皮与胃腔内胃蛋白酶相隔离，保持局部 pH 值为 7.0 左右，避免了蛋白酶原被激活；同时大量 HCO_3^- 又可中和渗入的 H^+，形成 H_2CO_3，后者被胃黏膜上皮细胞的碳酸酐酶迅速分解为 H_2O 和 CO_2。此外，胃上皮细胞的快速更新也使胃黏膜能及时修复损伤。正常时，胃酸的分泌量和黏液-碳酸氢盐屏障保持平衡，一旦胃酸分泌过多或屏障功能减弱，则会导致胃组织的自我消化，形成胃溃疡。

（五）小肠

小肠是消化和吸收的主要部位，分为十二指肠、空肠和回肠。小肠壁具有典型的四层结构（图 9-7）。

1. **黏膜** 小肠腔面的环行皱襞从距幽门约 5cm 处开始出现，在十二指肠末段和空肠头段非常发达，向下逐渐减少和变矮，至回肠中段以下基本消失。黏膜表面还有许多细小的小肠绒毛，以十二指肠和空肠头段最发达。绒毛根部的上皮下陷至固有层，形成**小肠腺**（small intestinal gland），并直接开口于肠腔（图 9-8）。

（1）**上皮**：为单层柱状上皮。绒毛表面上皮由吸收细胞、杯状细胞、内分泌细胞和少量干细胞组成；小肠腺上皮除上述细胞外，还有帕内特细胞和未分化细胞。

吸收细胞（absorptive cell）：数量最多，呈高柱状，核椭圆形，位于细胞基部（图 9-8）。绒毛表面的吸收细胞，其游离面在光镜下可见明显的**纹状缘**，后者是密集而规则排列的微绒毛。微绒毛表面尚有一层厚 0.1 ~ 0.5μm 的细胞衣，内有双糖酶和肽酶，并吸附有胰蛋白酶、胰淀粉酶等，参与消化糖类和蛋白质，故细胞衣是消化吸收的重要部位。

杯状细胞：散在于吸收细胞间，可分泌黏液，有润滑和保护作用（图 9-8）。从十二指肠至回肠，杯状细胞逐渐增多。

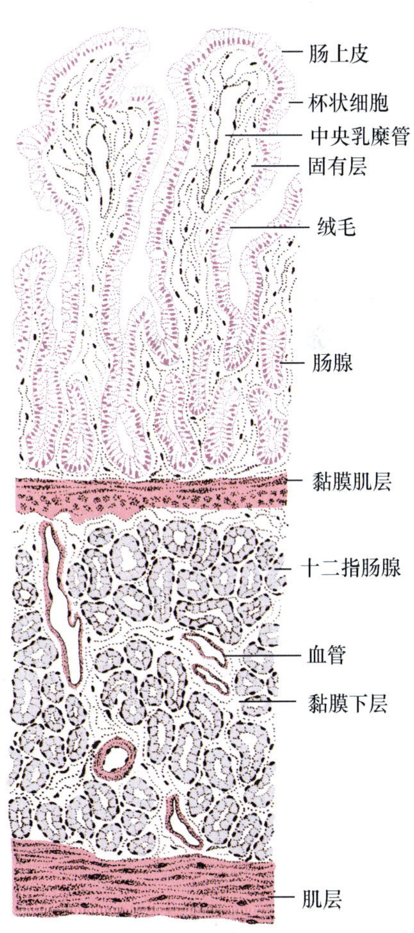

图 9-7 十二指肠结构模式图

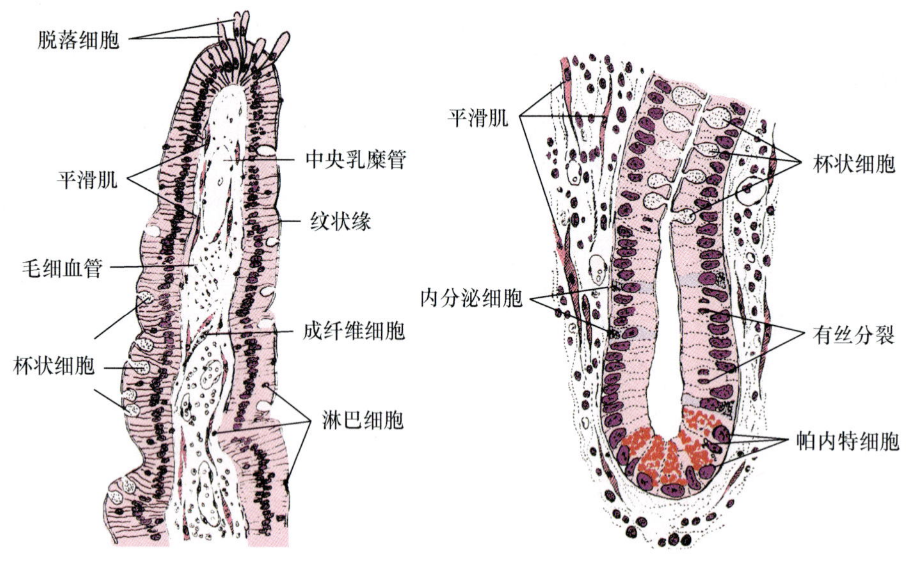

图 9-8 小肠绒毛和小肠腺的结构模式图

帕内特细胞(Paneth cell):是小肠腺的特征性细胞,常三五成群分布于小肠腺底部(图 9-8)。细胞呈锥体形,胞质顶部充满粗大的嗜酸性颗粒,内含溶菌酶、防御素等,释放后对肠道内微生物有一定的杀灭作用。

内分泌细胞见后述。

干细胞位于小肠腺下半部,散在于其他细胞之间。胞体较小,呈柱状,胞质嗜碱性。细胞可不断增殖、分化以补充表面衰老脱落的细胞。

(2) **固有层**:为结缔组织,内有大量小肠腺和丰富的免疫细胞,如淋巴细胞、浆细胞、巨噬细胞,嗜酸性粒细胞等。绒毛中轴的固有层结缔组织内有 1~2 条纵行毛细淋巴管,称**中央乳糜管**(central lacteal)(图 9-8)。吸收细胞释出的乳糜微粒由中央乳糜管转运入血。中央乳糜管周围有丰富的有孔型毛细血管,肠上皮吸收的氨基酸、单糖等水溶性物质主要经此入血。固有层尚可见淋巴小结,在十二指肠和空肠处多为孤立淋巴小结,在回肠多为集合淋巴小结。

(3) **黏膜肌**:由内环、外纵两层平滑肌组成。

2. **黏膜下层** 为疏松结缔组织,内含有较大的血管和淋巴管。十二指肠的黏膜下层内有**十二指肠腺**(duodenal gland)(图 9-7),为复管泡状的黏液性腺体,其导管穿过黏膜肌开口于小肠腺底部,能分泌较稠的碱性黏液(pH8.2~9.3),以保护十二指肠黏膜免受酸性胃液的侵蚀。

3. **肌层** 由内环行、外纵行两层平滑肌组成,两层间有丰富的肌间神经丛。

4. **外膜** 除十二指肠后壁为纤维膜外,小肠其余部分均为浆膜。

(六) 大肠

大肠各段结构基本相似,管壁也具有四层结构(图 9-9)。主要功能为吸收水分、电解质及形成粪便。

1. **盲肠与结肠结构特点** 大肠腔面在结肠袋之间的横沟处有半月形皱襞,但无绒毛。黏膜上皮为单层柱状上皮,由吸收细胞与大量杯状细胞组成;固有层内含有大量直管状的大肠腺，较小肠腺直而长，腺上皮除吸收细胞和大量杯状细胞外，腺的底部有少量干细胞和内分泌细胞，但无帕内特细胞。黏膜下层为疏松结缔组织，含有较多的脂肪细胞。肌层由内环、外纵两层平滑肌构成，其内层环行肌局部节段性增厚形成结肠袋，外层纵行肌集合成三条纵行肌束，形成结肠带，各带之间的纵行肌甚薄。

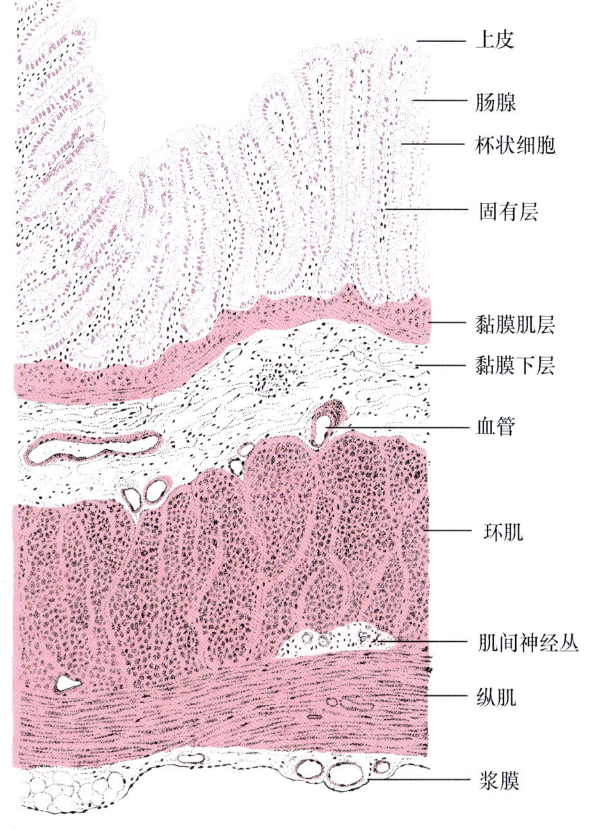

图 9-9　结肠（纵切面）

2. **阑尾结构特点**　为盲肠的细长管状突起，腔小而不规则，管壁较薄。固有层内肠腺短而小；淋巴组织丰富，含大量淋巴小结，并伸入黏膜下层，致使黏膜肌断裂不完整；肌层薄，分为内环和外纵两层；外膜为浆膜（图 9-10）。

3. **直肠与肛管结构特点**　直肠及齿状线以上的肛管，其黏膜结构与结肠相似。在齿状线处，单层柱状上皮骤变为未角化的复层扁平上皮，逐渐与皮肤上皮相延续，大肠腺与黏膜肌消失。近肛门处有环肛腺（顶泌汗腺）。直肠下段固有层和黏膜下层内有丰富的静脉丛，该处易发生瘀血而形成静脉曲张，故好发痔。肌

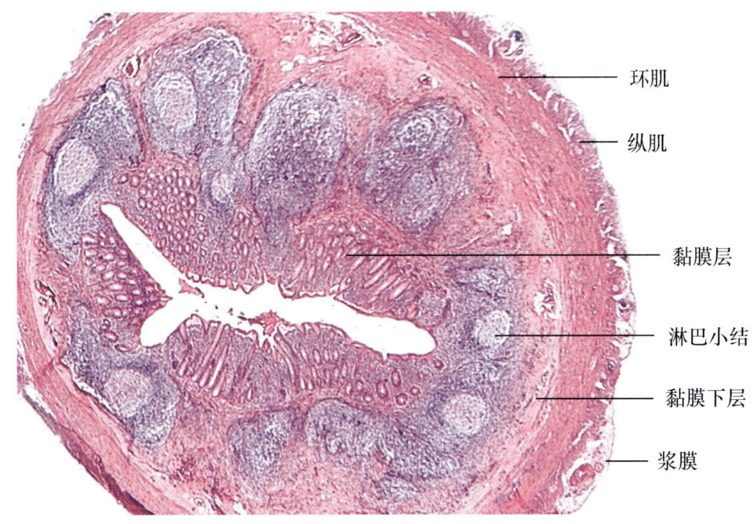

图 9-10　阑尾

层为内环、外纵两层平滑肌，内环肌在肛管处增厚形成肛门内括约肌。近肛门处，外纵肌周围有骨骼肌形成的肛门外括约肌。直肠上1/3大部分、中1/3前壁的外膜为浆膜，其余部分为纤维膜。

（七）胃肠的内分泌细胞

在胃、小肠和大肠的上皮及腺体中散在着种类繁多的内分泌细胞，其中尤以胃幽门部和十二指肠上段为多。由于胃肠道黏膜的面积巨大，这些内分泌细胞的总量众多（约 3×10^9 个），超过所有内分泌腺的腺细胞总和，它们分泌的多种激素统称**胃肠激素**（gut hormone）。胃肠激素一方面协调胃肠道自身的运动和分泌功能，另一方面也参与调节其他器官的活动，因此在某种意义上，胃肠是体内最大、最复杂的内分泌器官。

胃肠内分泌细胞可分为开放型和封闭型两种。开放型细胞呈不规则的圆锥形，基底部附于基膜，细胞最显著的形态特点是底部胞质中含大量分泌颗粒，细胞的游离面可达到管腔，游离面上有微绒毛伸出，此类细胞主要对管腔食物的刺激和pH变化等化学信息有较强的感受性，从而引起其内分泌活动的变化。封闭型细胞的顶部被相邻上皮细胞覆盖而未到达腔面，此类细胞主要受胃肠运动的机械刺激或受其他激素的调节而改变其内分泌状态（图9-11）。

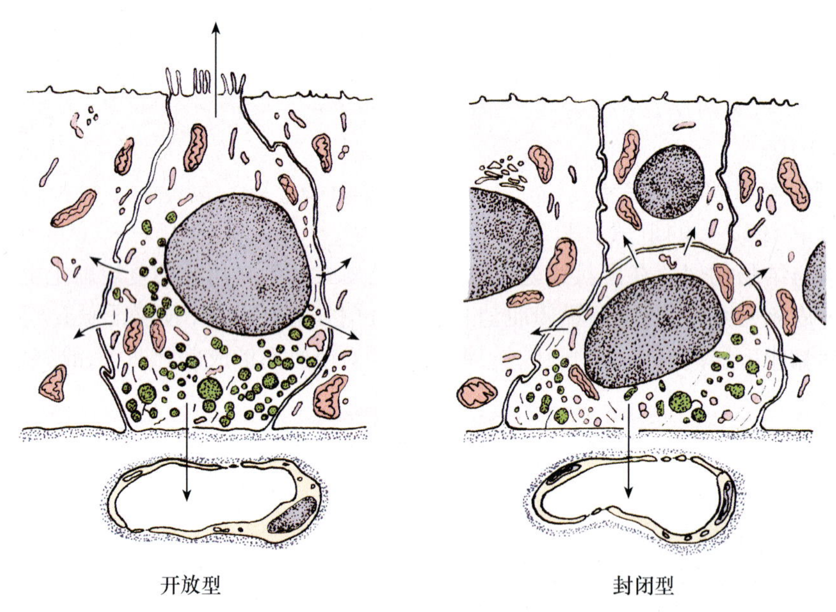

图9-11　胃肠内泌细胞超微结构模式图

（八）消化管的淋巴组织

消化管通过口腔和肛门与外界相通，各种细菌、病毒及寄生虫卵等有害抗原物质不可避免地随饮食进入，它们大多被胃酸和消化酶所破坏，其余或以原形排出体外，或受到消化管淋巴组织的免疫抵御。消化管淋巴组织又称**肠相关淋巴组织**（gut-associated lymphoid tissue），包括黏膜淋巴小结（尤以咽、回肠及阑尾处发达）、固有层中弥散分布的淋巴细胞、浆细胞、巨噬细胞及上皮内的淋巴细胞等成分。消化管淋巴组织能接受消化管内的抗原刺激，并主要通过产生和向消化管腔分泌免疫球蛋白而

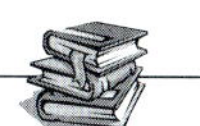

参与免疫应答。

在肠集合淋巴小结处，肠上皮内有散在的小结相关上皮细胞，因其游离面有一些微皱褶与短小的微绒毛，又称**微皱褶细胞**（M细胞）。M细胞基底面细胞膜内陷形成一较大的穹隆状凹腔，凹腔内含有一至多个淋巴细胞。M细胞下方的基膜多不完整，淋巴细胞易通过。M细胞可摄取肠腔内的抗原物质，并将其传递给下方的淋巴细胞。后者进入黏膜淋巴小结与肠系膜淋巴结内分化增殖，然后经淋巴细胞再循环途经大部分返回到消化管黏膜，并转变为浆细胞。浆细胞除产生少量免疫球蛋白G（IgG）进入循环系统外，主要产生免疫球蛋白A（IgA）。IgA能与上皮细胞产生的一种糖蛋白即分泌片相结合，形成**分泌性IgA**（secretory IgA，sIgA）。sIgA可特异性地与抗原结合，从而抑制细菌增殖、中和病毒，降低抗原物质与上皮细胞的黏着与入侵，保护肠黏膜（图9-12）。

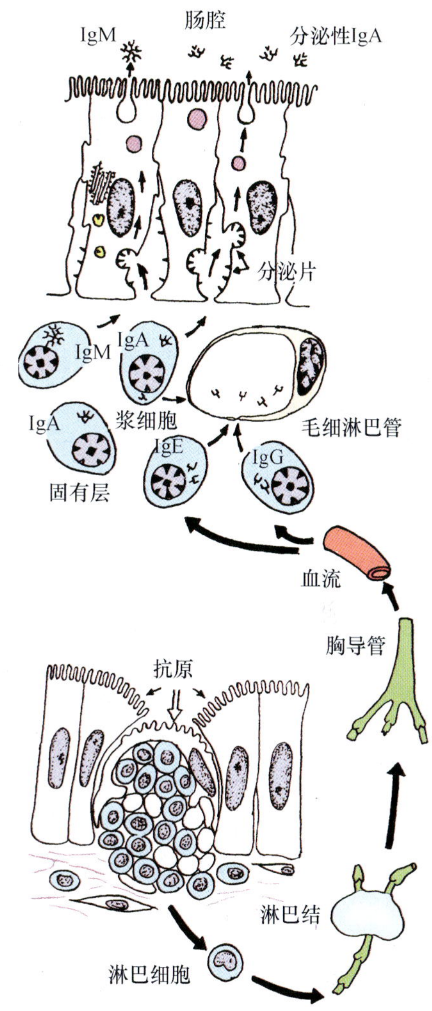

图9-12 消化管黏膜免疫功能示意图

二、消 化 腺

消化腺包括大消化腺和小消化腺两种。小消化腺分布于消化管壁内，如胃腺、肠腺等；大消化腺位于消化管外，借导管与消化管相连，构成独立的器官，如大唾液腺、胰腺和肝脏。大消化腺的分泌物经导管排入消化管，对食物行使化学性消化作用，有的消化腺还有内分泌功能及其他重要功能。

（一）大唾液腺

大唾液腺有三对，包括腮腺、下颌下腺和舌下腺，它们的导管均开口于口腔。

1. 大唾液腺的一般结构 大唾液腺为复管泡状腺，外包以结缔组织被膜，被膜伸入实质将腺分隔成许多小叶，血管、淋巴管和神经也随同进入腺内。腺实质由腺泡及导管构成。

（1）**腺泡**（alveoli）：呈泡状或管泡状，可分为浆液性、黏液性和混合性腺泡三种类型。

（2）**导管**：为与腺泡相连的上皮性管道，是腺的排泄部。唾液腺导管可分为以下几段：①闰管：直接与腺泡相连，管径细，管壁为单层扁平或单层立方上皮；②纹状管：又称分泌管，与闰管相连接，管壁为单层柱状上皮，胞核位于细胞顶部，胞质嗜酸性，细胞基部可见垂直纵纹，电镜下为细胞膜内褶和纵行排列的线粒体。其上皮细胞能主动吸

收分泌物中的 Na^+，将 k^+ 排入管腔，并可重吸收或排出水，故可调节唾液中的电解质含量和唾液量；③小叶间导管和总导管：纹状管汇合形成小叶间导管，行于小叶间结缔组织内，小叶间导管较粗，管壁由单层柱状上皮移行为假复层柱状上皮，小叶间导管逐级汇合并增粗，最后形成一条或几条总导管并开口于口腔，总导管近口腔开口处，其管壁上皮渐变为复层扁平上皮，与口腔上皮相连续。

2. **三种唾液腺的结构特点**

（1）**腮腺**：为浆液性腺，闰管长，纹状管较短。分泌物含唾液淀粉酶多，黏液少。

（2）**下颌下腺**：为混合性腺，但以浆液性腺泡为主，黏液性和混合性腺泡少。闰管短，纹状管发达。分泌物含唾液淀粉酶较少，黏液较多。

（3）**舌下腺**：为混合性腺，以黏液性和混合性腺泡为主，腺半月较多，无闰管，纹状管也较短。分泌物以黏液为主。

3. **唾液**　为唾液腺分泌物组成的混合液体，主要来自 3 对大唾液腺，其中 70% 由下颌下腺分泌，25% 由腮腺分泌，5% 由舌下腺分泌。

（二）胰

胰表面覆以薄层结缔组织被膜，结缔组织伸入腺内将实质分隔为许多小叶，但人胰小叶分界不明显。腺实质由外分泌部和内分泌部两部分组成（图 9-13）。

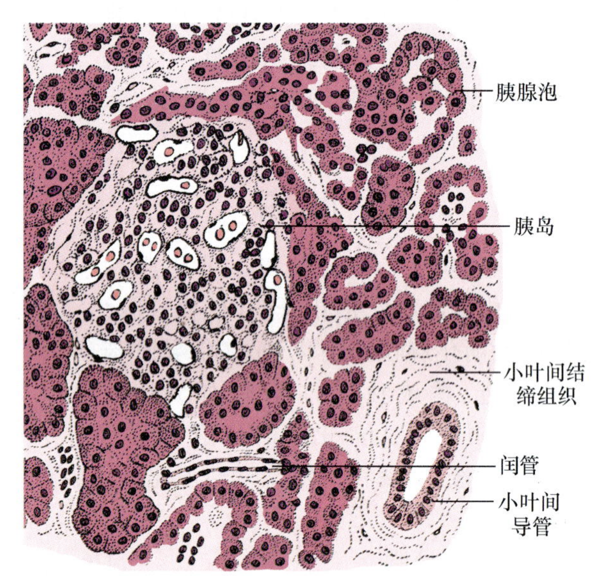

图 9-13　胰

1. **外分泌部**　由腺泡和导管两部分组成。

（1）**外分泌部结构**：①腺泡为纯浆液性腺泡，由**胰腺泡细胞**（pancreatic acinar cell）组成，腺细胞具有合成蛋白质的超微结构特点，顶部胞质含酶原颗粒，内含消化酶，腺泡腔内还可见一些较小的扁平或立方形细胞，称**泡心细胞**，细胞质染色淡，核圆形或卵圆形，泡心细胞是延伸入腺泡腔内的闰管上皮细胞；②导管与泡心细胞相连，胰的闰管长，无纹状管，闰管逐渐汇合形成小叶内导管，在小叶间结缔组织内汇合成小叶间导管，后者再汇合成一条主导管，贯穿胰全长，并在胰头部与胆总管汇合，开口于十二指肠乳头。闰管腔小，从小叶内导管至主导管，管腔渐增大，上皮由单层立方逐渐变为单层柱状，主导管为单层高柱状上皮，上皮内可见杯状细胞。

（2）**胰液**　为外泌部的分泌物，成人每天分泌 1 000～3 000ml，为碱性液体，pH7.8～8.4，含丰富的 Na^+、K^+、Ca^{2+}、Mg^{2+}、HCO_3^-、HPO_4^{2-} 等，其中以碳酸氢盐含量最高。胰液含多种消化酶，如胰蛋白酶、胰糜蛋白酶、多肽酶、胰淀粉酶、胰脂肪酶、胆固醇脂酶、DNA 酶及 RNA 酶等，它们分别消化食物中的各种营养成分。

2. **内分泌部** 是散在于外分泌部腺泡之间的内分泌细胞团(图9-13),又称**胰岛**(pancreas islet)。成人胰约有100万个胰岛,约占胰体积的1.5%。胰岛大小不一,小的仅由10多个细胞组成,大的有数百个细胞。胰岛细胞呈索状分布,细胞间有丰富的有孔型毛细血管,细胞释放激素入血,主要参与调节糖类的代谢。人胰岛主要有A、B、D、PP四种细胞,细胞之间有紧密连接和缝隙连接。HE染色切片中不易区分各种细胞,一些特殊染色法可显示A、B、D三种细胞(图9-14)。

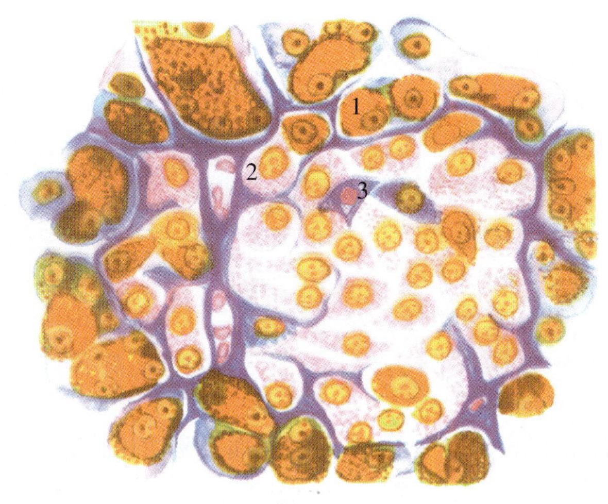

图9-14 胰岛三种细胞模式图

1. A细胞 2. B细胞 3. D细胞

(1) **A细胞**:约占胰岛细胞总数的20%,细胞体积较大,多分布在胰岛周边部。A细胞分泌**高血糖素**(glucagon),可使血糖升高,故又称高血糖素细胞。

(2) **B细胞**:数量较多,约占胰岛细胞总数的70%,主要位于胰岛的中央部。B细胞分泌**胰岛素**(insulin),使血糖降低。高血糖素和胰岛素的协同作用,使血糖水平保持稳定。

(3) **D细胞**:数量少,约占胰岛细胞总数的5%,散在于A、B细胞之间,并与A、B细胞紧密相贴,细胞间有缝隙连接。D细胞分泌生长抑素,它以旁分泌方式或经缝隙连接直接作用于邻近的A细胞、B细胞或PP细胞,抑制这些细胞的分泌功能。生长抑素也可进入血液循环对其他细胞功能起调节作用。

(4) **PP细胞**:数量很少,除存在于胰岛内,还可见于外分泌部的导管上皮内及腺泡细胞间。PP细胞分泌**胰多肽**,有抑制胃肠运动和胰液分泌以及抑制胆囊收缩的作用。

(三) 肝

肝是人体最大的消化腺,具有复杂多样的生物化学功能。它产生的胆汁参与脂类物质的消化吸收。除脂质外胃肠吸收的物质都经门静脉输入肝内,在肝细胞内进行合成、分解、转化和贮存,所以肝是机体进行多种物质代谢和转化的重要器官。此外,肝内还有大量巨噬细胞,能清除从胃肠进入机体的微生物等。由于肝功能的多样性，因此肝的结构与其他消化腺有很大不同。

肝表面覆以致密结缔组织被膜，并富含弹性纤维，被膜大部分属浆膜。肝门处的结缔组织随门静脉、肝动脉和肝管的分支伸入肝内，将肝实质分隔成许多肝小叶。

1. **肝小叶** 肝小叶（hepatic lobule）是肝的基本结构与功能单位，呈多面棱柱体，高约 2mm，宽约 1mm。成人肝约有 50～100 万个肝小叶（图 9-15，9-16）。小叶间以少量结缔组织分隔。有的动物，如猪的肝小叶分界明显，而人的肝小叶间结缔组织很少，相邻肝小叶常连成一片，分界不清。每个肝小叶由中央静脉、肝板、肝血窦、胆小管、窦周隙组成；肝板、肝血窦、胆小管、窦周隙在肝小叶内形成各自独立而又密切相关的复杂网络。

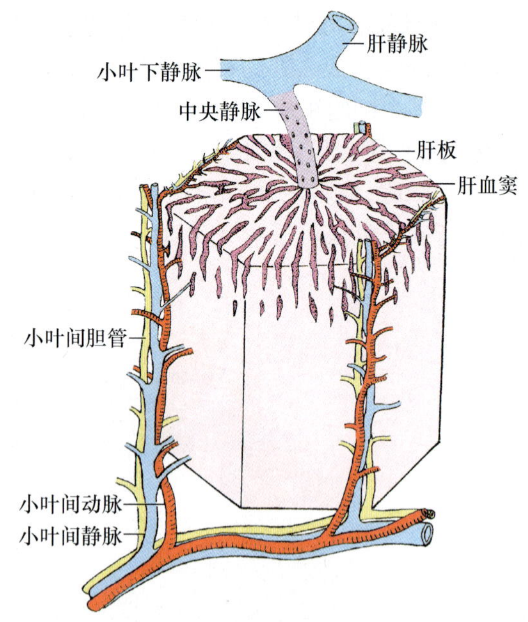

图 9-15 肝小叶模式图

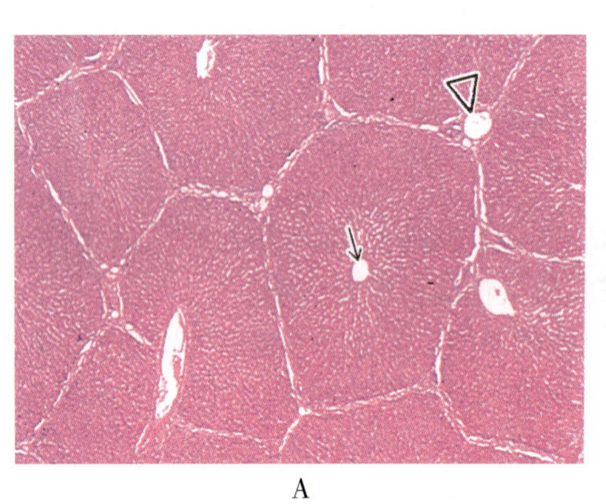

A

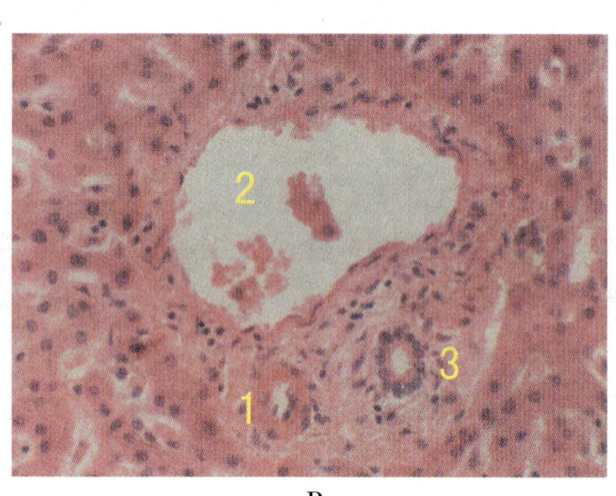

B

图 9-16 肝（B 大连医科大学图）

A. 猪肝 ↑中央静脉 ▽门管区 B. 门管区（人肝）

1. 小叶间动脉 2. 小叶间静脉 3. 小叶间胆管

（1）**中央静脉**（central vein）：位于肝小叶中央并沿其长轴走行，其管壁由一层内皮围成，周围仅有少量结缔组织。

（2）**肝板**（hepatic plate）：由肝细胞以中央静脉为中心单行排列形成的板状结构（图 9-17），大致呈放射状。肝板凹凸不平，相邻肝板吻合连接，形成迷路样结构。在切片中，肝板的断面呈索状，称**肝索**（hepatic cord）。

肝细胞（hepatocyte）占肝内细胞总数的 80%，是实现肝功能的结构基础。肝细胞体积较大，直径 20～30μm，呈多面体形（图 9-18）。在 HE 染色切片中，肝细胞的胞质呈嗜酸性，并含有散在的嗜碱性颗粒。肝细胞核大而圆，居中央，常染色质丰富，核膜清楚，核仁

1至数个，部分肝细胞有双核。正常成体肝细胞以四倍体核占多数，约占肝细胞总数的60%左右，还有少量肝细胞呈八倍体核。一般认为，双核肝细胞和多倍体核的肝细胞功能比较活跃。肝细胞是一种高度分化并具有多种功能的细胞。

电镜下，肝细胞含有丰富的内质网，发达的高尔基复合体，较多的线粒体、溶酶体和微体等细胞器。肝细胞的粗面内质网可以合成多种血浆蛋白；滑面内质网与糖、胆汁、脂类、激素的代谢及解毒等功能密切相关(图9-18)。

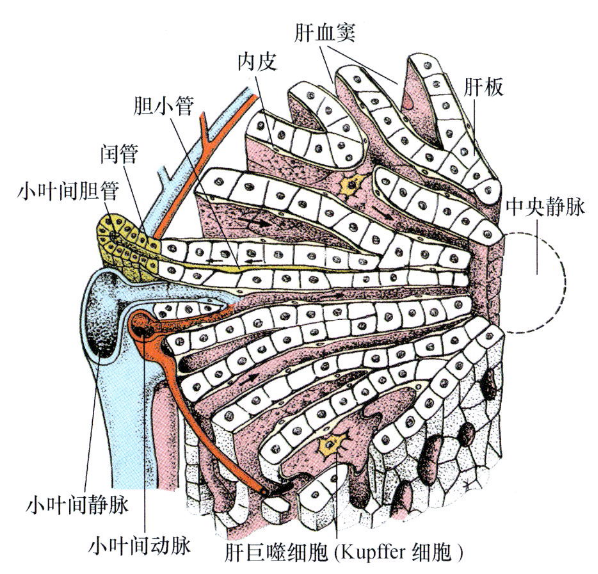

图9-17 肝板与肝血窦

肝细胞有三种不同的功能面，即血窦面、细胞连接面和胆小管面。血窦面和胆小管面有发达的微绒毛，使细胞表面积增大。相邻肝细胞的连接面之间存在有紧密连接、桥粒和缝隙连接(图9-18)。

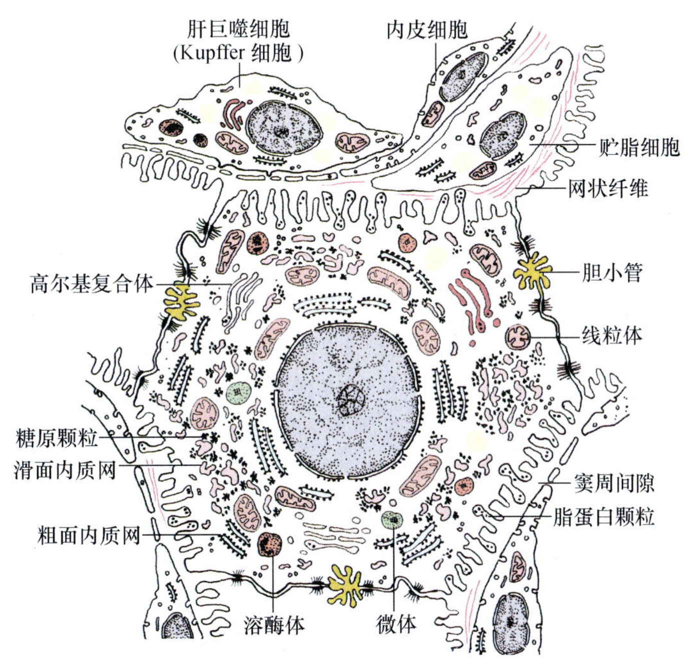

图9-18 肝细胞超微结构模式图

(3) **胆小管**(bile canaliculi)：是相邻两个肝细胞之间局部胞膜凹陷形成的微细管道(图9-18)，它们在肝板内连接成网。电镜下观察，胆小管腔面有肝细胞膜形成的微绒毛突入腔内，周围的肝细胞膜形成紧密连接、桥粒等连接复合体封闭胆小管，所以，正常情况下，肝细胞分泌的胆汁排入胆小管时，胆汁不会从胆小管溢出。当肝细胞发生变性、坏死或胆道堵塞内压增大时，胆小管的正常结构被破坏，胆汁则溢入窦周隙，继而进入血窦，出现黄疸。

（4）**肝血窦**（hepatic sinusoid）：为存在于肝板之间的窦状毛细血管。血窦经肝板上的孔互相通连，吻合成网状（图 9-17）。血窦腔大而不规则，血液从肝小叶的周边经血窦汇入中央静脉。血窦壁的内皮细胞扁而薄，含核的部分凸向窦腔。扁薄的胞质有许多大小不等的窗孔，孔上无隔膜。胞质内细胞器较少，但吞饮小泡较多。内皮外无基膜，可见散在的网状纤维。内皮细胞间常有 0.1～0.5μm 宽的间隙，因此肝血窦通透性大，这有利于肝细胞摄取血浆物质和排泄其分泌产物。血浆中除乳糜微粒外，其他大分子物质均可自由通过血窦壁，肝细胞产生的脂蛋白等也可通过血窦壁进入血窦。

肝巨噬细胞又称**库普弗细胞**（Kupffer cell），细胞形态不规则，有许多板状或丝状伪足，细胞表面有许多皱褶和微绒毛。细胞常以其伪足附于内皮细胞上或穿过内皮细胞窗孔或细胞间隙伸入窦周隙内。胞质内溶酶体甚多，并常见吞噬体和残余体（图 9-18）。肝巨噬细胞来自血液单核细胞，是体内固定型巨噬细胞中最大的细胞群体。肝巨噬细胞具有变形运动和活跃的吞饮与吞噬能力，构成机体一道重要防线，尤其在吞噬清除从胃肠进入门静脉的细菌、病毒和异物方面起关键作用。肝巨噬细胞还可监视、抑制和杀伤体内的肿瘤细胞，尤其是肝癌细胞，并能吞噬和清除衰老、破碎的红细胞和血小板等。此外，肝巨噬细胞还有处理和传递抗原、诱导 T 细胞增殖及参与调节机体免疫应答等作用。

（5）**窦周隙**（perisinusoidal space）：为血窦内皮细胞与肝细胞之间宽约 0.4μm 的狭小间隙（图 9-18）。血窦内的血浆成分经血窦壁进入窦周隙，故窦周隙内充满血浆。肝细胞血窦面的微绒毛浸于血浆之中。窦周隙也是互相通连成网状通道。它是肝细胞与血液之间进行物质交换的场所。扫描电镜观察，有的肝细胞相邻面之间有贯通的细胞间通道，并与窦周隙相通，表面也有许多微绒毛，使肝细胞有更广大的表面与血浆进行物质交换。窦周隙内有散在的网状纤维，起支持血窦内皮的作用。窦周隙内还有一种散在的细胞称**贮脂细胞**（fat-storing cell），其形态不规则，有突起，附于内皮细胞及肝细胞表面。细胞周围常见网状纤维。电镜下，贮脂细胞的结构特征是胞质内含有许多大小不一的脂滴，粗面内质网和高尔基复合体也较发达。贮脂细胞的脂滴内含有维生素 A。贮脂细胞还有产生纤维的功能，在肝纤维化病变中，贮脂细胞增多，结构类似于成纤维细胞，并产生大量网状纤维，故认为贮脂细胞是一种特殊的成纤维细胞，它在肝正常微环境中，细胞内形成脂滴，以摄取和贮存维生素 A 功能为主，而合成纤维功能受抑制；在病理状况下，贮脂细胞增多并转化为成纤维细胞，合成纤维的功能增强，参与了肝纤维增生性病变（肝硬化）的发生过程。

2. **肝门管区** 从肝门进出的门静脉、肝动脉和肝管，在肝内反复分支，伴行于小叶间结缔组织内分别称小叶间静脉、小叶间动脉和小叶间胆管（图 9-16）。在肝切片中，肝小叶周围角缘处，可见较多的结缔组织，其中含有上述三种伴行管道的断面，称为**门管区**（portal area）。每个肝小叶的周围一般有 3～4 个门管区。

3. **肝的血液循环** 肝的血液供应非常丰富，有门静脉和肝动脉双重血供。门静脉是肝的功能血管，其血量占肝总血量的 3/4，主要汇集来自胃肠道等处的静脉血，其内含丰富的营养物质。肝动脉是肝的营养血管，其血量占肝总血量的1/4，含氧量高。

肝动脉→小叶间动脉→终末肝微动脉 ↘
肝血窦 → 中央静脉 → 小叶下静脉 → 肝静脉
门静脉→小叶间静脉→终末门微静脉 ↗

4. **肝内胆汁排出途径** 胆小管起自中央静脉周围的肝板内，肝细胞分泌的胆汁首先排入胆小管，从肝小叶的中央流向周边，在小叶边缘处汇集成若干短小的闰管（或称Herring管），出肝小叶后汇入小叶间胆管，小叶间胆管再汇合成左右肝管，于肝门处出肝。

（四）胆囊与胆管

1. **胆囊** 胆囊分底、体、颈三部分，颈部连胆囊管。胆囊壁由黏膜、肌层和外膜三层组成。黏膜有发达的皱襞。黏膜上皮为单层柱状上皮，无杯状细胞。

胆囊的功能是贮存和浓缩胆汁。上皮细胞参与胆汁中水和无机盐的吸收。胆囊的收缩排空受激素的调节。食物的刺激，可使小肠内分泌细胞分泌促胰酶素，刺激胆囊肌层收缩，排出胆汁。

2. **胆管** 胆管与胆总管的管壁较厚，由黏膜、肌层和外膜组成。胆总管黏膜的上皮为单层柱状，有杯状细胞。胆总管的下端与胰管汇合之前，环行平滑肌增厚，形成胆总管括约肌，其收缩可阻止胆汁流出，使胆汁贮入胆囊。胆总管与胰管汇合穿入十二指肠壁，局部扩大形成肝胰壶腹，此处的环行平滑肌增厚，形成壶腹括约肌（或称Oddi括约肌），它的舒缩可控制胆汁和胰液的排出。进食后，胆总管括约肌和壶腹括约肌松弛，胆汁输入十二指肠。倘若壶腹括约肌收缩过强，可使胆汁逆流入胰腺，引起胰腺炎。

（雷亚宁）

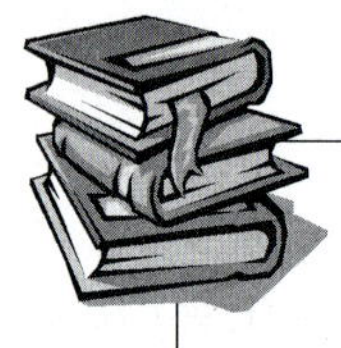

第十章

呼吸系统

内容提要

呼吸系统的组成；鼻腔及喉黏膜的特点；气管的组织结构特点；导气部和呼吸部的形态演变及各部结构特点；肺泡上皮分类、形态、功能；肺泡隔及其主要结构；肺的组织结构及血供。

呼吸系统(respiratory system)由连续而反复分支的管道系统及末端的肺泡组成(图10-1)，包括鼻、咽、喉、气管、主支气管和肺内的各级支气管(叶支气管、段支气管、小支气管、细支气管、终末细支气管、呼吸性细支气管、肺泡管、肺泡囊)及肺泡。从鼻腔到肺内的终末细支气管没有气体交换的功能，主要作为气体的通道，称**导气部**；从肺内的呼吸性细支气管至末端的肺泡，是气体交换的部位，为**呼吸部**。

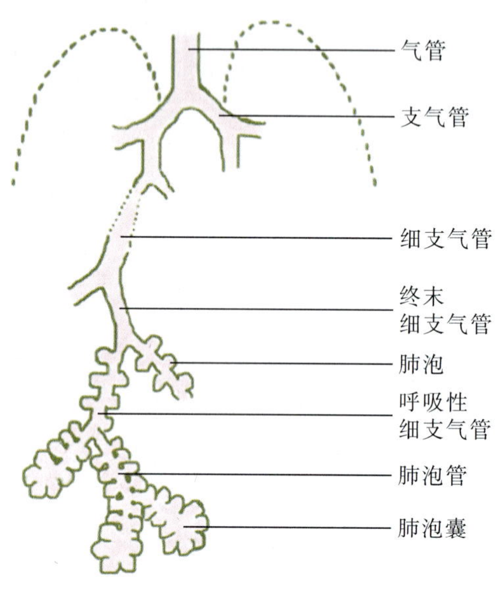

图10-1 呼吸系统的构成示意图

一、鼻、咽、喉

(一) 鼻腔

鼻腔的内表面为黏膜，由上皮和固有层构成；黏膜下方为软骨、骨或骨骼肌。鼻黏膜分为前庭部、呼吸部和嗅部。

1. **前庭部** 为鼻腔最外面长有鼻毛的部分。表面被覆复层扁平上皮，固有层结缔组织致密且富含汗腺和皮脂腺，易发疖肿且疼痛剧烈。鼻毛具有阻挡空气中异物和尘埃的作用。

2. **呼吸部** 占鼻黏膜的大部分，淡红色。上皮为假复层纤毛柱状上皮，富含杯状细胞。固有层内有大量的腺体和丰富的静脉丛与淋巴组织。腺体和杯状细胞的分泌物可粘着细菌及尘埃颗粒。丰富的血管对吸入的空气起到了加温和加湿的作用。呼吸部黏膜与鼻旁窦黏膜相延续。

3. **嗅部** 位于鼻中隔上部、上鼻甲及鼻腔顶部，浅黄色。上皮为假复层柱状上皮，称嗅上皮，由**嗅细胞**、支持细胞和基细胞组成。嗅细胞为双极神经元，能感受嗅觉。

（二）咽、喉

咽（参见消化系统）。

喉由软骨、软骨间连接、喉肌及表面被覆的黏膜构成。黏膜下为疏松结缔组织构成的固有层，其中有较多弹性纤维，混合性腺和淋巴组织。

喉腔侧壁黏膜形成两对皱襞，上为室襞，下为声襞。声襞即声带，其较薄的游离缘为膜部，覆有复层扁平上皮，固有层较厚，大量弹性纤维与表面平行排列，形成了致密板状结构，称声韧带。声襞以下的喉腔，黏膜下结缔组织特别疏松，炎症时易发喉水肿，并引发喉阻塞。

二、气　　管

气管的管壁由内向外依次可分为黏膜、黏膜下层和外膜三层（图 10-2）。

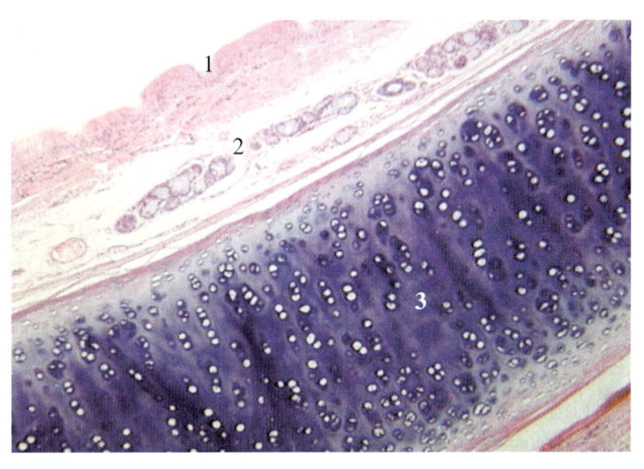

图 10-2　气管（第一军医大学图）

1. 上皮　2. 混合性腺　3. 透明软骨

1. **黏膜** 由上皮和固有层构成。上皮为假复层纤毛柱状上皮，含纤毛细胞、杯状细胞、刷细胞、基细胞和小颗粒细胞（图 10-3）。

（1）**纤毛细胞**：数量最多。细胞呈柱状，游离面有密集的纤毛。纤毛可向咽部摆动，将黏液及黏附的物质排出，对呼吸道有重要的防御作用。

（2）**杯状细胞**：数量较多，形态同于肠道的杯状细胞。分泌的黏液可黏附吸入的尘埃颗粒等异物。

（3）**刷细胞**：呈柱状，游离面有排列整齐的微绒毛，形如刷状。该细胞功能不清。

（4）**小颗粒细胞**：属于 APUD 系统，数量少。胞质内有许多分泌颗粒，分泌 5-羟色胺等物质，调节呼吸道平滑肌的收缩和腺体的分泌。

(5) **基细胞**:细胞呈锥体形,位于上皮深部,可增殖、分化为上皮中的其他细胞。

固有层结缔组织中有较多弹性纤维和淋巴组织。上皮与固有层之间,在光镜下可见明显的基膜。

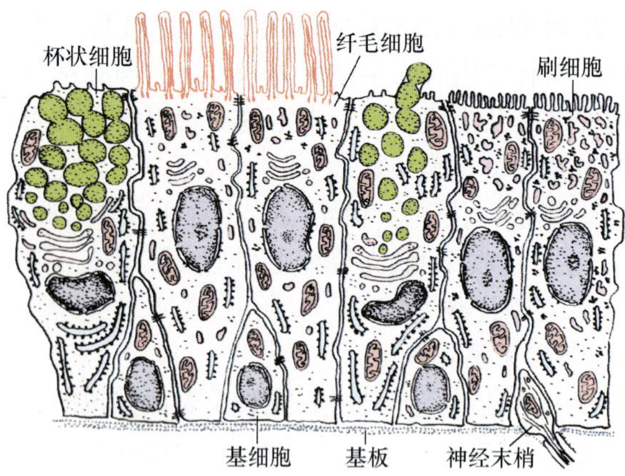

图 10-3 气管上皮超微结构模式图

2. **黏膜下层** 为疏松结缔组织,内有较多混合性腺。腺细胞分泌黏液和溶菌酶,并产生分泌片。分泌片能与固有层淋巴组织中浆细胞产生的 IgA 结合,形成分泌型免疫球蛋白(sIgA),sIgA 排入管腔,附着在黏膜表面,对病原菌有抑制作用。

3. **外膜** 较厚,有"C"字形透明软骨环作为支架,软骨环之间有弹性纤维构成的膜状韧带连接。软骨环的缺口朝向气管后壁,缺口处的结缔组织中含有弹性纤维和平滑肌束。

三、支气管与肺泡

(一) 肺外支气管

气管在气管杈处分为左、右主支气管。左、右主支气管经肺门进入左、右肺。主支气管管壁结构与气管相似。随着管腔变小,管壁逐渐变薄,三层分界渐不明显;环状软骨逐渐变为软骨片,平滑肌纤维则逐渐增多。

(二) 肺内支气管

左、右主支气管进入肺门后反复分支,呈树枝状,故称**支气管树**。其逐级分支依次为叶支气管、段支气管、小支气管、细支气管、终末细支气管、呼吸性细支气管、肺泡管、肺泡囊。其中,从叶支气管到终末细支气管管壁结构完整,没有肺泡开口,不具备气体交换的功能,故称肺的导气部。从呼吸性细支气管开始,管壁上出现肺泡开口并逐渐密集,能够进行气体交换,故呼吸性细支气管以下各段及肺泡,称为肺的呼吸部。每一细支气管连同它的分支和肺泡,组成一个**肺小叶**(pulmonary lobule)(图 10-4)。

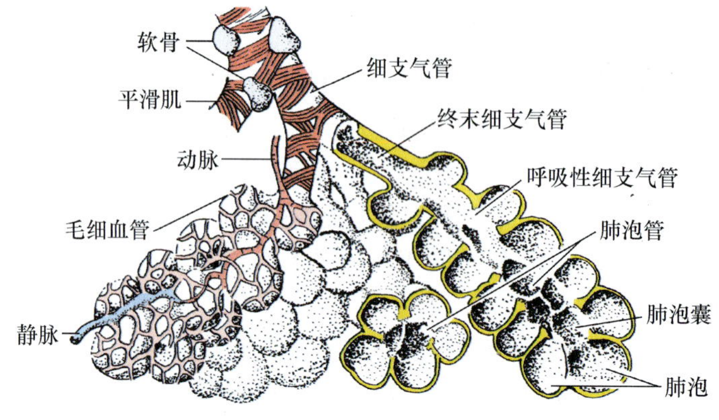

图 10-4 肺小叶立体模式图

从叶支气管到终末细支气管，管腔逐渐变小，管壁完整且逐渐变薄。上皮由假复层纤毛柱状逐渐演变为单层纤毛柱状再到单层柱状上皮；杯状细胞、腺体、软骨片逐渐减少，最终消失；平滑肌纤维逐渐增多，最终形成完整的环形平滑肌束。从呼吸性细支气管到肺泡囊，管壁不完整，肺泡开口逐渐密集，管壁结构逐渐减少，最终消失（图 10-5）。

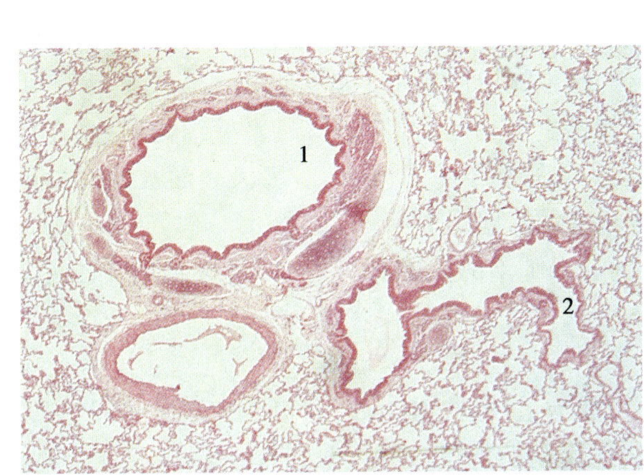

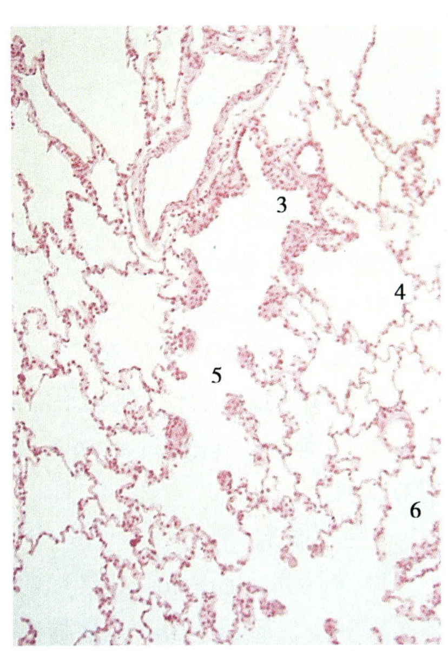

图 10-5 肺组织（大连医科大学郝立宏等图）

1. 小支气管 2. 细支气管 3. 呼吸性细支气管 4. 肺泡 5. 肺泡管 6. 肺泡囊

1. **叶支气管至小支气管** 管壁结构与主支气管相似，随管径变小，管壁变薄，三层分界不明显。上皮为假复层纤毛柱状上皮，但逐渐变薄，杯状细胞、腺体和软骨片逐渐减少；平滑肌纤维逐渐增多，出现环形平滑肌束。

2. **细支气管** 细支气管（bronchiole）内径约 1mm，上皮逐渐变成单层纤毛柱状上皮。杯状细胞、腺体和软骨片进一步减少或消失，环行平滑肌明显增加，黏膜常形成皱襞。

3. **终末细支气管** 终末细支气管（terminal bronchiole）内径约 0.5mm，上皮为单层柱状，杯状细胞完全消失，管壁中已没有腺体和软骨片，出现完整的环行平滑肌，黏膜皱襞明显。

细支气管和终末细支气管的上皮内，有一种分泌细胞，称 Clara 细胞。细胞为柱状，游离面呈圆顶状凸向管腔，顶部胞质内有较多低电子密度的分泌颗粒。Clara 细胞的分泌物中有蛋白水解酶，可分解管腔中的黏液，保持气道通畅。上皮损伤时，Clara 细胞增殖分裂，分化为纤毛细胞。

细支气管和终末细支气管壁中的环行平滑肌收缩或舒张，可以调节进出肺小叶的气体量。

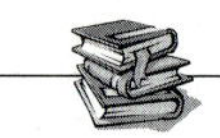

理论与实践

支气管哮喘是由于患者对促使支气管收缩的各种介质具有过强的反应，易由变态反应或其他因素导致广泛的、可逆性的小支气管痉挛。显微镜下可见支气管和细支气管上皮脱落，嗜酸性细胞、单核细胞广泛浸润，平滑肌肥厚，腺体增生，气道内黏液栓形成。这些因素也导致气道增厚、狭窄，管腔阻力增加。支气管哮喘的典型临床表现是发作性的带有哮鸣音的呼气性呼吸困难。

4. **呼吸性细支气管** 呼吸性细支气管(respiratory bronchiole)管壁出现肺泡开口。管壁上皮为单层立方上皮，有 Clara 细胞和少许纤毛细胞，上皮外有少量环行平滑肌纤维。在肺泡开口处，单层立方上皮移行为肺泡的单层扁平上皮。

5. **肺泡管** 肺泡管(alveolar duct)管壁上有密集的肺泡开口，管壁结构很少，在切片上呈现为一系列相邻肺泡开口之间的结节状膨大(图 10-5)。膨大表面被覆有单层立方或扁平上皮，内部有少量平滑肌纤维和结缔组织。

6. **肺泡囊** 肺泡囊(alveolar sac)为若干肺泡的共同开口处，相邻肺泡开口之间无结节状膨大。

(三) 肺泡

肺泡(pulmonary alveoli)为多面薄壁囊泡，直径约 200μm，开口于肺泡囊、肺泡管或呼吸性细支气管(图 10-5)，是肺进行气体交换的部位。成人双肺有 3 亿~4 亿个肺泡。肺泡壁很薄，由肺泡上皮和基膜构成。相邻肺泡间为肺泡隔。

1. **肺泡上皮** 由Ⅰ型和Ⅱ型肺泡细胞组成(图 10-6)。

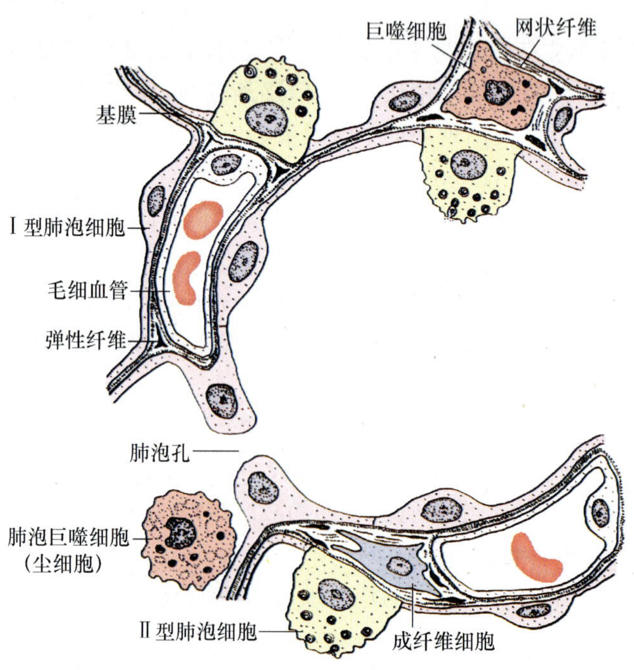

图 10-6 肺泡及肺泡孔模式图

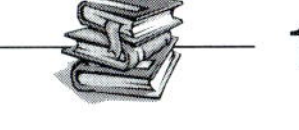

Ⅰ型肺泡细胞（type Ⅰ alveolar cell）：覆盖肺泡表面积的95%。细胞扁平，胞核扁圆形，含核部分胞质略厚。电镜下，胞质中可见较多的吞饮小泡，相邻细胞之间有紧密连接。Ⅰ型肺泡细胞是进行气体交换的部位。

Ⅱ型肺泡细胞（type Ⅱ alveolar cell）：覆盖肺泡表面积的5%。细胞呈立方形或圆形，散在分布于Ⅰ型肺泡细胞之间，凸向肺泡腔。细胞核圆形，胞质着色浅，呈泡沫状。电镜下可见胞质富含线粒体、溶酶体及较发达的粗面内质网和高尔基复合体，核上方有较多同心圆或平行排列的板层状结构，电子密度高，有膜包被，称嗜锇性板层小体（图10-7），其内容物主要是二棕榈酰卵磷脂。细胞以胞吐方式将小体内容物排至肺泡表面，形成具有表面活性的磷脂单分子层薄膜，称**表面活性物质**（surfactant）。表面活性物质有降低肺泡表面张力，稳定肺泡直径，防止肺泡塌陷或过度扩张的作用。

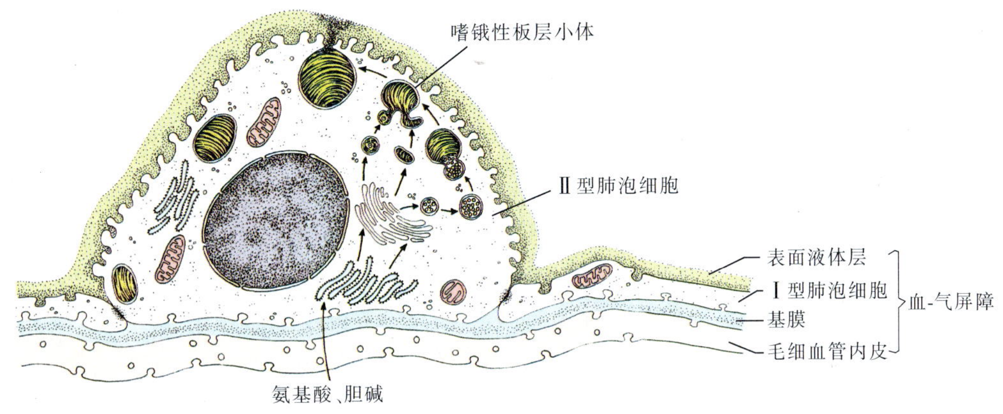

图10-7　Ⅱ型肺泡细胞及血-气屏障超微结构模式图

理论与实践

新生儿呼吸窘迫综合征，又称新生儿肺透明膜病。多发生于早产儿，且胎龄越小，发病率越高。由于Ⅱ型肺泡细胞在胚胎7月时开始分泌表面活性物质，故早产儿易因缺乏表面活性物质，导致肺泡表面张力增加，呼气时肺泡易萎缩塌陷，出现肺不张，肺通气减少，换气不良，肺组织缺氧，毛细血管通透性增加，血浆蛋白渗出，在肺泡表面形成一层透明的嗜酸性膜，故称为肺透明膜病。其临床表现为出生后不久(2~6小时)内出现进行性加重的呼吸困难、发绀，并易导致患儿死亡。

2. **肺泡隔**　肺泡隔（alveolar septum）为相邻肺泡之间的薄层结缔组织，其内有丰富的连续毛细血管、大量的弹性纤维。丰富的毛细血管网有利于肺泡与血管内的气体交换。弹性纤维有着弹性回缩肺泡的作用。当弹性纤维发生退化变性时，肺泡弹性降低，回缩较差且扩大形成肺气肿。此外，肺泡隔内还有成纤维细胞、肺巨噬细胞、浆细胞、肥大细胞、毛细淋巴管和神经纤维等。

肺巨噬细胞（pulmonary macrophage）广泛分布于肺间质，尤以肺泡隔为多，也可进入肺泡腔。该细胞来源于血液中的单核细胞，属于单核吞噬细胞系统，能吞噬进入肺泡和肺间质的尘粒、细菌等异物,有着重要的免疫防御作用。吞噬了较多尘粒的肺巨噬细胞,称**尘细胞**(dust cell),光镜下可见其内含有棕黑色的尘粒(图 10-8)。吞噬了异物的肺巨噬细胞,可沉积在肺间质和肺门淋巴结,或经呼吸道随分泌物排出。

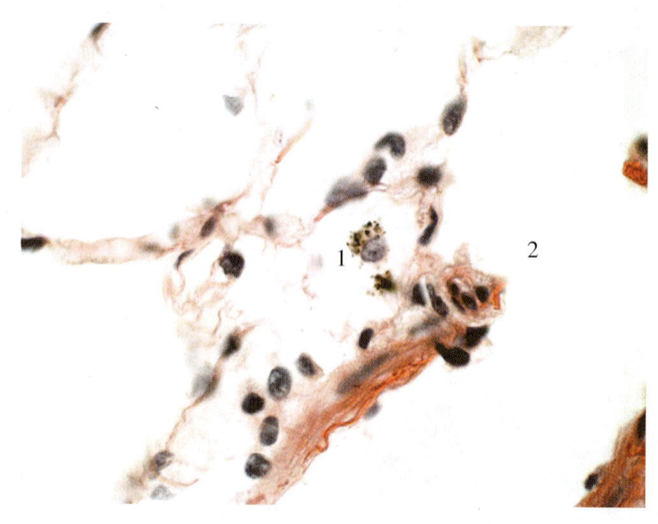

图 10-8 尘细胞(四川省卫生管理干部学院图)
1. 尘细胞 2. 肺泡腔

血-气屏障(blood-air barrier)是肺泡内气体与血液内气体进行交换所通过的结构,包括肺泡表面液体层、I 型肺泡细胞及基膜、薄层结缔组织、连续毛细血管基膜及内皮(图 10-7)。有的部位没有结缔组织,两层基膜融合在一起。血-气屏障很薄,其厚度为 0.2~0.5μm,有利于气体迅速交换。

3. **肺泡孔** 相邻肺泡之间有小孔相通,称肺泡孔(alveolar pore)。它是肺泡间气体的通道,可均衡肺泡间气体的含量。当某一肺泡所属的细支气管阻塞时,该肺泡可经肺泡孔与邻近的肺泡建立侧支通气。肺部感染时,肺泡孔可成为炎症扩散的渠道。

四、肺

肺位于胸腔内,表面被覆有浆膜(胸膜脏层)。肺组织分实质和间质两部分。实质即为反复分支的支气管树及末端的肺泡。间质包括结缔组织及血管、淋巴管、神经等。结缔组织主要分布在支气管树各级分支的周围,分支越细,结缔组织越少,至肺泡周围即形成肺泡隔。

肺的血管:肺有两套血管,分别是肺动、静脉和支气管动、静脉。

肺动脉是肺的功能性血管,管径较大,为弹性动脉。左、右肺动脉分别经肺门入肺后不断分支,并与各级支气管伴行直至肺泡,在肺泡隔内形成密集的毛细血管网,与肺泡进行气体交换后汇集为肺静脉,并逐渐与支气管和肺动脉伴行出肺门。

支气管动脉是肺的营养性血管,管径较细。支气管动脉与支气管伴行入肺,沿途在支气管壁内分支形成毛细血管,营养支气管壁。毛细血管汇集为支气管静脉,与支气管伴行出肺门。还有部分毛细血管则与肺泡毛细血管相吻合,汇入肺静脉。

(黄晓芹)

第十一章

泌尿系统

内容提要

肾的基本结构；肾单位的结构与功能；滤过屏障的组成；集合小管结构及功能；球旁复合体的组成及功能；肾间质及肾血液循环的特点；排尿管道的组织结构特征。

泌尿系统由肾、输尿管、膀胱和尿道等器官组成，以尿液的形式将血液中的代谢废物排到体外，以维持机体内环境的相对稳定。

一、肾

肾(kidney)外形似蚕豆状，外缘隆起，内缘凹陷为肾门。肾门有输尿管、血管、神经和淋巴管出入。

(一) 肾的一般结构

肾表面包有致密结缔组织构成的被膜。肾实质分为皮质和髓质。新鲜肾的冠状剖面上，皮质位于浅层，色深呈红褐色；髓质位于深层，色浅。髓质由10余个**肾锥体**(renal pyramid)组成，位于肾锥体之间的皮质部分，称**肾柱**。锥体尖端钝圆，突入肾小盏内，称**肾乳头**，乳头管开口于此处。一个肾锥体与相连的皮质组成**肾叶**。从肾锥体底呈辐射状伸入皮质的条纹，称**髓放线**(medullary ray)，位于髓放线之间的肾皮质，称**皮质迷路**(cortical labyrinth)。每个

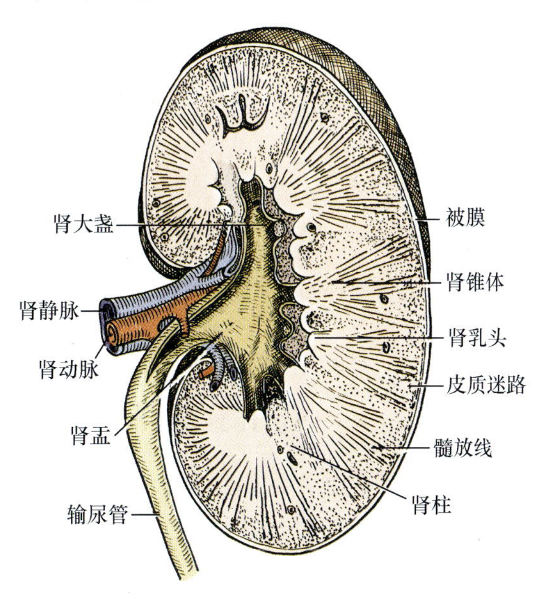

图11-1 肾冠状切面

髓放线及其周围的皮质迷路组成一个肾小叶(图 11-1)。

(二) 肾实质

肾实质由肾单位和集合管系组成。每个肾单位包括一个肾小体和一条与它相连的肾小管。肾小管汇入集合管,它们均是单层上皮构成的管道,统称**泌尿小管**(uriniferous tubule)。

1. **肾单位** 肾单位(nephron)是肾的结构和功能单位,由肾小体和肾小管两部分组成。人体每个肾有 100 万个以上的肾单位。

肾小体位于皮质迷路和肾柱内,一端与肾小管相连。肾小管的起始段(近端小管曲部)在肾小体附近蟠曲走行,继而直行入髓放线及肾锥体(近端小管直部),随后管径骤然变细(细段),之后管径又增粗并返折向上走行于肾锥体和髓放线(远端小管直部)。近端小管直部、细段和远端小管直部三者构成 U 型的**髓袢**(medullary loop)。远端小管直部离开髓放线或肾锥体后,重又蟠曲走行于原肾小体附近(远端小管曲部),最后汇入集合管(图 11-2)。

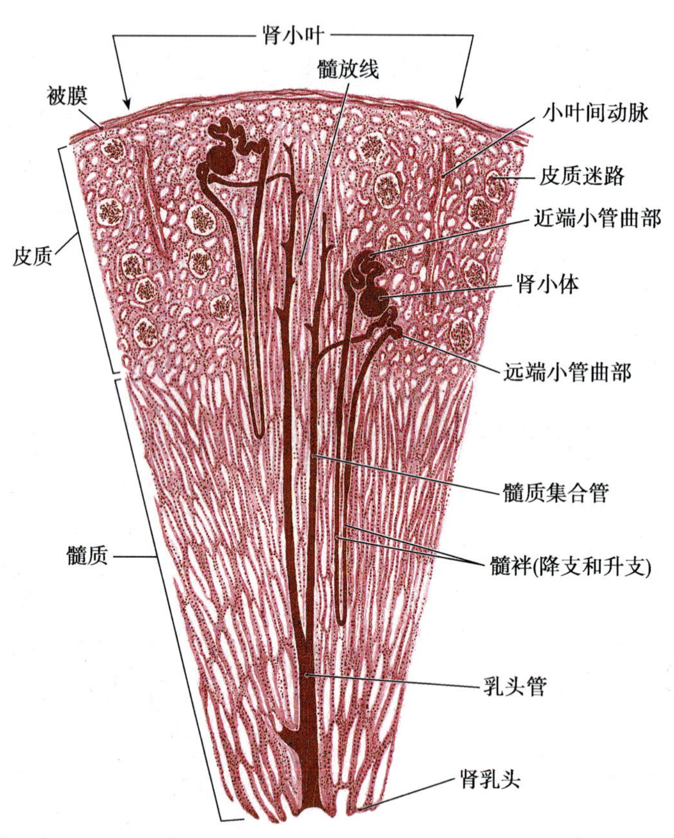

图 11-2 肾单位和集合管在肾内分布模式图

根据肾小体在皮质中深浅位置不同,可将肾单位分为两种。**浅表肾单位**数量多,约占肾单位总数的 85%,位于皮质浅部,体积小,髓袢短,在尿液形成中起重要作用。**髓旁肾单位**数量少,约占肾单位总数的 15%,位于皮质深部,体积大,髓袢长,对尿液浓缩有重要意义。

（1）**肾小体**（renal corpuscle）：似球形，故又称肾小球，直径约200μm，由血管球和肾小囊组成（图11-3，11-4）。肾小体有相对的两极，微动脉出入的一端称**血管极**，另一端与近端小管相连接，称**尿极**。

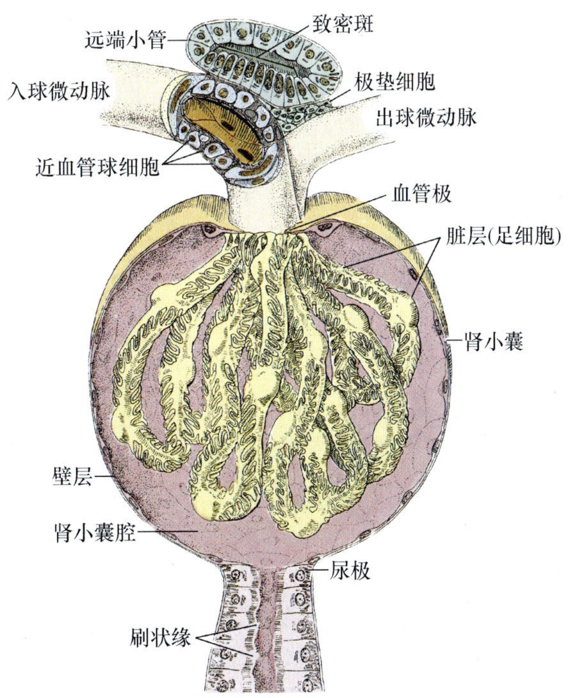

图 11-3 肾小体与球旁复合体模式图

1）**血管球**（glomerulus）：是肾小囊中的一团蟠曲的毛细血管（图11-3，11-4）。一条入球微动脉从血管极进入肾小囊内，分成4～5条初级分支，每支再分支形成网状毛细血管袢，每个血管袢之间有血管系膜支持，毛细血管继而又汇成一条出球微动脉，从血管极离开肾小囊。因此，血管球是一种动脉性毛细血管网。由于入球微动脉管径较出球微动脉粗，故血管球内的血压较高，当血液流经血管球时大量水和小分子物质易于滤出管壁而入肾小囊内。电镜下，血管球为有孔毛细血管（图11-5，11-6），孔径50～100nm，孔上无隔膜覆盖，因而管壁通透性较大，有利于血液中小分子物质的滤出。

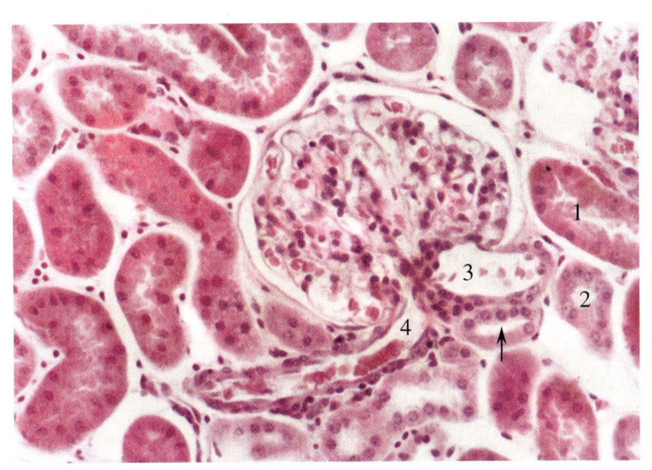

图 11-4 肾皮质迷路（河北北方学院基础医学部图）

1. 近曲小管 2. 远曲小管 ↑致密斑 3. 入球微动脉 4. 出球微动脉

血管系膜（mesangium）又称球内系膜，主要由系膜细胞和系膜基质组成。血管系膜位于血管球毛细血管之间，邻接毛细血管内皮或基膜。系膜细胞形态不规则，细胞突起可伸至内皮与基膜之间。目前认为系膜细胞来源于平滑肌细胞，能合成基膜和系膜基质的成分，还可吞噬和降解沉积在基膜上的免疫复合物，以维持基膜的通透性，并参与基膜的更新和修复。

2）**肾小囊**（renal capsule）：又称 Bowman 囊，是肾小管起始部膨大凹陷而成的双层囊，似杯状，囊内有血管球（图 11-3，11-4）。肾小囊外层（壁层）为单层扁平上皮，在肾小体的尿极与近端小管上皮相连续，在血管极反折为肾小囊内层（脏层），两层上皮之间的狭窄腔隙称肾小囊腔，与近曲小管管腔相通。内层细胞形态特殊，有许多大小不等的突起，称**足细胞**（podocyte）（图 11-5）。足细胞体积较大，胞体凸向肾小囊腔，核染色较浅，胞质内有丰富的细胞器，在扫描电镜下，可见从胞体伸出几个大的初级突起，继而再分成许多指状的次级突起，相邻的次级突起相互穿插嵌合，形成栅栏状，紧贴在毛细血管基膜外面。突起之间有直径约 25nm 的裂隙，称裂孔，孔上覆盖一层厚 4～6nm 的**裂孔膜**（slit membrane）。

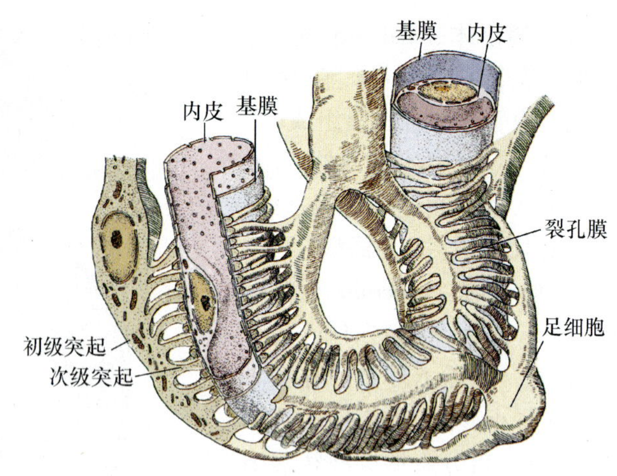

图 11-5　足细胞及毛细血管超微结构模式图

当血液流经血管球毛细血管时，管内血压较高，血浆内部分物质经有孔毛细血管内皮、基膜和足细胞裂孔膜滤入肾小囊腔，这三层结构称**滤过膜**（filtration membrane），或称**滤过屏障**（filtration barrier）（图 11-6）。滤过膜的三层结构分别对血浆成分具有选择性通透作用。滤入肾小囊腔的滤液称原尿，除不含大分子蛋白质外，原尿成分与血浆相似。成人一昼夜两肾可形成 180L 原尿。

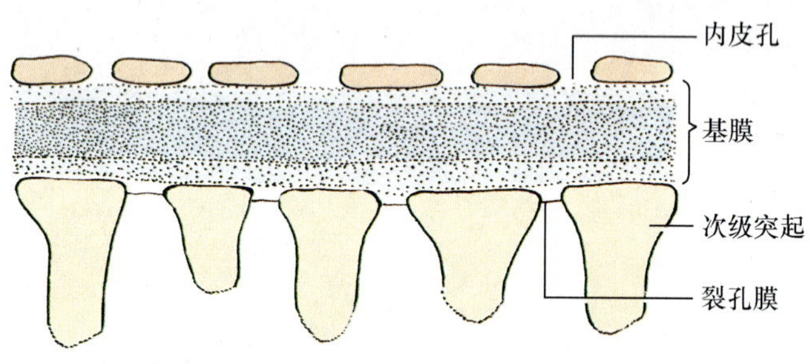

图 11-6　滤过膜模式图

理论与实践

肾小球肾炎又称肾炎，是发生于双侧肾脏肾小球的变态反应性疾病。由于免疫复合物形成，使滤过膜受到损害，血浆大分子蛋白质甚至血细胞通过滤过膜漏出，出现蛋白尿或血尿。当系膜细胞清除了基膜内沉积物、内皮细胞和足细胞再建新的基膜后，滤过膜功能又可恢复。

（2）**肾小管**（renal tubule）：是由单层上皮细胞围成的小管，上皮外有基膜及少量结缔组织。肾小管分为近端小管、细段和远端小管三部分。近端小管与肾小囊相连，远端小管连接集合小管。肾小管有重吸收和排泌等作用。

1）**近端小管**（proximal tubule）：是肾小管中最长最粗的一段，管径50~60μm，长约14mm，约占肾小管总长的一半。近端小管分曲部和直部两段。

近端小管曲部：简称**近曲小管**（proximal convoluted tubule），起于肾小体尿极，迂曲蟠行于肾小体附近（图11-2，11-7）。光镜下，曲部管壁上皮细胞为立方形或锥体形，胞体较大，细胞分界不清，胞质嗜酸性，核圆，位于近基底部。上皮细胞腔面有**刷状缘**，基底部有基底纵纹（图11-4，11-7）。电镜下，刷状缘由大量密集而排列整齐的微绒毛组成；基底纵纹为细胞基底部胞膜内陷而成的细胞膜内褶，细胞膜内褶之间有许多纵向排列的杆状线粒体，与细胞主动运输物质的耗能相关；细胞侧面有许多侧突，相邻细胞的侧突相互嵌合，故光镜下细胞分界不清。

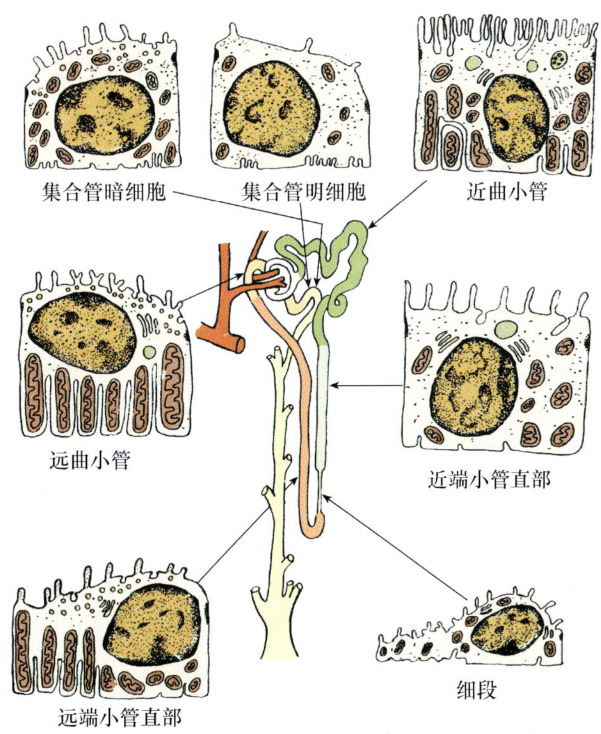

图11-7 泌尿小管各段上皮细胞超微结构模式图

近端小管直部：是曲部的延续，其结构与曲部基本相似，但上皮细胞较矮，微绒毛、细胞膜内褶和侧突均不如曲部发达（图11-7）。

近端小管是原尿重吸收的主要场所，原尿中几乎全部葡萄糖、氨基酸和蛋白质以及大部分水、离子和尿素等均在此重吸收。此外，近端小管还向腔内分泌氢离子、氨、肌酐和马尿酸等。

2）**细段**（thin segment）：管径细，直径10~15μm，管壁为单层扁平上皮（图11-7，11-8），细胞含核部分突向管腔，胞质着色较浅，无刷状缘。电镜下，上皮细胞游离面有少量短微绒毛,基底面有少量细胞膜内褶。细段上皮甚薄,有利于水和离子通透。

3) **远端小管**(distal tubule):包括远端小管直部和曲部。管腔较大而规则,管壁上皮细胞呈立方形,细胞体积较近端小管的小,着色浅,侧突不发达,故细胞分界较清楚,核位于中央,游离面无刷状缘,但基部纵纹较明显(图11-4,11-7,11-8)。

远端小管直部:是髓袢升支的重要组成部分。管径约30μm,长约9mm。电镜下,细胞表面有少量短而小的微绒毛,基部细胞膜内褶发达,长的内褶可伸达细胞2/3或顶部,基部细胞膜上有丰富的Na^+、K^+-ATP酶,能主动向间质转运Na^+,有利于对水的重吸收。

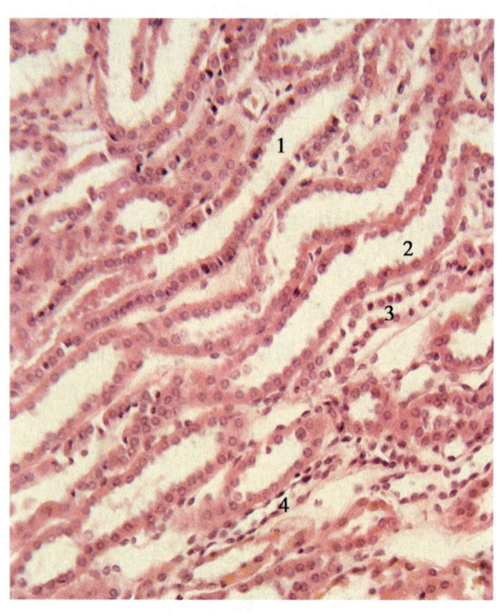

图11-8 肾髓质(大连医科大学郝立宏等图)
1. 集合管 2. 近端小管直部
3. 远端小管直部 4. 细段

远端小管曲部:简称**远曲小管**(distal convoluted tubule),直径35~45μm,长4.6~5.2mm。其超微结构与直部相似,但细胞膜内褶和线粒体不如直部发达。远曲小管是离子交换的重要部位,细胞有吸收水、Na^+和排出K^+、H^+、NH_3等作用,对维持体液的酸碱平衡起重要作用。肾上腺皮质分泌的醛固酮能促进此段重吸收Na^+,排出K^+,神经垂体抗利尿激素能促进此段对水的重吸收,使尿液浓缩,尿量减少。

2. **集合管系** 集合管系(collecting tubule system)全长20~38mm,可分为弓形集合管、直集合管和乳头管三段(图11-2)。弓形集合管很短,位于皮质迷路内,一端连接远曲小管,呈弧形弯入髓放线,与直集合管相连。直集合管在髓放线和肾锥体内下行至肾乳头,改称乳头管,开口于肾小盏。集合管随管径的增粗,管壁上皮由单层立方逐渐增高为单层柱状(图11-7),至乳头管处成为高柱状上皮。上皮细胞的特点为胞质清明,分界清楚。集合管能进一步重吸收水和交换离子,使原尿进一步浓缩,并与远曲小管一样也受醛固酮和抗利尿激素的调节。

(三) 球旁复合体

球旁复合体(juxtaglomerular complex)也称肾小球旁器,由球旁细胞、致密斑和球外系膜细胞组成。

1. **球旁细胞** 入球微动脉行至近肾小体血管极处,其管壁中膜的平滑肌细胞转变为上皮样细胞,称球旁细胞(juxtaglomerular cell)(图11-3)。细胞体积较大,呈立方形,核大而圆,胞质弱嗜碱性,其内有丰富的分泌颗粒。电镜下,颗粒呈均质状。免疫组织化学法证明颗粒内含有**肾素**(renin)。肾素是一种蛋白水解酶,能使血管紧张素原变成血管紧张素Ⅰ。后者在血管内皮细胞分泌的转换酶作用下转变为血管紧张素Ⅱ。两者均可使血管平滑肌收缩，血压升高。血管紧张素还可刺激肾上腺皮质分泌醛固酮，促进肾远曲小管和集合管吸收 Na^+ 和水，导致血容量增大，血压升高。

2. **致密斑** 远端小管靠近肾小体侧的上皮细胞增高，变窄，形成一个椭圆形斑，称**致密斑**（macula densa）。细胞呈高柱状，胞质色浅，核椭圆形，排列紧密，位于近细胞顶部（图 11-3）。致密斑是一种离子感受器，能敏锐地感受远端小管内滤液的 Na^+ 浓度变化。当滤液中 Na^+ 浓度降低时，致密斑细胞将信息传递给球旁细胞，促使其分泌肾素。

3. **球外系膜细胞** 球外系膜细胞（extraglomerular mesangial cell）又称**极垫细胞**（polar cushion cell）。是位于血管极三角区内的一群细胞，细胞形态结构与球内系膜细胞相似，并与球内系膜相延续（图 11-3）。球外系膜细胞与球旁细胞、球内系膜细胞之间有缝隙连接，因此认为它在球旁复合体功能活动中起"信息"传递作用。

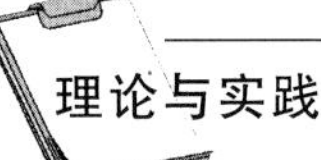

理论与实践

肾病高血压是慢性肾病的常见并发症，它既能加速肾病进展，又是心血管疾病的危险因素。因此，正确处理肾病高血压，是改善肾病患者预后，提高其生活质量的有力措施。慢性肾病与高血压通过多种机制互相影响。首先，慢性肾病可引起高血压。其机制包括细胞外容量扩张、肾素-血管紧张素-醛固酮系统激活、前列腺素/缓激肽活性下降等。此外，高血压通过多种机制导致肾功能恶化，最终都会导致肾硬化及纤维化，而硬化及纤维化的肾又是产生肾性高血压的原因。

（四）肾间质

肾间质为肾单位及集合管系之间的少量结缔组织。皮质内的结缔组织较少，愈接近肾乳头结缔组织愈多。肾间质中除一般结缔组织成分外，尚有一种特殊的细胞，称**间质细胞**（interstitial cell）。细胞呈星形，有较长突起。间质细胞具有形成间质内的纤维和基质的功能；并可合成**前列腺素和髓脂Ⅰ**，髓脂Ⅰ可在肝脏转化为髓脂Ⅱ，是一种血管舒张剂，可降低血压。此外，肾小管周围的血管内皮细胞能产生**促红细胞生成因子**和**红细胞生成素**，可促进骨髓红细胞的生成。

（五）肾的血液循环

肾动脉直接由腹主动脉分出，经肾门入肾后，分为数支叶间动脉，在肾柱内上行至皮质与髓质交界处，横行分支为弓形动脉。弓形动脉分出若干小叶间动脉，呈放射状走行于皮质迷路内。小叶间动脉沿途向两侧分出许多入球微动脉进入肾小体，形成血管球，再汇合成出球微动脉。出球微动脉离开肾小体后，又分支形成球后毛细血管网，分布在肾小管周围。毛细血管网依次汇合成小叶间静脉，弓形静脉和叶间静脉，它们与相应动脉伴行，最后形成肾静脉出肾（图 11-9）。

肾血循环的特点是：①肾动脉直接起于腹主动脉，血流量大，流速快；②入球微动脉较出球微动脉粗，血管球压力较高，有利于滤过；③流经肾血液的绝大部分，先通过血管球，球后毛细血管中血液因滤出大量水分，胶体渗透压增高，有利于水的重吸收；④髓质的直小动脉和直小静脉形成袢状，与肾单位的髓袢相伴行，有利于肾小管和集合管重吸收水和尿液的浓缩。

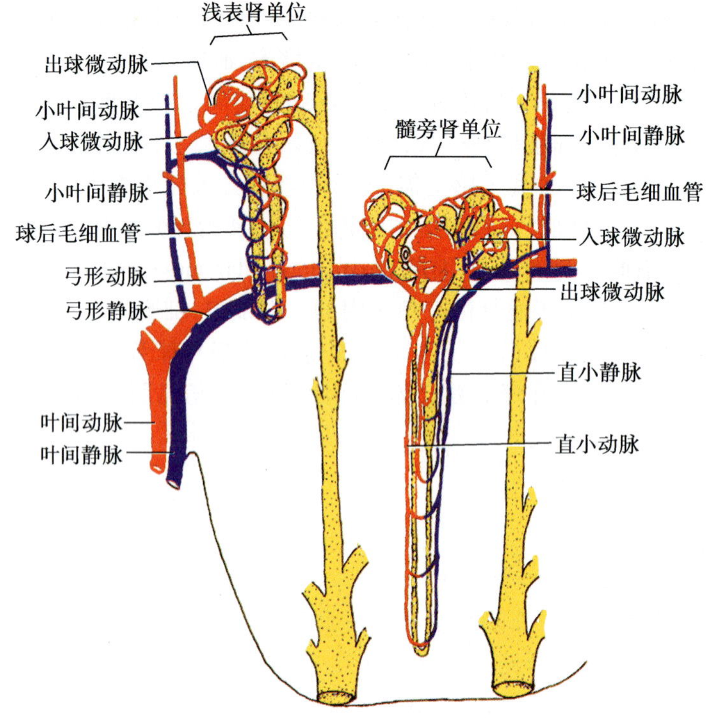

图 11-9 肾血液循环通路

二、排尿管道的结构特点

肾产生的终尿经输尿管、膀胱及尿道等排尿管道排至体外。排尿管道各部分的组织结构基本相似，均由黏膜、肌层和外膜构成。

（一）黏膜

黏膜上皮为变移上皮（尿道除外）。上皮开始较薄，只有 2～3 层细胞，愈往下愈厚。变移上皮细胞的层数可随功能状态而变化。

（二）肌层

排尿管道均为平滑肌，膀胱的肌层较厚。

（三）外膜

除膀胱顶部为浆膜外，其余均为纤维膜。

（李宝园）

第十二章

感觉器官

内容提要

皮肤的分层及构成表皮的细胞类型；角膜的组织结构；视网膜的细胞类型、结构特征与功能特性；壶腹嵴、椭圆囊斑、球囊斑和螺旋器的组织结构与功能。

感觉器官包括**皮肤**(skin)、**眼**(eye)和**耳**(ear)等。

一、皮　　肤

皮肤直接与外界环境接触，能阻挡异物和病原体侵入，并能防止体内组织液丢失，对人体有重要的保护作用。皮肤内有丰富的感觉神经末梢，能感受外界环境的刺激，所以，皮肤也是感觉器官。皮肤由表皮和真皮两部分组成。

(一) 表皮

表皮(epidermis)由角化的复层扁平上皮构成，内有两类细胞：一类是**角质形成细胞**(keratinocyte)，数量多，为表皮细胞的主要部分。另一类是非角质形成细胞(图12-1)。

1. **表皮的分层和角化**　从基底到表面可分为五层(图12-1)。

(1) **基底层**(stratum basale)：附于基膜上，为一层立方形或矮柱状细胞，称基底细胞。该层细胞的胞核大，呈卵圆形，位于细胞中央，染色较浅，胞质强嗜碱性。胞质内含丰富的游离核糖体，分散或成束的角蛋白丝。相邻细胞间有桥粒相连，基底面借半桥粒连接于基膜上。基底细胞是表皮的干细胞，有很强的分裂能力。

(2) **棘层**(stratum spinosum)：位于基底层上方，由4～10层多边形细胞组成，由于细胞向四周伸出许多细短的突起，故名棘细胞。棘细胞体积大，核圆，位于中央，胞质丰富，呈弱嗜碱性。胞质内也有许多游离核糖体和成束的角蛋白丝，还可见多个卵圆形有膜包裹的板层颗粒，其内容物主要为脂质，排放到细胞间隙形成膜状物，可阻止外界物质透过表皮，以及防止组织液外渗。

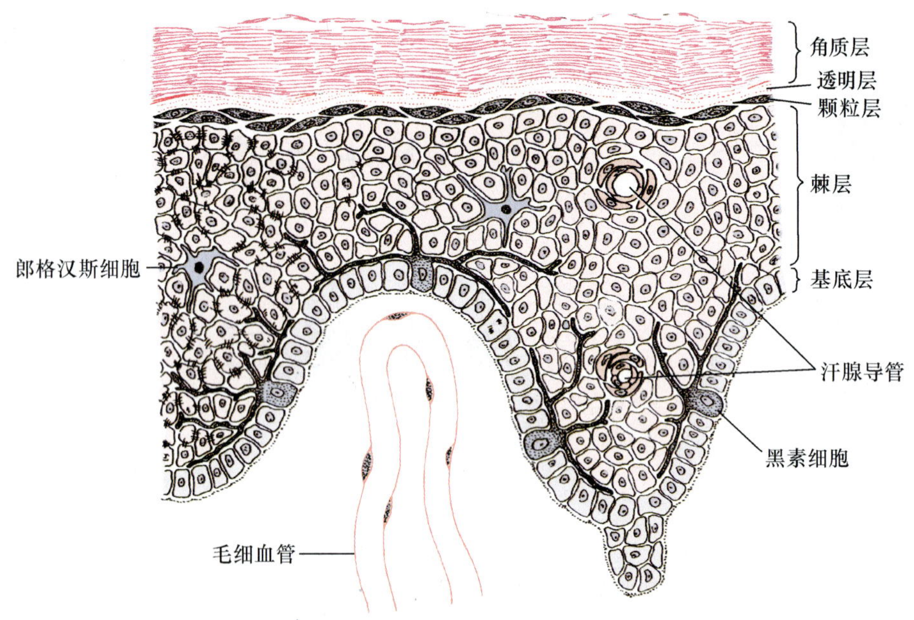

图 12-1 表皮的分层及细胞组成模式图

(3) **颗粒层**(stratum granulosum):位于棘层上方,由 3~5 层较扁的梭形细胞组成。此层细胞的胞核和细胞器开始退化。其主要特点是胞质内含有许多形态不一、大小不等、呈强嗜碱性的透明角质颗粒。

(4) **透明层**(stratum lucidum):位于颗粒层上方,仅见于手掌和足底较厚的表皮中。由 2~3 层扁梭形细胞组成。胞质呈透明均质状,嗜酸性,折光性强,细胞界限不清,细胞核和细胞器已消失。其超微结构与角质层细胞相似。

(5) **角质层**(stratum corneum):为表皮的表层,由多层扁平的角质细胞组成,为已经完全角化的死细胞。细胞轮廓不清,无细胞核和细胞器,胞质呈均质状,嗜酸性。胞质中充满密集平行的角蛋白丝和均质状物质,后者即透明角质颗粒所含的富有组氨酸的蛋白质。细胞膜内面有一层外皮蛋白,使细胞膜明显增厚且坚固。近表面细胞间的桥粒解体,细胞连接松散,极易脱落,成为皮屑。

人体大部分皮肤的表皮较薄,棘层、颗粒层及角质层层数均少,无透明层。

从表皮的基底层到角质层的结构变化,反映了角质形成细胞增殖、分化、向表层推移和最后脱落的过程,同时也是细胞逐渐生成角蛋白和角化的过程。

2. **非角质形成细胞**

(1) **黑素细胞**(melanocyte):胞体多散在于基底细胞之间,突起伸入基底细胞和棘细胞之间(图 12-2)。该细胞最大特点是胞质中有多个膜包小体,称**黑素体**(melanosome),内含酪氨酸酶,能将酪氨酸转化为**黑色素**(melanin)。当黑素体内充满黑色素后改称为**黑素颗粒**(melanin granule)。

黑色素为棕黑色物质,是决定皮肤颜色的一个重要因素,同时还能吸收和散射紫外线,保护深层组织免受辐射损伤。

(2) **郎格汉斯细胞**(Langerhans cell):散在于棘细胞之间,向周围伸出多个树枝状的细突起,穿插在棘细胞之间(图 12-1)。郎格汉斯细胞能识别、结合和处理侵入皮肤

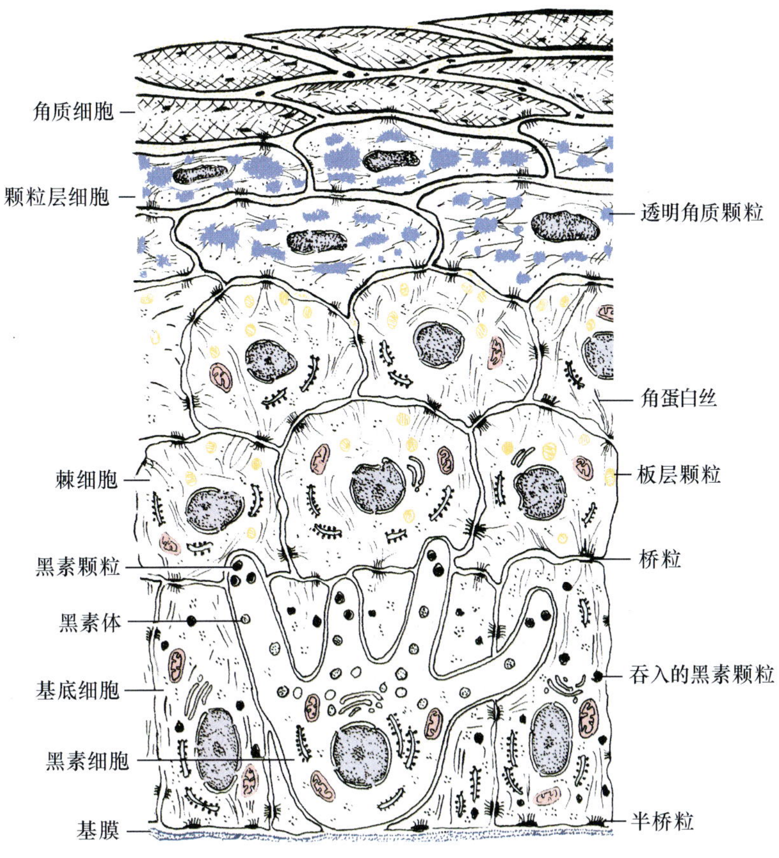

图 12-2 表皮细胞超微结构模式图

的抗原，将抗原提呈给 T 细胞，引起免疫应答。因此，郎格汉斯细胞是皮肤重要的免疫细胞，在对抗侵入皮肤的病原微生物、监视表皮癌变细胞和排斥移植的异体组织中起重要作用。

（3）**梅克尔细胞**（Merkel cell）：位于基底细胞间，是一种扁平有短指状突起的细胞，数目很少。细胞顶部有几个短小的突起伸入基底细胞之间，与相邻的角质形成细胞借桥粒相连，细胞基底面与盘状的感觉神经末梢接触。基底胞质内有许多含致密核心的小泡。梅克尔细胞的功能尚不清楚，可能具有感觉功能。

（二）真皮

真皮（dermis）位于表皮下方，由结缔组织构成，分乳头层和网状层，但两者并无明确分界。

1. **乳头层** 为真皮浅层，由疏松结缔组织构成，此层向表皮基底部突起，形成许多嵴状或乳头状凸起，称**真皮乳头**，使表皮与真皮的连接面扩大，以加强连接的牢固性，同时使表皮从真皮中充分获得营养。乳头层内胶原纤维和弹性纤维较细密，含细胞较多，毛细血管丰富，有许多游离神经末梢，手指掌侧真皮乳头层内还有较多的触觉小体。

2. **网状层** 位于乳头层下方，由致密结缔组织组成，是真皮的主要组成部分。网状层有粗大的胶原纤维束和弹性纤维，交织成网，使皮肤有较大的韧性和弹性。

（三）皮下组织

皮下组织又称浅筋膜，由疏松结缔组织和脂肪组织构成。皮肤借皮下组织与深部组织相连。

（四）皮肤的附属器

皮肤内有毛、皮脂腺、汗腺和指（趾）甲等附属器，它们均由表皮衍生而来。

1. **毛** 皮肤除手掌和足底等处外，均长有毛。

每根毛由毛干、毛根和毛球三部分组成。露在皮肤外面的部分称**毛干**（hair shaft），埋在皮肤内的为**毛根**（hair root），毛根外包有由上皮和结缔组织构成的**毛囊**（hair follicle）（图12-3）。毛根和毛囊的下端形成球形膨大，称**毛球**（hair bulb）。毛球底面向内凹陷，为富含血管和神经的结缔组织所形成的**毛乳头**（hair papilla）。毛球是毛和毛囊的生长点，而毛乳头对毛的生长起诱导和营养作用。

毛球的上皮细胞为干细胞，称毛母质，此处细胞能增殖并分化为毛根的细胞和毛囊内层细胞，毛得以生长。

毛和毛囊与皮肤表面有一定的倾斜度，在毛根与皮肤表面呈钝角的一侧，有一束连接毛囊和真皮乳头层之间的平滑肌，称**立毛肌**，其收缩可使毛发竖立（图12-3）。

2. **皮脂腺** 皮脂腺（sebaceous gland）位于毛囊和立毛肌之间，为泡状腺。导管壁为复层扁平上皮，大多开口于毛囊上段。分泌部由一个或多个囊状的腺泡构成（图12-3）。分泌物称皮脂，对毛发和皮肤有保护作用。

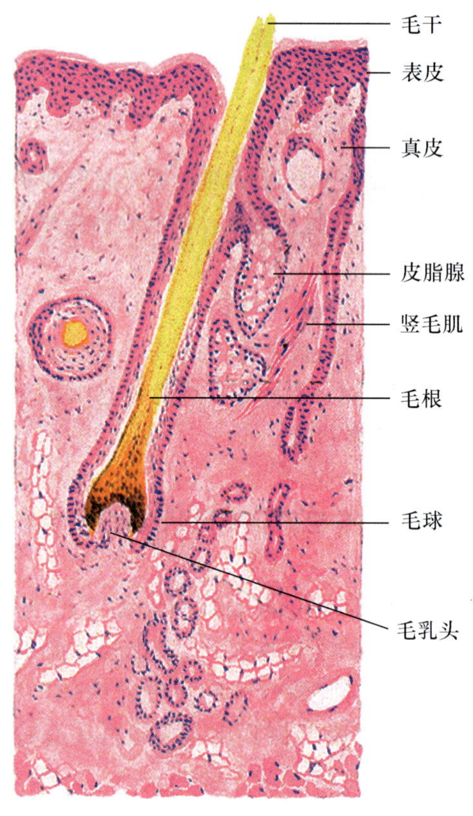

图12-3 人头皮

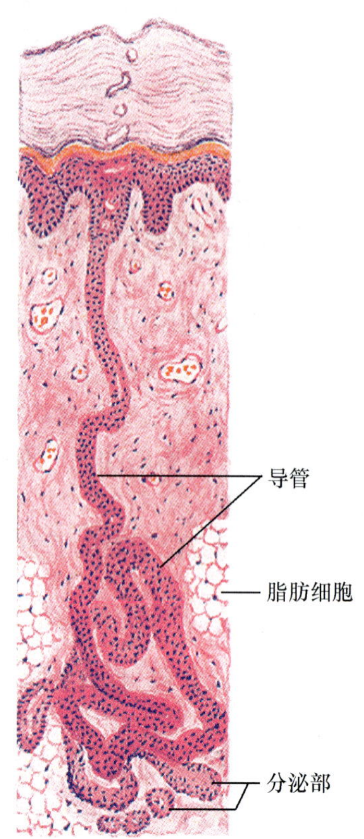

图12-4 小汗腺

3. **汗腺** 汗腺(sweat gland)分局泌汗腺和顶泌汗腺两种。

(1) **局泌汗腺**:又称外泌汗腺或小汗腺,即通常所指的汗腺,遍布于全身皮肤内(图 12-4)。局泌汗腺为单曲管状腺,分泌部极度盘曲,由单层锥体形细胞围成,位于真皮深层和皮下组织中。导管细,管壁由两层染色较深的立方形细胞组成,开口于皮肤表面的汗孔。汗液的分泌(出汗)是身体散热的主要方式,对调节体温、湿润皮肤和排泄代谢产物等起到重要作用。

(2) **顶泌汗腺**:又称大汗腺,主要分布在腋窝、乳晕和阴部等处。分泌部也盘曲成团。导管细而直,开口于毛囊上段。分泌物为较黏稠的乳状液,含蛋白质、糖和脂类等。顶泌汗腺的分泌受性激素调节,青春期分泌较旺盛。若分泌物被细菌分解可产生特殊气味。

二、眼

眼是视觉器官,由接受光刺激的眼球以及眼睑、眼外肌和泪器等附属器官组成。

(一) 眼球

眼球近似圆球体,由眼球壁及其内容物构成(图 12-5)。

1. **眼球壁** 眼球壁从外至内可分为纤维膜、血管膜和视网膜三层(图 12-5)。

(1) **纤维膜**:主要为致密结缔组织,前 1/6 为角膜,后 5/6 为巩膜。

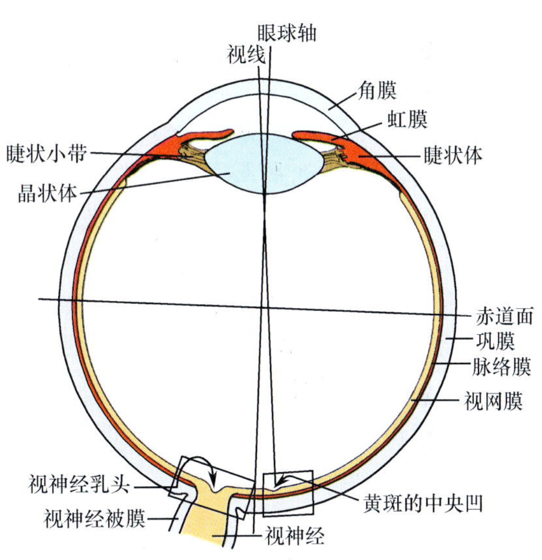

图 12-5 眼球水平切面图

角膜(cornea)呈透明的圆盘状,从前至后共分 5 层(图 12-6)。①角膜上皮:为未角化的复层扁平上皮,有5~6 层细胞,内有丰富的游离神经末梢,因此,角膜感觉十分敏锐;②前界层:为无细胞的均质层,主要由胶原原纤维和基质组成;③角膜基质:由大量与表面平行的胶原板层组成,每一板层含大量平行排列的胶原原纤维,相邻板层的胶原原纤维互相垂直,板层之间的狭窄间隙中有扁平并具有细长分支突起的成纤维细胞;④后界层:亦为一透明的均质膜,较前界层薄,也由胶原原纤维和基质组成,由角膜内皮分泌形成;⑤角膜内皮,为单层扁平上皮。角膜内不含血管,其营养由房水和角膜缘的血管供应。

巩膜(sclera)呈瓷白色,质地坚硬,由大量粗大的胶原纤维交织而成,内含少量血管、神经、成纤维细胞及色素细胞。巩膜与角膜交界的移行处称**角膜缘**,角膜缘内侧部有巩膜静脉窦和小梁网等重要结构。小梁网与巩膜静脉窦相通,是房水循环的重要通道。在巩膜静脉窦内侧,巩膜组织略向前突形成巩膜距。

(2) **血管膜**:为含大量血管和色素细胞的疏松结缔组织,由前向后依次分成虹膜、

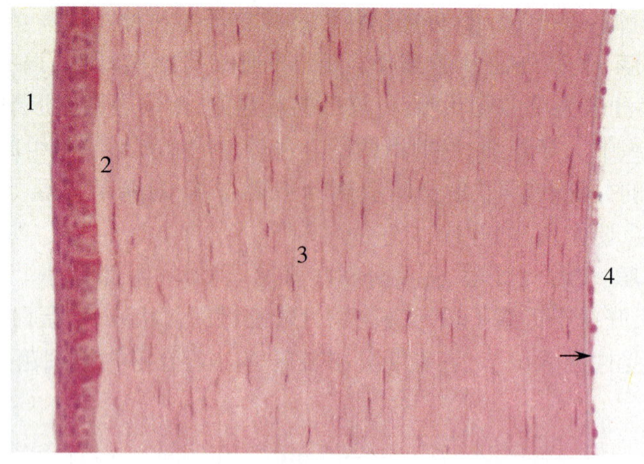

图 12-6 角膜(吉林大学白求恩医学院图)

1. 角膜上皮 2. 前界层 3. 角膜基质 →后界层 4. 角膜内皮

睫状体和脉络膜。

虹膜(iris)为一环板状薄膜,中央为瞳孔。虹膜与角膜之间的腔隙称前房,虹膜与玻璃体之间的腔隙称后房,两者通过瞳孔相通。虹膜与角膜缘的夹角称前房角。虹膜由前向后分为前缘层、虹膜基质和虹膜上皮三层。

睫状体(ciliary body)位于虹膜与脉络膜之间,前段肥厚并伸出放射状的睫状突,后段渐平坦。睫状体由睫状肌、基质与上皮组成。其中睫状体上皮由两层细胞组成。深层为立方形的色素细胞,内有粗大的色素颗粒;表层为立方形或矮柱状的非色素细胞,内质网和高尔基复合体较发达,能合成胶原蛋白,分泌房水。

睫状突与晶状体之间通过细丝状的睫状小带相连。睫状肌收缩时,睫状小带松弛;反之,则紧张,借此调节晶状体的位置和曲度。

脉络膜(choroid)为血管膜的后 2/3 部分,填充在巩膜与视网膜之间,是富含血管和色素细胞的疏松结缔组织。

(3) **视网膜**(retina):为神经组织,是脑的外延部分。主要由色素上皮、视细胞、双极细胞和节细胞四层细胞构成(图 12-7)。

色素上皮层是视网膜的最外层,为单层矮柱状上皮(图 12-7),细胞之间有紧密连接、中间连接和缝隙连接等。细胞基部有发达的细胞膜内褶。细胞顶部有较多突起伸入视细胞之间,但两者之间并无牢固的连接结构,视网膜脱离常发生在这两者之间。其主要特点是胞质内含有大量粗大的圆形或卵圆形黑素颗粒,可防止强光对视细胞的损害。另一特点是胞质内含有吞噬体,吞噬体内常见被吞入的视细胞膜盘。色素上皮细胞还能储存维生素 A,参与视紫红质的合成。

视细胞层是一层感觉神经元,称**视细胞**(visual cell)或**感光细胞**(photoreceptor cell)。胞体向内、外两侧分别伸出内突(轴突)和外突(树突)。视细胞分视杆细胞和视锥细胞两种。前者的外突呈杆状(视杆),后者的外突呈锥状(视锥)(图 12-7,12-8)。**视杆细胞**(rod cell)的胞核较小,染色较深。视杆分内节与外节,内节是合成蛋白质的部位;外节为感光部位,含有许多平行排列的膜盘,它们是外节基部一侧的胞膜内陷,并

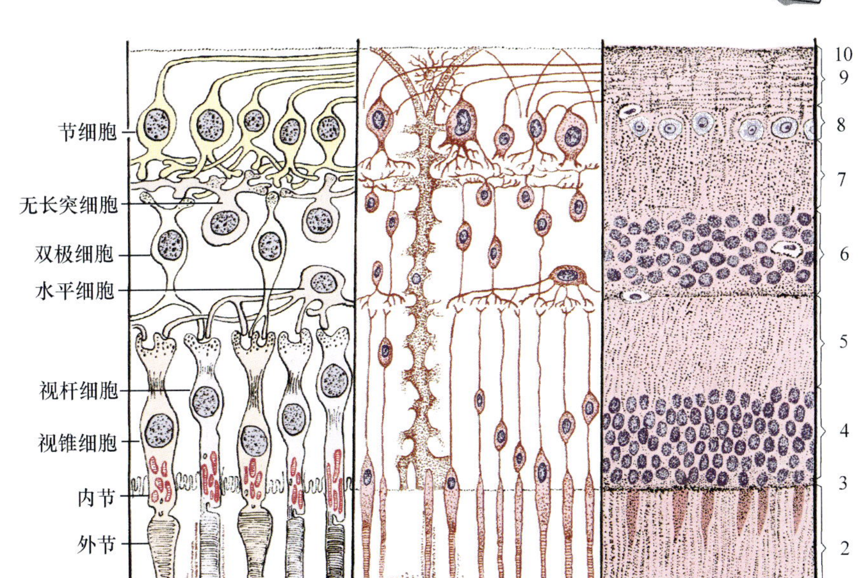

图 12-7 视网膜结构图

A. 超微结构模式图 B. 光镜结构模式图 C. 光镜切片

与胞膜分离后形成的独立盘状结构(图 12-8)。外节顶部衰老的膜盘不断脱落,并被色素上皮细胞吞噬。膜盘上镶嵌的感光物质称**视紫红质**(rhodopsin),维生素 A 是合成视紫红质的原料之一。视杆细胞感受弱光。因此,当人体维生素 A 不足时,视紫红质缺乏,导致弱光视力减退即为夜盲症。视杆细胞的内突末端膨大呈小球状,与双极细胞形成突触。**视锥细胞**(cone cell)的形态与视杆细胞近似,但其外节的膜盘大多与细胞膜不分离,顶部膜盘也不脱落(图 12-8)。膜盘上嵌有能感受强光和颜色的视色素。人和绝大多数哺乳动物有三种视锥细胞,分别含有红敏色素、蓝敏色素和绿敏色素。如缺少感红光(或绿光)的视锥细胞,则不能分辨红(或绿)色,称为红(或绿)色盲。视锥细胞的内突末端膨大呈足状,亦与双极细胞形成突触。

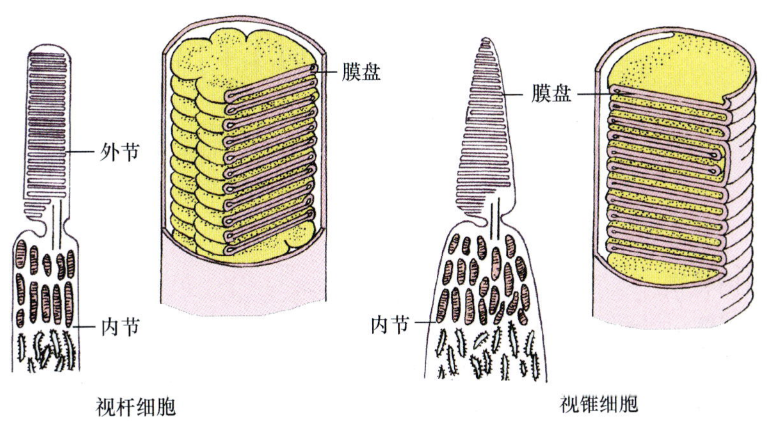

图 12-8 视杆与视维细胞超微结构模式图

双极细胞层由连接视细胞和节细胞的纵向联络神经元构成。外侧的树突与视细胞轴突形成突触;内侧的轴突与节细胞的树突形成突触(图12-7)。

节细胞(ganglion cell)**层**由一层多极神经元构成,节细胞的胞体较大。其树突与双极细胞形成突触(图12-7),轴突较长,在眼球后极汇集形成视神经穿出眼球。

视网膜的神经胶质细胞主要为**放射状胶质细胞**,又称Müller细胞。细胞狭长,胞核位于双极细胞层,胞体向内、外两侧延伸,沿途向周围发出许多放射状突起,相互连接成网架,填充在各神经元之间。Müller细胞具有支持、保护、营养和绝缘等作用。

视网膜后极中央部位有一浅黄色区域,称**黄斑**(macula lutea),其中央有一小凹称**中央凹**(central fovea)(图12-9)。中央凹视网膜最薄,此处除色素上皮外,只有视锥细胞,是视觉最敏感区域。视神经穿出眼球的部位称**视神经乳头**(papilla of optic nerve),位于黄斑的鼻侧,视网膜中央动脉、静脉由此进出眼球。此处缺乏视细胞,故又称生理盲点。视网膜的血管以视乳头为中心向周围呈放射状分布,且位置较表浅,所以用眼底镜很容易观察到眼底表面的血管形态与分布。检查视网膜(眼底)对诊断和评估一些影响血管的疾病,如高血压、动脉硬化、糖尿病等有重要的临床意义。

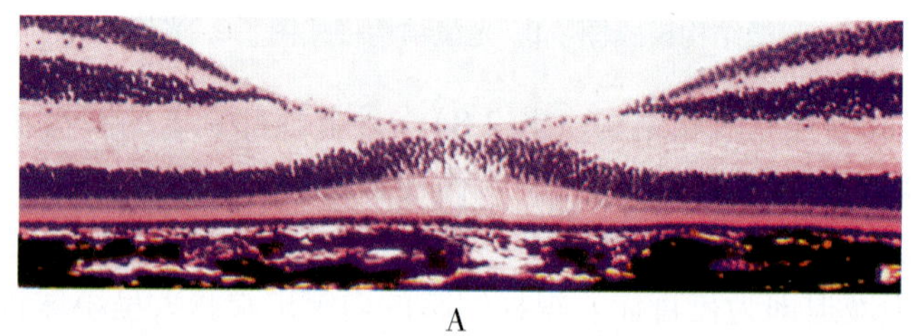

A

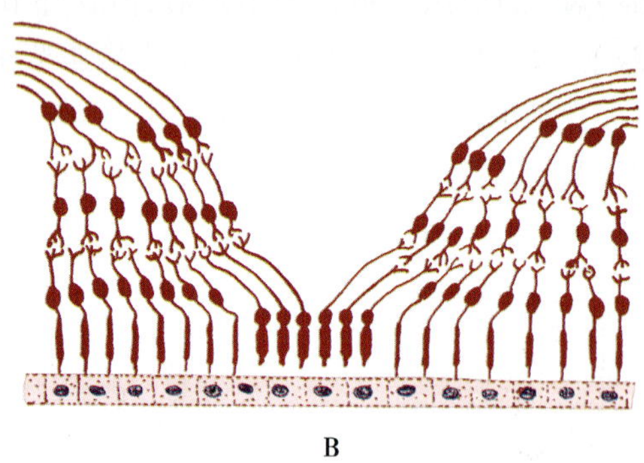

B

图12-9 黄斑中央凹(A复旦大学上海医学院图)

A. 光镜图 B. 三级神经元示意图

2. **眼球内容物**

(1) **晶状体**:是一个具有弹性的双凸透明体(图12-5)。外包有薄层的晶状体囊,内由晶状体纤维构成。晶状体内无血管和神经,营养由房水供给。

(2) **玻璃体**:位于晶状体和视网膜之间,为无色透明的胶状物,其中水分占99%,还含有透明质酸、玻璃蛋白及胶原原纤维等。玻璃体流失后不能再生,由房水填充。

(3) **房水**:充盈于眼房内,为含少量蛋白质的透明液体。房水是由睫状体血管内的血液渗透及非色素上皮细胞分泌而成的。房水从后房经瞳孔至前房,继而沿前房角经小梁间隙输入巩膜静脉窦,最终从静脉导出。

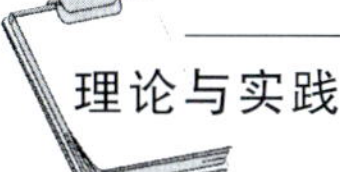

理论与实践

老年人晶状体的弹性减弱乃甚消失,使晶状体变扁,调节聚焦能力下降,看近物时,无法准确地聚焦于视网膜上,形成**老花眼**。随年龄增长,晶状体透明度往往会降低,甚至混浊,光线不能透过晶状体,形成**老年性白内障**。房水的产生和排出保持动态平衡,使眼压维持正常,并有营养晶状体和角膜等作用。各种原因引起房水回流受阻,眼球内压增高,则导致**青光眼**。

(二) 眼附属器官

1. **眼睑** 由皮肤、皮下组织、肌层、睑板和睑结膜五层结构组成。覆盖于眼球前方,对眼球有保护作用。

2. **泪腺** 是浆液性复管状腺。泪腺分泌的泪液经导管排至结膜穹隆部,有润滑和清洁角膜的作用。

三、耳

耳由外耳、中耳和内耳三部分组成。外耳和中耳传导声波,内耳感受位觉和听觉。其中内耳由套叠的两组管道组成,因其走向弯曲,结构复杂,故称迷路。外部的为骨迷路,套在骨迷路内的为膜迷路(图 12-10)。

(一) 骨迷路

骨迷路从后至前分为半规管、前庭和耳蜗三个部分(图 12-10)。半规管有三个,相互间呈垂直关系,每个半规管与前庭相连处各形成一个膨大的壶腹。耳蜗外形如蜗牛壳,人的骨蜗管围绕蜗轴盘旋两周半。

(二) 膜迷路

膜迷路套叠于骨迷路内,与骨迷路相对应也分为膜半规管、膜前庭(椭圆囊和球囊)和膜蜗管三部分,管腔相互连通(图 12-10)。膜迷路的黏膜一般由单层扁平上皮与固有层的结缔组织构成,但壶腹、椭圆囊、球囊和膜蜗管某些部位的黏膜增厚呈嵴状或斑块状突起,分别称**壶腹嵴**(crista ampullaris)、**椭圆囊斑**(macula utriculi)、**球囊斑**(macula sacculi)和**螺旋器**(spiral organ),它们为位觉和听觉的感受器。

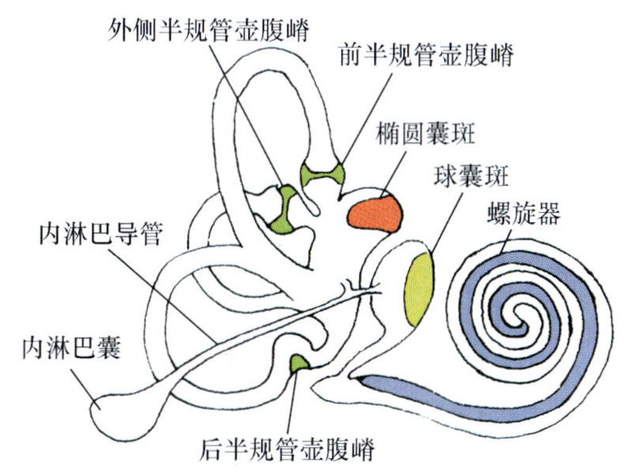

图 12-10 内耳结构模式图

1. **壶腹嵴** 为单层高柱状上皮，由支持细胞和毛细胞构成（图 12-11）。

（1）**支持细胞**：呈高柱状，游离面有微绒毛，胞质顶部有分泌颗粒。

（2）**毛细胞**（hair cell）：呈烧瓶状，位于嵴顶部的支持细胞之间，游离面有许多静纤毛，静纤毛一侧有一根较长的动纤毛，纤毛伸入圆顶状的壶腹帽内。壶腹帽由支持细胞分泌形成，主要为糖蛋白。前庭神经中的传入纤维末梢分布于毛细胞的基部。壶腹嵴感受头部旋转运动开始和终止时的刺激。

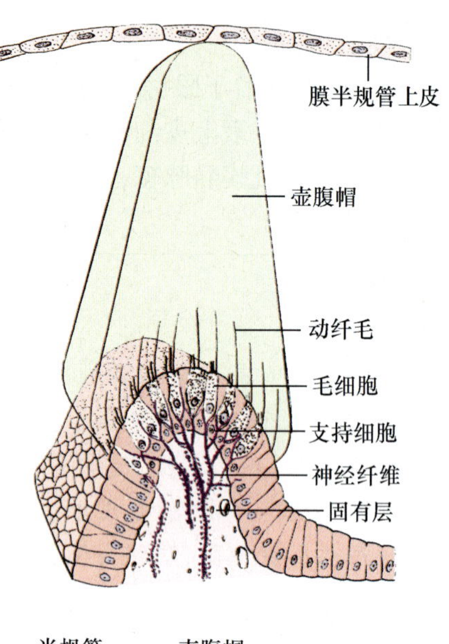

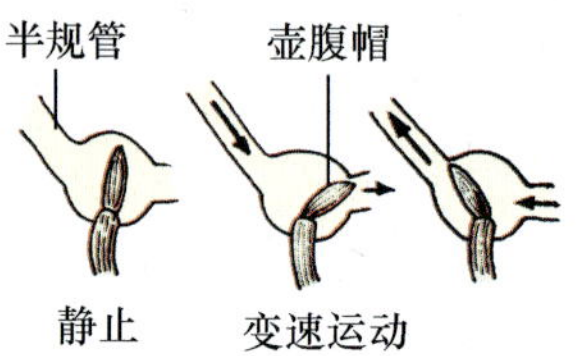

图 12-11 壶腹嵴结构模式

2. **椭圆囊斑和球囊斑** 斑的形态较壶腹嵴平坦，上皮的结构与壶腹嵴相似，但毛细胞的毛较短，斑顶覆盖的胶质膜称位砂膜，膜表面的位砂为碳酸钙结晶（图 12-12）。斑接受直线运动开始和终止时的刺激，以及头处于静止时的位置。

3. **螺旋器** 又称 Corti 器，由支持细胞和毛细胞组成（图 12-13）。

（1）**支持细胞**：种类较多，主要有柱细胞和指细胞。①柱细胞：排列为内、外两列，分别为内、外柱细胞，细胞的基部较宽。胞体中部细而长，彼此分离围成一个三角形的内隧道，细胞顶部彼此嵌合，胞质内含有丰富的张力原纤维，起支持作用；②指细胞：也分内、外指细胞，内指细胞有 1 列，外指细胞有 3～5 列，分别位于内、外柱细胞的内侧和外侧。指细胞呈高柱形，顶部伸出指状突起，有支托毛细胞的作用。

（2）**毛细胞**：分内、外毛细胞，分别坐落在内、外指细胞的胞体上。内毛细胞排成 1

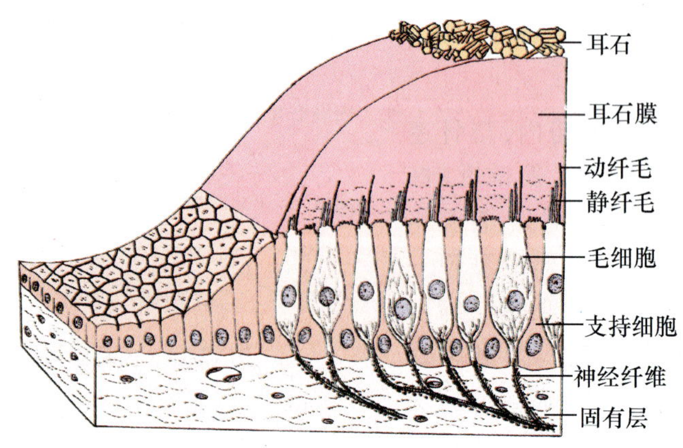

图 12-12 椭圆囊斑和球囊斑结构模式图

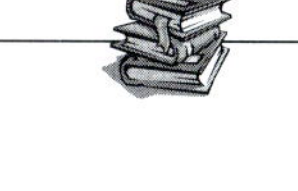

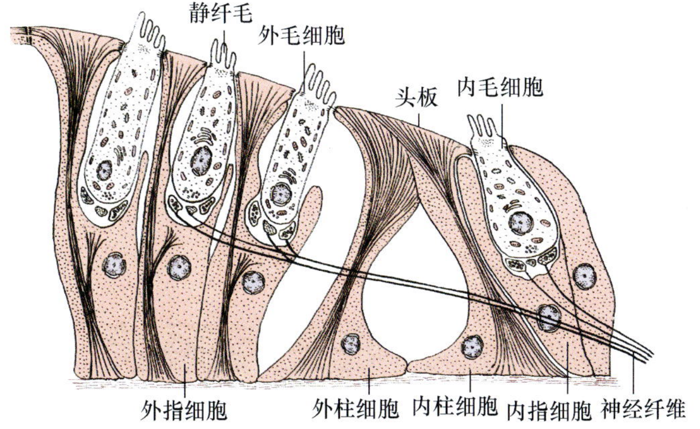

图 12-13 螺旋器超微结构模式图

列;外毛细胞排成 3~4 列。毛细胞顶部有许多静纤毛。螺旋器是听觉感受器。

（雷亚宁）

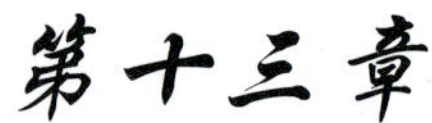

第十三章

男性生殖系统

内容提要

睾丸的一般结构；各级生精细胞的结构特点；精子发生过程；支持细胞、睾丸间质细胞的结构与功能；排精管道及附属腺的结构特点。

男性生殖系统(male reproductive system)由睾丸、排精管道、附属腺及外生殖器组成。睾丸是男性生殖腺，能产生精子和分泌雄激素。排精管道包括睾丸内的直精小管、睾丸网以及附睾、输精管、射精管和尿道，具有促进精子成熟以及营养、贮存和运输精子的作用。附属腺包括精囊腺、前列腺和尿道球腺，分泌物为精液的主要成分，并有营养和增强精子活动的作用。

一、睾　　丸

睾丸(testis)是实质性器官，被膜由睾丸表面的浆膜(即鞘膜脏层)及浆膜深面的白膜共同组成。白膜较厚，为致密结缔组织，其在睾丸后缘增厚，形成**睾丸纵隔**。睾丸纵隔发出放射状的睾丸小隔并伸入睾丸实质，将睾丸分隔成200～300个锥体形的**睾丸小叶**，每个小叶内含有1～4条细长弯曲的生精小管，生精小管向纵隔方向汇集，与直精小管相连。直精小管在睾丸纵隔内互相吻合成网，形成**睾丸网**。生精小管之间的疏松结缔组织为**睾丸间质**(图13-1)。

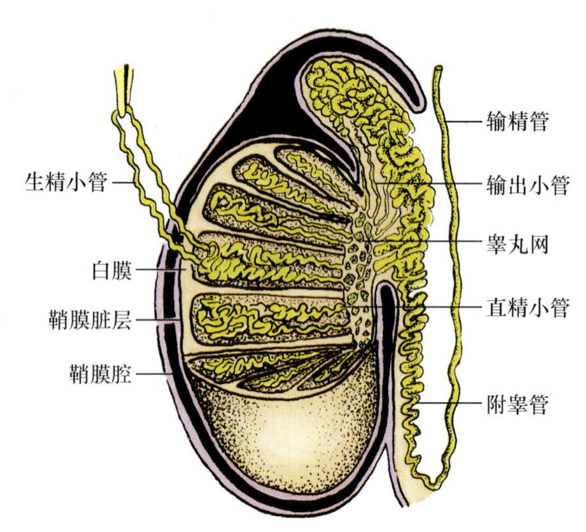

图13-1　睾丸与附睾模式图

（一）生精小管

生精小管（seminiferous tubule）是产生精子的部位，为高度蟠曲的细长管道。管壁由特殊的复层上皮组成，称**生精上皮**（spermatogenic epithelium），后者由**生精细胞**和**支持细胞**组成。生精上皮外有较厚的基膜，基膜外为胶原纤维和肌样细胞组成的界膜。肌样细胞呈梭形，其收缩可促使生精小管内精子和液体的排出（图13-2）。

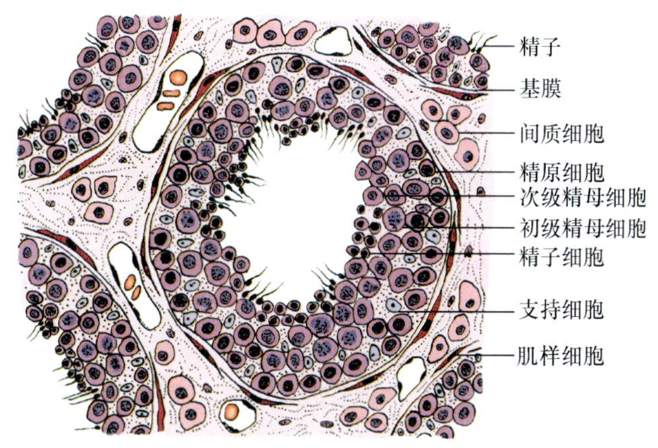

图 13-2　生精小管及睾丸间质模式图

1. **生精细胞和精子发生**　生精细胞（spermatogenic cell）包括精原细胞、初级精母细胞、次级精母细胞、精子细胞和精子。青春期前，生精上皮内只有精原细胞和支持细胞。精原细胞形成精子的连续过程，称**精子发生**（spermatogenesis）。在人类，精子发生约需 60 天，经历了精原细胞的增殖、精母细胞的减数分裂和精子形成三个阶段。不同发育阶段的生精细胞，随着精子的发育过程从管壁的基底面逐渐移向管腔面（图13-3）。

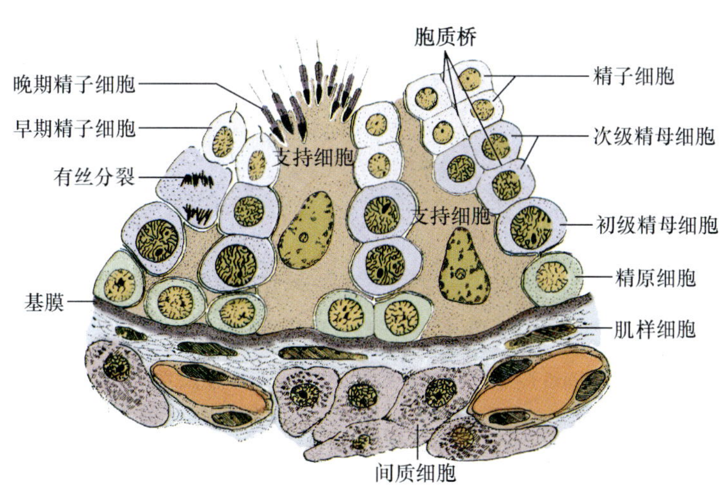

图 13-3　生精小管上皮及间质细胞模式图

（1）**精原细胞**（spermatogonium）：是最幼稚的生精细胞，紧贴基膜。细胞呈圆形，较小，直径约 12μm。核圆，染色深，核仁 1～2 个。青春期开始后，精原细胞不断分裂分化，一部分作为干细胞持续产生精原细胞，另一部分则经数次分裂后体积变大，分化为初级精母细胞。

（2）**初级精母细胞**（primary spermatocyte）：位于精原细胞近腔侧，常有数层，体积较精原细胞大，直径约 18μm。细胞呈圆形，核大而圆，核染色质呈丝球状，核型为 46，XY。初级精母细胞经过第一次减数分裂后，形成两个次级精母细胞。由于初级精母细胞进入第一次减数分裂时，在分裂前期停留时间较长，故在切片中常可见到。

（3）**次级精母细胞**（secondary spermatocyte）：位于初级精母细胞近腔侧，较靠近管腔，体积较小，直径约 12μm。细胞呈圆形，核圆，染色较深。次级精母细胞迅速完成第二次减数分裂，形成两个精子细胞。由于次级精母细胞存在时间短，故在切片上不易见到。

一个初级精母细胞，经过两次减数分裂，由一个二倍体（46，XY）细胞分裂形成 4 个单倍体（23，X 或 23，Y）的精子细胞。其意义在于两性生殖细胞结合时，重新获得与亲代相同数目的染色体，从而保证染色体数量的恒定。

（4）**精子细胞**（spermatid）：位置靠近管腔面，体积较精原细胞小，直径约 8μm。细胞呈圆形，核小而圆，着色深。精子细胞不再分裂。由圆形的精子细胞经过复杂的形态变化形成蝌蚪形精子的过程称**精子形成**（spermiogenesis）。此过程的主要变化为：染色质浓缩，细胞核变长并移向细胞的一侧，高尔基复合体形成顶体并覆盖在核前方 2/3，共同构成精子的头部；中心粒迁移到细胞核的尾侧，发出轴丝形成精子的尾部；线粒体呈螺旋状排列，形成线粒体鞘；多余的细胞质脱落（图 13-4）。

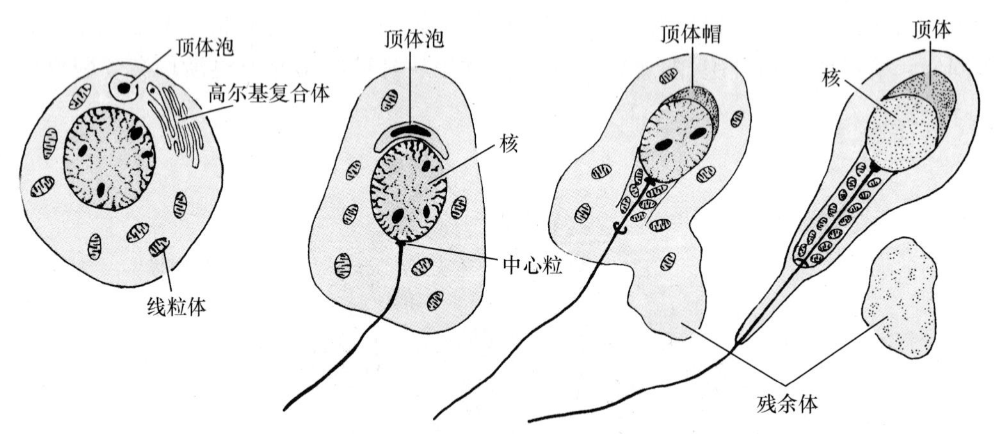

图 13-4 精子形成过程模式图

（5）**精子**（spermatozoon）：位于管腔面，形似蝌蚪，全长约 60μm，分头、尾两部（图 13-5）。头部常镶嵌在支持细胞的顶部，尾部游离于管腔内。精子的头部长 4～5μm，正面观呈卵圆形，侧面观呈梨形，其内为染色质高度浓缩的细胞核，头的大部分覆盖着**顶体**。顶体是特殊的溶酶体，内含许多水解酶（如顶体蛋白酶、透明质酸酶、酸性磷酸酶等），在受精时起重要作用。精子的尾部又称鞭毛，长约 55μm，是精子的运动装置，可分为颈段、中段、主段和末段四部分。颈段很短主要是中心粒。其他三段的主要结构是中心粒发出的轴丝，由外周 9 组双微管及两根中央微管组成。中段包有线粒体鞘，为精子运动提供能量（图 13-6）。

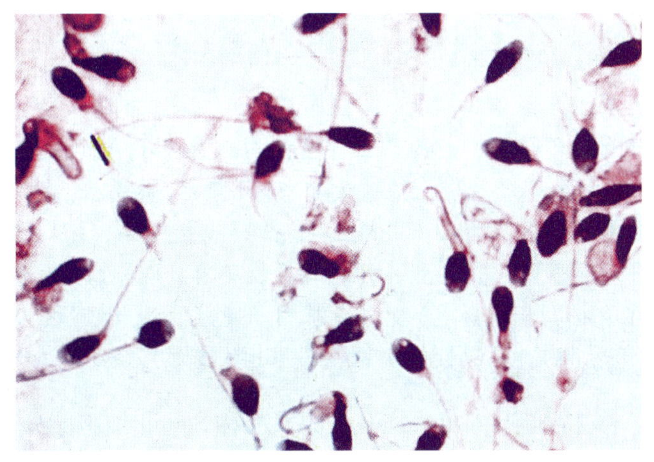

图 13-5　精液涂片（上海第二医科大学图）

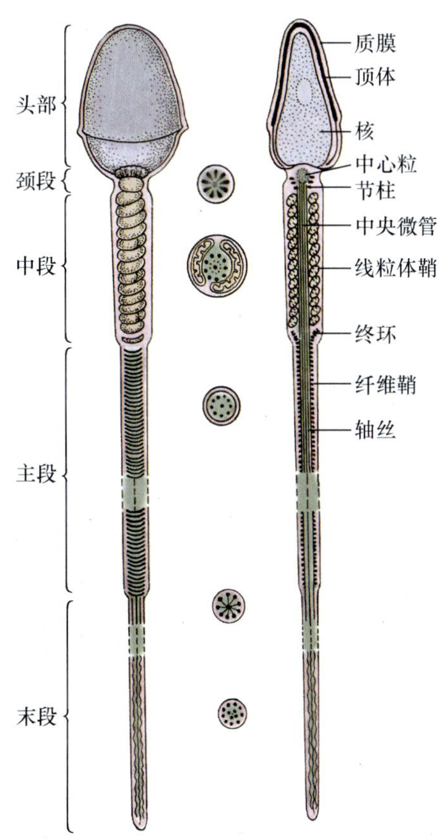

图 13-6　精子超微结构模式图

在生精上皮的不同区域内，精原细胞生成精子的过程是不同步的，故生精上皮可以持续不断地产生精子。每克睾丸组织在每秒钟内可产生 300～600 个精子，故成年人每天双侧睾丸可产生上亿个精子。

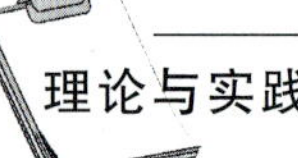

理论与实践

根据世界卫生组织的规定，夫妇同居一年以上，未采取任何避孕措施，由男性因素引起女方不孕者，称为男性不育。引起男性不育的主要原因可归纳为五类：①精液质量异常，包括少精症、无精症、死精症、弱精症、多精症、精量过少及精液不液化等引起的男性不育；②性功能障碍包括阳痿、早泄、遗精、不射精等引起的男性不育；③精索静脉曲张引起的男性不育；④免疫学因素：指男子血清或精浆中存在有抗精子抗体，产生自身抗精子免疫反应，导致免疫性不育；⑤生殖道感染、先天性异常、全身性疾病及不明原因引起的不育。

2. **支持细胞** 支持细胞(sustentacular cell)，又称 Sertoli 细胞。分布在生精细胞之间，细胞呈不规则的高锥体形或高柱状，细胞基部较宽，紧贴于基膜，顶部伸至管腔面。由于其侧面及管腔面镶嵌着各级生精细胞，故光镜下细胞轮廓不清。胞核多位于细胞基底部，呈三角形、椭圆形或不规则形，染色浅，核仁明显。胞质弱嗜酸性，染色浅。电镜下，胞质内有大量的滑面内质网和一些粗面内质网，发达的高尔基复合体，较多的线粒体、溶酶体、微丝和微管等。相邻支持细胞以侧突形成紧密连接，从而将生精上皮分为基底室和近腔室两部分。基底室内有精原细胞，近腔室内有初级精母细胞、次级精母细胞、精子细胞、精子(图 13-7)。

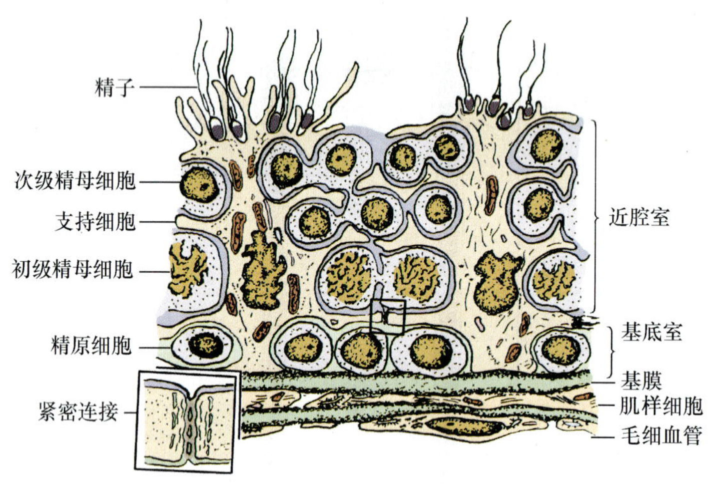

图 13-7 支持细胞超微结构及其与生精细胞的关系

支持细胞具有多种功能：①参与构成**血-睾屏障**(blood-testis barrier)。血-睾屏障存在于血液与生精小管之间，由支持细胞间的紧密连接、生精小管基膜、结缔组织、毛细血管内皮和基膜组成。其中，紧密连接是血-睾屏障的主要结构。血-睾屏障为精子发生创造了稳定的内环境，同时还能防止精子抗原物质逸出到生精小管外而引发自体免疫反应；②对生精细胞起支持和营养作用；③能促使各类生精细胞向管腔移动并促使精子

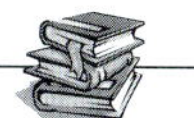

向管腔中释放；④吞噬精子形成过程中脱落的胞质；⑤合成和分泌**雄激素结合蛋白**，此蛋白与雄激素结合，可提高生精小管内的雄激素水平，从而利于生精细胞的分化和成熟。

（二）睾丸间质

睾丸间质是指位于生精小管之间富含血管及淋巴管的疏松结缔组织。其内含有一种内分泌细胞，称**睾丸间质细胞**（testicular interstitial cell）。细胞常成群分布，胞体较大，呈圆形或多边形。核大而圆，染色浅，可见1～2个核仁。胞质嗜酸性，具有分泌类固醇激素细胞的结构特征，即丰富的线粒体、滑面内质网及脂滴。睾丸间质细胞可合成和分泌雄激素。雄激素具有促进精子发生和男性生殖管道发育及分化，以及维持男性第二性征和性功能等作用（图13-3）。

（三）直精小管和睾丸网

生精小管近睾丸纵隔处移行为短而直、管径细的**直精小管**。其管壁为单层立方或柱状上皮，无生精细胞。直精小管进入睾丸纵隔与**睾丸网**相连。睾丸网位于睾丸纵隔中，由互相吻合的不规则管道组成。管壁上皮为单层立方或矮柱状上皮。生精小管产生的精子经直精小管和睾丸网进入附睾。

二、排精管道

（一）附睾

附睾（epididymis）位于睾丸后上方，分为头、体、尾三部分，头部主要由输出小管组成，体部和尾部由附睾管组成（图13-1）。

1. **输出小管**　是睾丸网发出的8～12条弯曲小管，末端与附睾管相延续。管壁上皮由高柱状的纤毛细胞和低柱状的无纤毛细胞组成，两者相间排列，故腔面不规则，呈波浪形。上皮基膜外有薄层平滑肌围绕。纤毛的摆动以及平滑肌的收缩有助于管腔内

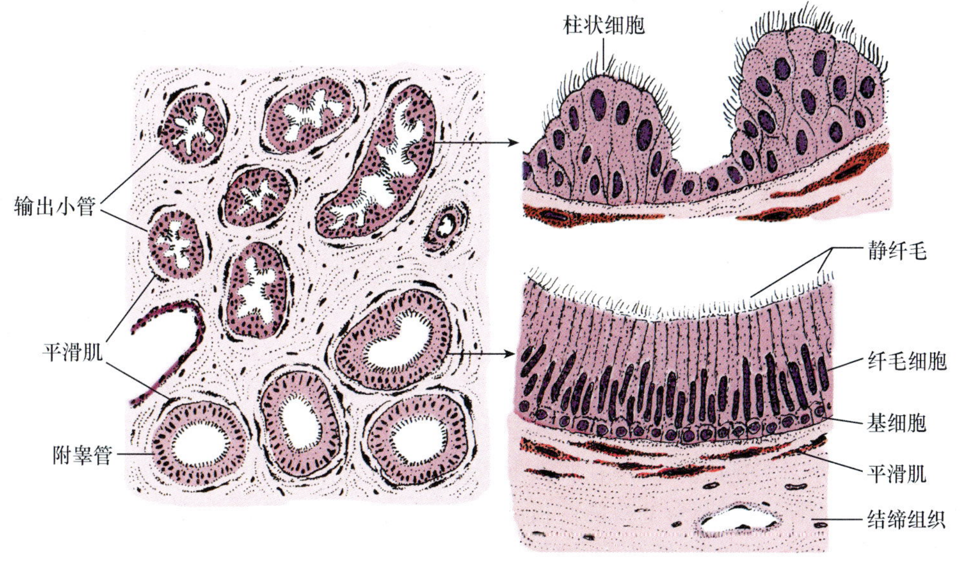

图13-8　输出小管与附睾管模式图

液体及精子向附睾管方向移动(图13-8)。

2. **附睾管** 是一条高度弯曲的管道,其远端与输精管相延续。管壁上皮为假复层纤毛柱状上皮,由主细胞和基细胞组成,管腔整齐规则,腔内常见大量精子。主细胞游离面有静纤毛,细胞可分泌肉毒碱、甘油磷酸胆碱和唾液酸等物质,与精子的成熟发育密切相关。上皮基膜外有薄层环形平滑肌,收缩时可使精子缓慢向尾段移动(图13-8)。

附睾不仅是贮存和运送精子的场所,同时也是精子获得运动能力,在功能上达到成熟的部位。

(二) 输精管

输精管是输送精子的肌性管道,壁厚腔小。管壁由黏膜、肌层和外膜组成。黏膜由假复层纤毛柱状上皮以及富含弹性纤维的固有层构成。肌层为很厚的平滑肌层,其收缩有助于精子的快速排出。外膜为富含血管和神经的疏松结缔组织(图13-9)。

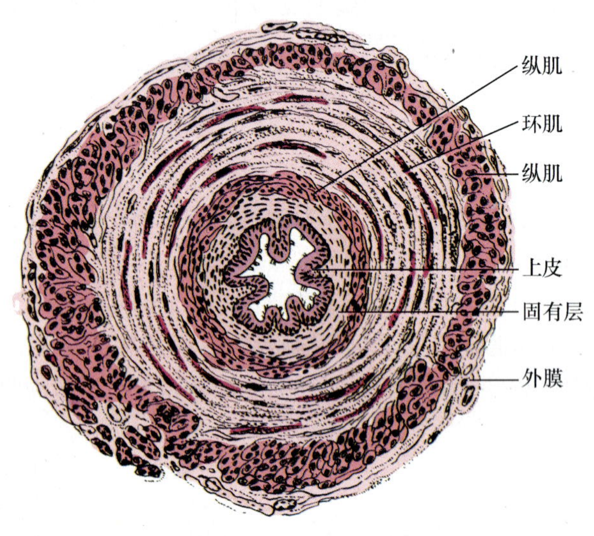

图13-9 输精管模式图

三、附 属 腺

男性附属腺主要有前列腺、精囊和尿道球腺。附属腺和排精管道的分泌物以及精子共同组成精液。

(一) 前列腺

为男性最大的附属腺,外形似栗形。被膜由结缔组织和平滑肌组成,被膜伸入实质形成前列腺的支架。实质由30~50个复管泡状腺组成,腺泡上皮由单层立方、单层柱状或假复层柱状上皮构成。上皮在腔面形成高低不等的皱襞,使腺泡腔弯曲而不规则。腺泡腔内常见圆形或椭圆形的嗜酸性板层小体,为分泌物浓缩而成,称前列腺凝固体,后者可随年龄增长而增多,钙化后为**前列腺结石**(图13-10)。前列腺的分泌物为稀薄的乳状液体,富含酸性磷酸酶。

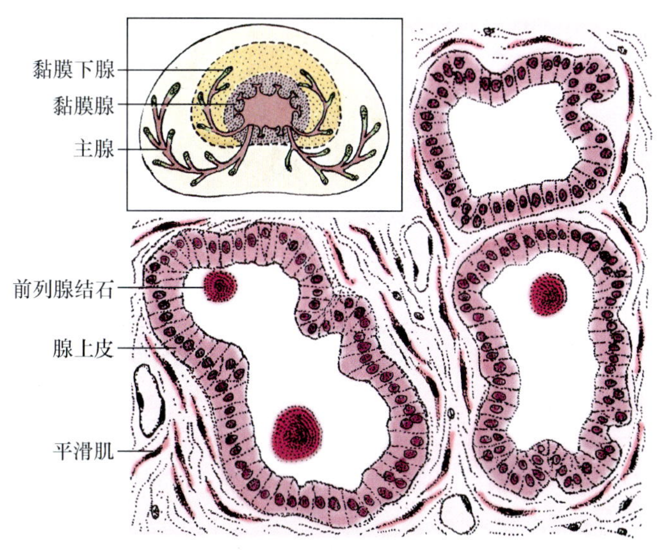

图 13-10　前列腺

理论与实践

随着男性年龄增大，雄激素分泌的减少，前列腺组织逐渐萎缩。但也有一些老年人，其前列腺继续增生，形成**前列腺肥大**。肥大的前列腺部分压迫尿道，造成排尿困难。据不完全统计，50 岁以上的男性中约有 40% 罹患此病，这一比例在 80 岁以上的男性可高达 95%。

前列腺癌在男性恶性肿瘤中排列第二位，在 75 岁以上年龄的男性中发病率约占 30%。癌细胞常可通过血液循环转移至骨。用免疫组织化学法检测患者血清中前列腺特异性抗原(PSA)水平，有助于疾病的早期诊断与早期治疗。

（二）精囊

为长椭圆形囊状器官，管道高度蟠曲。管壁由黏膜、肌层和外膜组成。管腔面可见相互交织成网的皱襞，使管腔呈蜂窝状。精囊能分泌淡黄色黏稠液体，内含果糖、前列腺素等成分。果糖可为精子活动提供能量。

（三）尿道球腺

是一对豌豆大小的复管泡状腺，腺泡上皮呈单层立方或单层柱状，能分泌清亮而黏稠的黏液，参与精液的组成，并润滑尿道。

（宫晓洁）

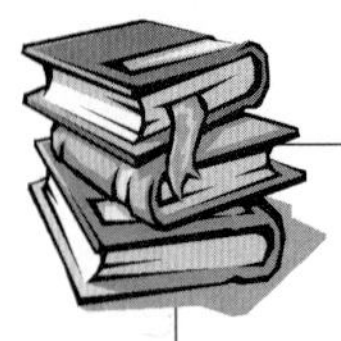

第十四章

女性生殖系统

内容提要

卵巢的一般结构;卵巢中各级卵泡、黄体的结构及功能;子宫的结构及功能,月经周期的概念,输卵管、阴道的结构特点;乳腺的一般结构。

女性生殖系统(female reproductive system)由卵巢、输卵管、子宫、阴道和外生殖器组成。卵巢是具有产生卵细胞和内分泌功能的器官;输卵管是生殖细胞运送及受精的部位;子宫是孕育胎儿和产生月经的器官。乳腺虽不属于生殖系统,但其变化与生殖系统的功能状态密切相关,因此也列入本章叙述。

一、卵　　巢

卵巢(ovary)是一个实质性器官,呈扁椭圆形。卵巢表面覆盖一层单层扁平或立方形的表面上皮,上皮深部为薄层致密结缔组织构成的白膜。卵巢实质由外周的皮质和中央的髓质构成,两者无明显分界。皮质较厚,由不同发育阶段的卵泡、黄体、闭锁卵泡以及富含基质细胞和网状纤维的结缔组织构成;髓质较少,为疏松结缔组织,内含血管、淋巴管和神经等。近卵巢门处有少量平滑肌及**门细胞**,其中门细胞的结构和功能类似睾丸间质细胞,可分泌雄激素(图 14-1)。

卵巢的发育有明显的年龄变化。出生时两侧卵巢约有 100～200 万个原始卵泡,青春期约 4 万个,至 40～50 岁时仅剩几百个。从青春期到绝经期(45 岁左右)30～40 年生育时期中,每月有 15～20 个卵泡生长发育,通常仅一个卵泡成熟并排卵。其余卵泡在不同发育阶段先后退化,称为闭锁卵泡。妇女一生中排卵 400～500 个。在绝经期,排卵停止,卵巢明显萎缩。

(一) 卵泡的发育

卵泡(follicle)由中央一个卵母细胞和周围多个卵泡细胞组成。根据卵泡在不同发育过程中所发生形态结构变化的不同,分为原始卵泡、初级卵泡、次级卵泡和成熟卵泡

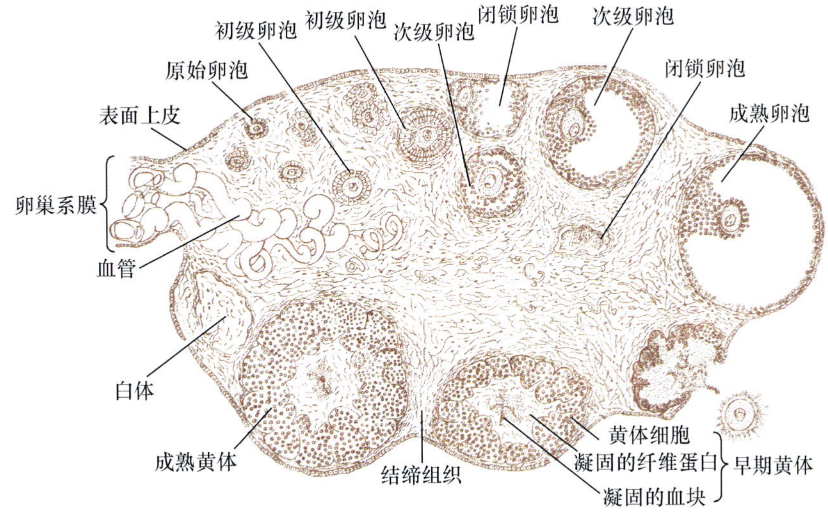

图 14-1　卵巢切面模式图

四个阶段(图 14-1)。其中初级卵泡和次级卵泡合称**生长卵泡**。

1. **原始卵泡**　原始卵泡(primordial follicle)数量多,体积小,位于卵巢皮质浅层近被膜处,由中央一个**初级卵母细胞**(primary oocyte)和周围一层扁平的**卵泡细胞**(follicular cell)组成。初级卵母细胞胞体圆形,胞核大而圆,呈空泡状,核仁明显,胞质嗜酸性(图 14-2)。卵泡细胞胞体呈扁平形,胞核扁圆,着色深。卵泡细胞外有薄层基膜。卵泡细胞具有支持和营养卵母细胞的作用。在胚胎期,卵原细胞增殖分化为初级卵母细胞,并停留在第一次减数分裂前期长达 12～50 年不等,直至排卵前才完成第一次减数分裂或以退化而告终。

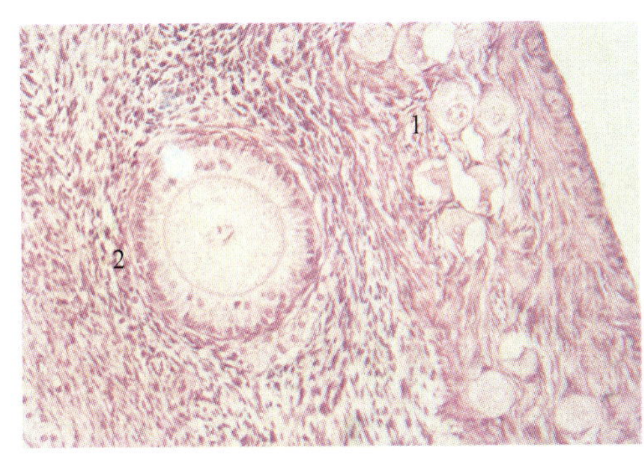

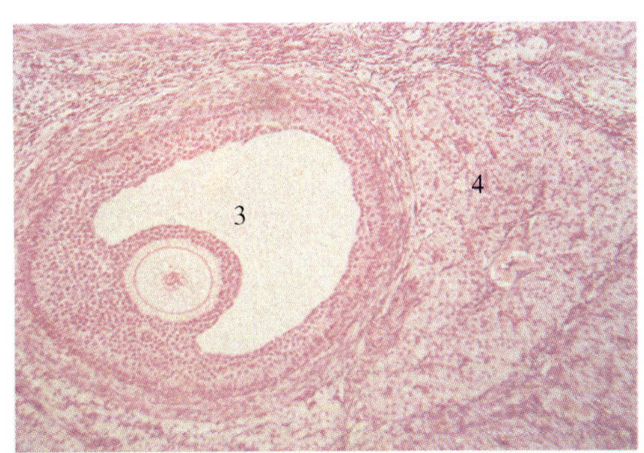

图 14-2　各级卵泡的组织结构(大连医科大学郝立宏等图)

1. 原始卵泡　2. 初级卵泡　3. 次级卵泡　4. 闭锁卵泡

2. **初级卵泡**　从青春期开始,在卵泡刺激素(FSH)的作用下,原始卵泡陆续发育为初级卵泡(primary follicle)(图 14-1,14-2)。其中初级卵母细胞体积增大,卵泡细胞由扁平形增生变为立方形或柱状,由单层变为多层(5～6 层)。在初级卵母细胞和卵泡细胞之间出现一层较厚的嗜酸性膜,称**透明带**。透明带是卵泡细胞和初级卵母细胞共同分泌的物质,富含糖蛋白(图 14-3,14-4)。构成透明带的蛋白中有精子受体,对卵细胞与精子的相互识别和特异性结合具有重要意义。电镜下可见初级卵母细胞的微绒毛和卵泡细胞的突起伸入透明带内，这有利于卵泡细胞将营养物质输送给卵母细胞。紧靠透明带的一层柱状卵泡细胞呈放射状排列，称**放射冠**。随着初级卵泡的体积增大，卵泡周围的结缔组织逐渐形成一层膜，称**卵泡膜**。

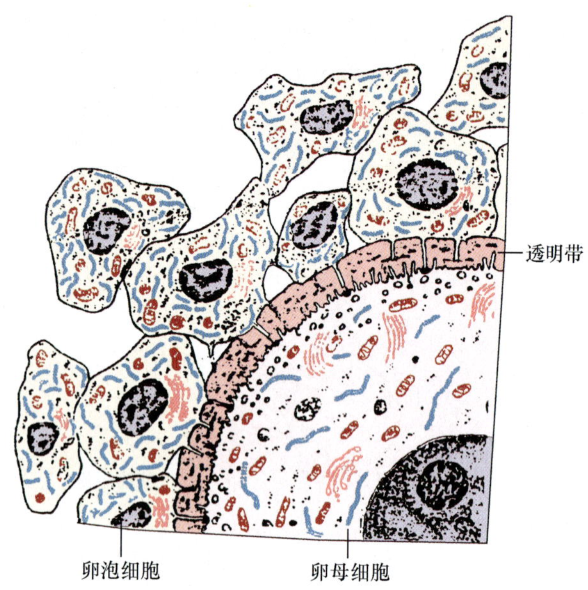

图 14-3 卵母细胞及卵泡细胞超微结构模式图

3. **次级卵泡** 次级卵泡(secondary follicle)由初级卵泡继续生长、分化而来。当卵泡细胞增殖至十余层时，卵泡细胞之间出现一些大小不等的腔隙，并逐渐融合成一个大腔，称**卵泡腔**(follicular cavity)。腔内充满由卵泡细胞分泌和血管渗透而来的卵泡液，内含透明质酸酶和雌激素等。随着卵泡液的不断增多及卵泡腔的不断扩大，初级卵母细胞及其周围的透明带、放射冠以及部分卵泡细胞被挤向卵泡的一侧，并突向卵泡腔，称**卵丘**(cumulus oophorus)。构成卵泡壁的卵泡细胞排成数层，称**颗粒层**。此时的卵泡细胞改称**颗粒细胞**。卵泡膜分化为内、外两层，内层含有较多的多边形或梭形的膜细胞以及丰富的毛细血管，膜细胞合成雄激素，后者透过基膜，在颗粒细胞内转化为雌激素；外层含大量的胶原纤维和少量的平滑肌纤维，细胞成分少(图 14-2，14-4)。

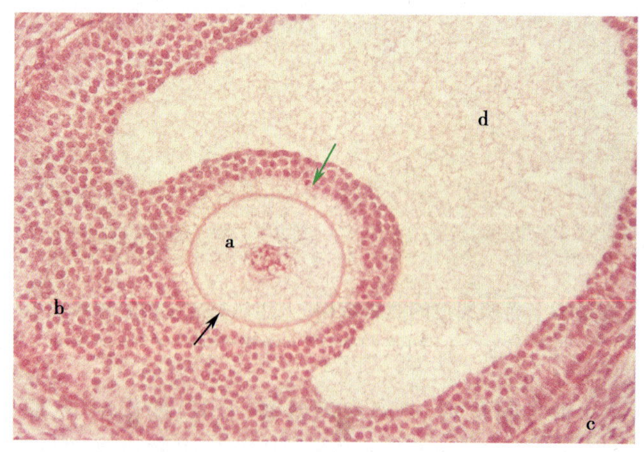

图 14-4 次级卵泡的组织结构(大连医科大学郝立宏等图)

a. 卵母细胞 b. 颗粒细胞 c. 卵泡膜 d. 卵泡液 ↑透明带 ↑放射冠

4. **成熟卵泡** 成熟卵泡(mature follicle)是卵泡发育的最后阶段。由于卵泡液剧增，卵泡体积显著增大，直径可达2cm，并向卵巢表面突出（图14-1）。在排卵前36～48小时，初级卵母细胞完成第一次减数分裂，形成一个次级卵母细胞和第一极体。次级卵母细胞随即进入第二次减数分裂，并停滞于分裂中期。

（二）排卵

卵泡液剧增，成熟卵泡体积继续增大，突出于卵巢表面，致使局部卵泡壁、卵泡膜及白膜变薄、缺血，形成半透明的卵泡小斑，在胶原酶和透明质酸酶以及卵泡膜外层的平滑肌收缩等因素作用下，卵泡小斑和卵泡破裂，次级卵母细胞及其透明带、放射冠随卵泡液排出，此过程称**排卵**（ovulation）（图14-5）。排卵由两侧卵巢交替进行，每28天一次，每次排卵一个，偶见两侧卵巢同时排卵。排卵时间一般在月经周期的中期（第14天左右）。排卵后，次级卵母细胞若受精则继续完成第二次减数分裂，形成一个成熟卵细胞和一个第二极体；如24小时内未受精，次级卵母细胞则退化消失。

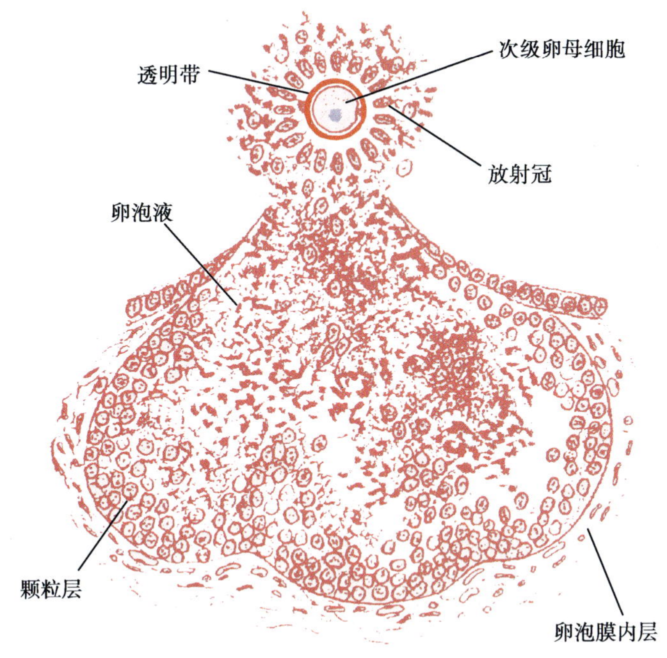

图14-5 成熟卵泡排卵模式图

（三）黄体

1. **黄体的生成** 成熟卵泡排卵后，卵泡壁塌陷并形成皱襞，卵泡膜的结缔组织和血管伸入其内，在垂体分泌的黄体生成素（LH）作用下，卵泡壁及卵泡膜细胞增大并形成富含毛细血管的内分泌细胞团，新鲜时呈黄色，故称**黄体**（corpus luteum）。黄体由**粒黄体细胞**和**膜黄体细胞**组成。其中粒黄体细胞由卵泡壁颗粒细胞分化而来，细胞数量多、体积大，呈多角形，染色浅，位于黄体的中央，主要分泌孕激素和松弛素。膜黄体细胞由卵泡膜内层的膜细胞分化而来，数量少，体积小，呈圆形或多角形，染色深，主要分泌雌激素。两种黄体细胞都具有分泌类固醇激素细胞的结构特征（图14-1，14-6）。

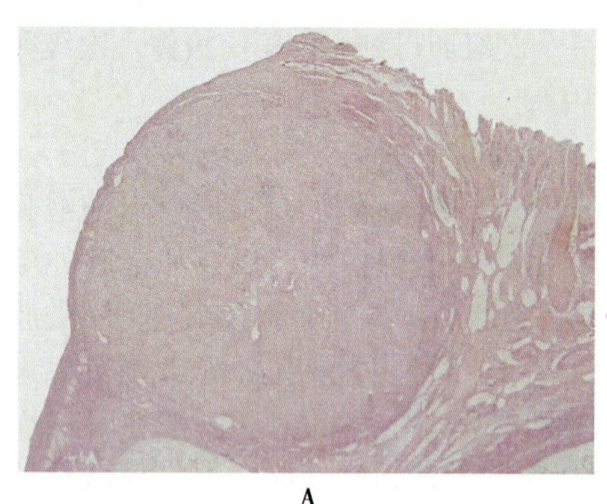

A

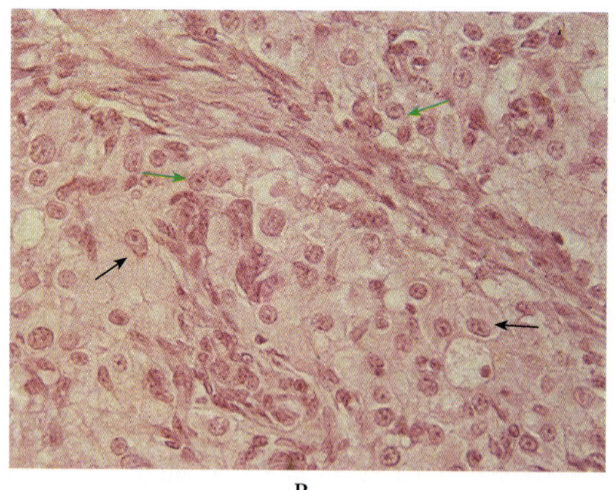

B

图 14-6 黄体(猫卵巢)(大连医科大学郝立宏等图)
A. 低倍 B. 高倍 ↑膜黄体细胞 ↑粒黄体细胞

2. **黄体的发育** 黄体的发育取决于排出的卵细胞是否受精。若未受精,黄体维持两周即退化,称**月经黄体**(corpus luteum of menstruation)。若受精并妊娠,在黄体生成素和胎盘分泌的绒毛膜促性腺激素作用下,黄体继续发育增大,称**妊娠黄体**(corpus luteum of pregnancy),可维持6个月甚至更长时间。月经黄体和妊娠黄体最终都退化消失,逐渐被增生的结缔组织取代,形成**白体**(corpus albicans)。

(四)闭锁卵泡与间质腺

卵巢中绝大部分卵泡不能发育成熟,它们在卵泡发育的各阶段均可发生退化,退化的卵泡称**闭锁卵泡**(atretic follicle)(图 14-1,14-2)。卵泡闭锁是一种细胞凋亡过程,其形态学改变为:卵母细胞核固缩、溶解;透明带塌陷、皱缩,呈不规则形,残留较长一段时间后消失;放射冠游离;颗粒层细胞松散,脱落到卵泡腔内。此外卵泡腔内还可见中性粒细胞和巨噬细胞。

早期的卵泡闭锁后多不留痕迹,大的卵泡(如次级卵泡或接近成熟的卵泡)在退化时,膜细胞被结缔组织和血管分隔成分散的细胞团或细胞索,称**间质腺**。间质腺能分泌雌激素。人的间质腺不发达,存留时间短,退化后由结缔组织取代。

(五)卵巢的内分泌功能

卵巢除了黄体可以分泌孕激素、雌激素和松弛素外,卵巢门部及邻近的卵巢系膜内的门细胞还能分泌雄激素。妊娠或绝经期门细胞较多。门细胞增生或发生肿瘤时患者可出现男性化症状。

1. **雌激素** 由膜细胞及颗粒细胞协同产生,能促进女性生殖器官的发育和第二性征的出现,如乳房发育,皮下脂肪增多,骨盆变宽等;促进输卵管和子宫平滑肌收缩,有利于精子和卵细胞的运输。

2. **孕激素** 由粒黄体细胞产生,能促进子宫内膜增生及子宫腺的分泌,有利于受精卵的植入;还可刺激乳腺腺泡的发育。

3. **松弛素** 由粒黄体细胞产生,能促使子宫平滑肌松弛,以维持妊娠。

二、生 殖 管 道

女性生殖管道包括输卵管、子宫和阴道,其管壁均由黏膜、肌层、外膜三层构成。

(一) 输卵管

输卵管(oviduct)是细长而弯曲的肌性管道,全长 10 ~ 14cm,分漏斗部、壶腹部、峡部和子宫部。管壁由内向外依次分为黏膜、肌层和外膜(图 14-7)。输卵管是精子与卵子相遇受精的场所,也是向宫腔运送受精卵的通道,对精子的获能、受精卵的正常卵裂和生存均有重要作用。

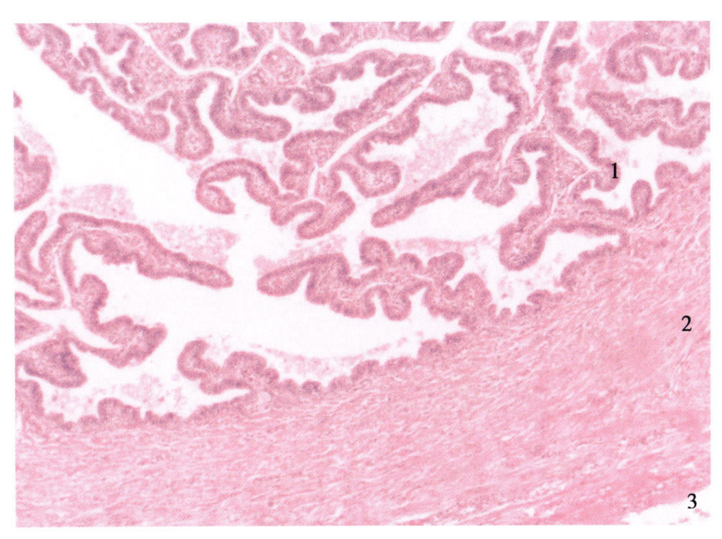

图 14-7　输卵管的组织结构(大连医科大学图)

1. 黏膜　2. 肌层　3. 浆膜

1. **黏膜**　黏膜形成许多纵行而又分支的皱襞,致使管腔不规则。皱襞以壶腹部最为发达,此处为受精的部位。黏膜上皮为单层柱状,由纤毛细胞和分泌细胞组成。纤毛细胞的纤毛有节律地向子宫方向摆动,有助于卵子和发育中的胚胎向子宫移动。夹在纤毛细胞之间的分泌细胞,其分泌物参与构成输卵管液。该分泌物有助于卵子向子宫移动和阻止外来的病菌进入腹膜腔。黏膜上皮深面的固有层由薄层细密的结缔组织和少量散在的平滑肌纤维组成。

2. **肌层**　为平滑肌,峡部最厚,分内环行、外纵行两层。漏斗部的肌层最薄,无纵行肌。肌层节律性收缩,能引起输卵管向子宫方向蠕动。

3. **外膜**　为浆膜,由间皮和富含血管的疏松结缔组织构成。

(二) 子宫

1. **子宫的一般结构**　**子宫**(uterus)是有腔肌性器官,呈前后略扁的倒置梨形,分底部、体部和颈部。子宫壁很厚,从内向外分为内膜(又称黏膜)、肌层和外膜三层(图 14-8)。

(1) **内膜**:由单层柱状上皮和固有层组成。上皮由少量的纤毛细胞和大量无纤毛的分泌细胞组成。固有层较厚,由结缔组织构成,其内富含分化较低的梭形或星形的基

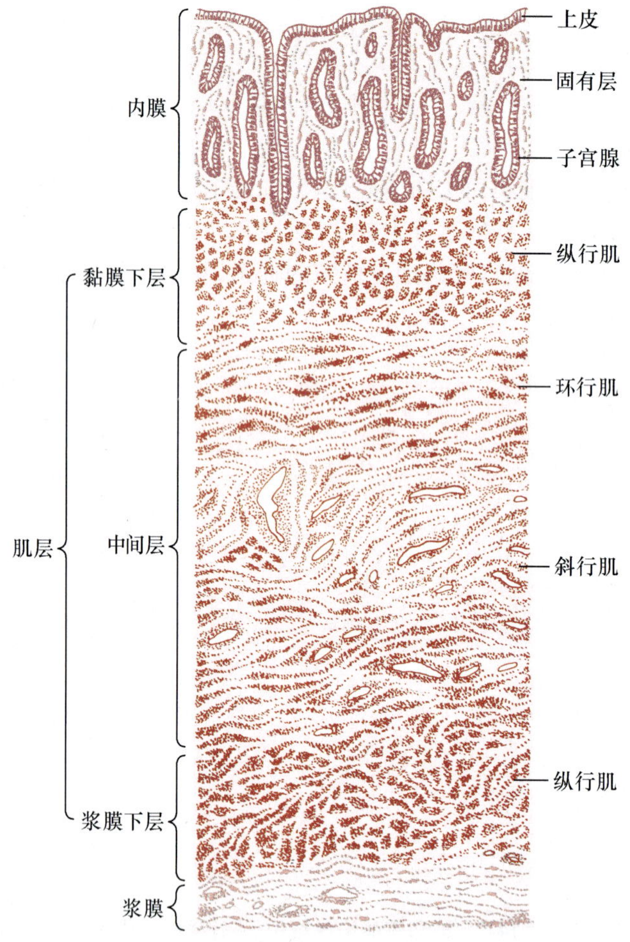

图 14-8 子宫壁结构模式图

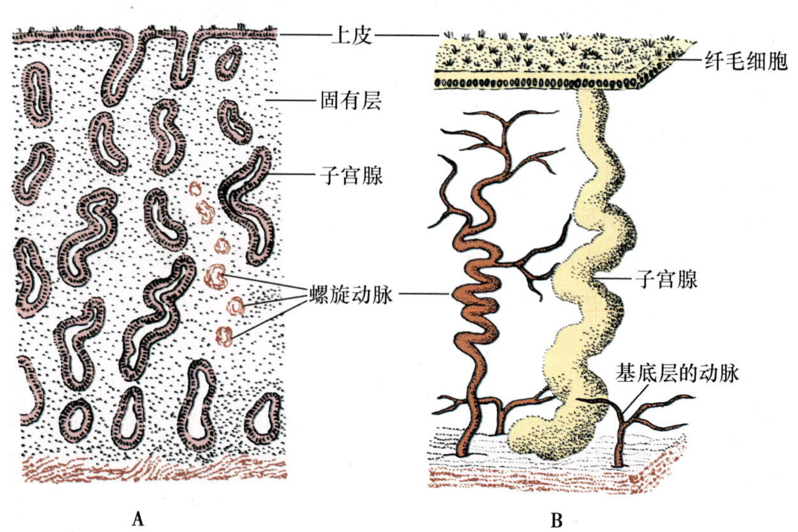

图 14-9 子宫内膜血管与子宫腺模式图

A. 内膜切面 B. 子宫腺及螺旋动脉模式图

质细胞、血管和子宫腺。子宫腺是由上皮向固有层凹陷形成的分支管状腺。子宫内膜的动脉弯曲成螺旋状，称**螺旋动脉**，由子宫动脉经过肌层进入内膜的分支所形成（图14-9）。

子宫内膜按功能可分**功能层**和**基底层**。功能层较厚，位于浅层。自青春期开始，在卵巢激素的影响下，每月发生内膜功能层剥脱和出血，即**月经**。妊娠时，子宫内膜功能层还是胚泡植入发育的部位。基底层较薄，紧靠肌层。此层细胞较多。基底层在月经期和分娩时均不脱落，具有增生和修复的能力，可产生新的功能层。

（2）**肌层**：很厚，由大量的平滑肌束和其间的结缔组织组成。肌层自内向外大致可分为黏膜下层、中间层和浆膜下层。黏膜下层和浆膜下层主要为纵行平滑肌束；中间层较厚，分内环行肌和外纵行肌，肌纤维间富含血管。子宫肌层的收缩，有助于精子向输卵管运行、经血排出以及胎儿娩出。

（3）**外膜**：子宫底部和体部的外膜是浆膜，子宫颈部为纤维膜。

2. **子宫内膜的周期性变化** 自青春期开始，在卵巢激素的周期性作用下，子宫底部和体部的内膜功能层每28天左右发生一次剥脱、出血、修复和增生，称**月经周期**（menstrual cycle）。内膜的周期性变化一般分三期（图14-10，14-11）。

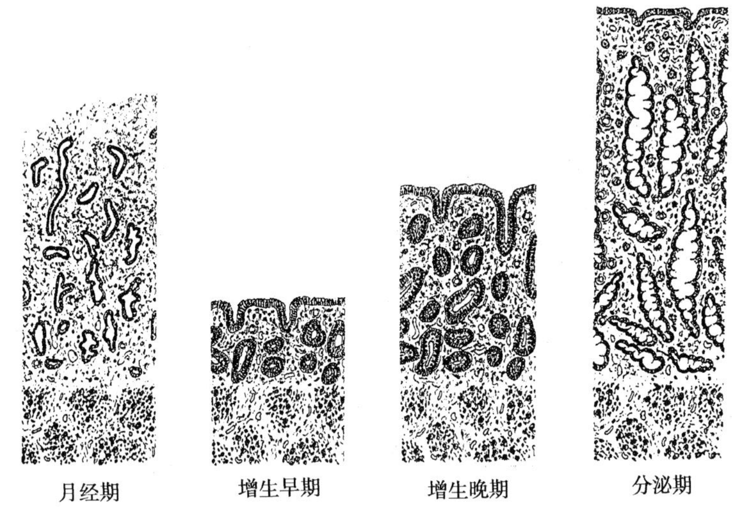

图14-10 子宫内膜周期性变化示意图

（1）**月经期**（menstrual phase）：为月经周期第1～4天。由于月经黄体的退化，血液中孕激素和雌激素含量迅速下降，子宫内膜螺旋动脉发生持续性收缩，导致内膜功能层缺血，组织坏死。螺旋动脉在收缩之后，又突然短暂地充血扩张，导致血管破裂、出血并积聚在内膜浅部。同时萎缩坏死的内膜功能层也开始呈小块地脱落，随血液一起从阴道排出，即为月经。在月经期结束之前，基底层组织开始增生、修复，使内膜进入增生期。

（2）**增生期**（proliferative phase）：月经周期的第5～14天。此期卵巢内的少数卵泡迅速生长，故又称卵泡期。此期内膜增厚，达2～4mm；子宫腺增多、增长，并弯曲，腺腔变宽，腺上皮细胞呈高柱状；螺旋动脉增长、弯曲，管腔增大。在周期第14天，卵巢排卵，子宫内膜由增生期转入分泌期。

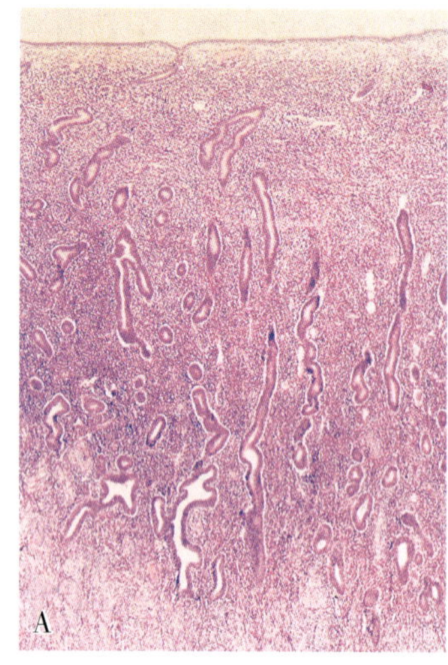

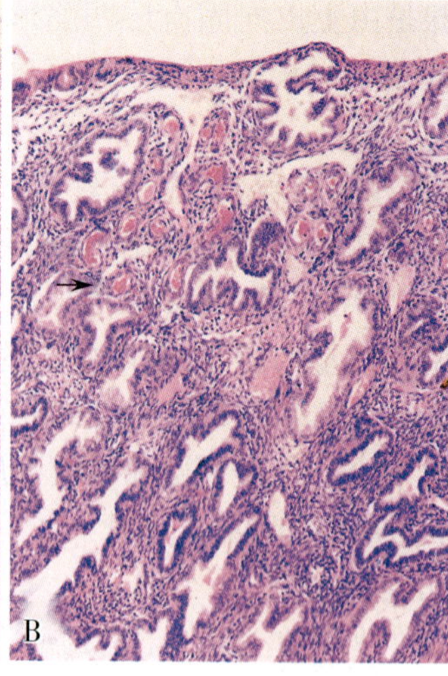

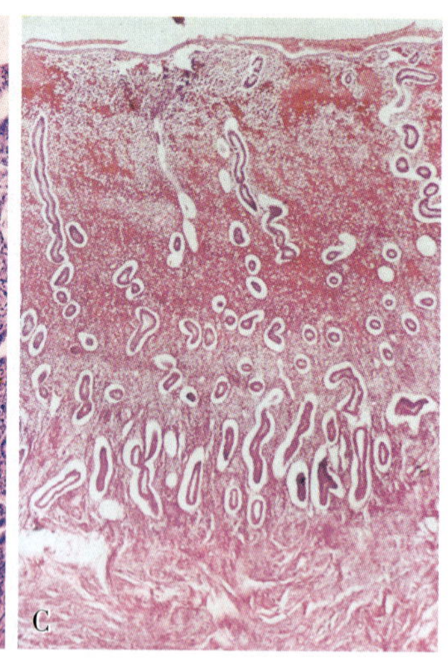

图 14-11 子宫内膜(AB 北京大学医学部图,C 吉林大学白求恩医学院图)
A. 增生期 B. 分泌期 C. 月经早期 ↑螺旋动脉

(3) **分泌期**(secretory phase):月经周期第 15 ~ 28 天。此期卵巢已经排卵,黄体逐渐形成,故又称黄体期。在黄体分泌的孕激素和雌激素作用下,子宫内膜继续增厚,可达 5 ~ 7mm。子宫腺极度弯曲,腺腔扩大呈锯齿状,腺腔内充满含糖原等营养物质的分泌物。螺旋动脉更加增长、弯曲,并伸至内膜浅部。固有层内组织液大量增加,造成黏膜水肿。基质细胞体积增大变圆,胞质充满糖原和脂滴,称前蜕膜细胞。此细胞在妊娠时变为蜕膜细胞。如未妊娠,黄体退化,孕激素和雌激素水平下降,子宫内膜功能层于周期的第 28 天脱落,转入月经期。

理论与实践

子宫内膜异位症是指子宫内膜生长在子宫腔以外的组织或器官上。子宫内膜异位症虽为良性病变,但具有类似恶性肿瘤远处转移和种植生长的能力。异位内膜最常见的种植部位是盆腔脏器和腹膜,其中以侵犯卵巢者最常见。这种异位的子宫内膜组织,大部分随着卵巢激素周期性变化而变化,与正常的子宫内膜一样有增生期、分泌期的改变以及出血的现象。而且这些部位的血液没有出路,可逐渐瘀积增大,造成痛经、不育、巧克力囊肿等一系列异常症状。

子宫内膜的周期性变化,受卵巢、垂体和下丘脑分泌激素的调节。卵巢的周期性活动受腺垂体的调节,腺垂体又受下丘脑的调控,而卵巢分泌的雌激素和孕激素通过反馈调节,又可影响腺垂体和下丘脑的活动(图 14-12)。下丘脑、垂体有节律地调节卵巢活动周期并与子宫内膜周期保持同步变化,以适应卵泡的生长发育和受精卵植入的需要。目前广泛使用的口服避孕药,多为雌激素和孕激素类的衍生物,就是根据这个原理,改变体内激素水平,阻止卵巢排卵和胚胎种植,达到避孕的目的。

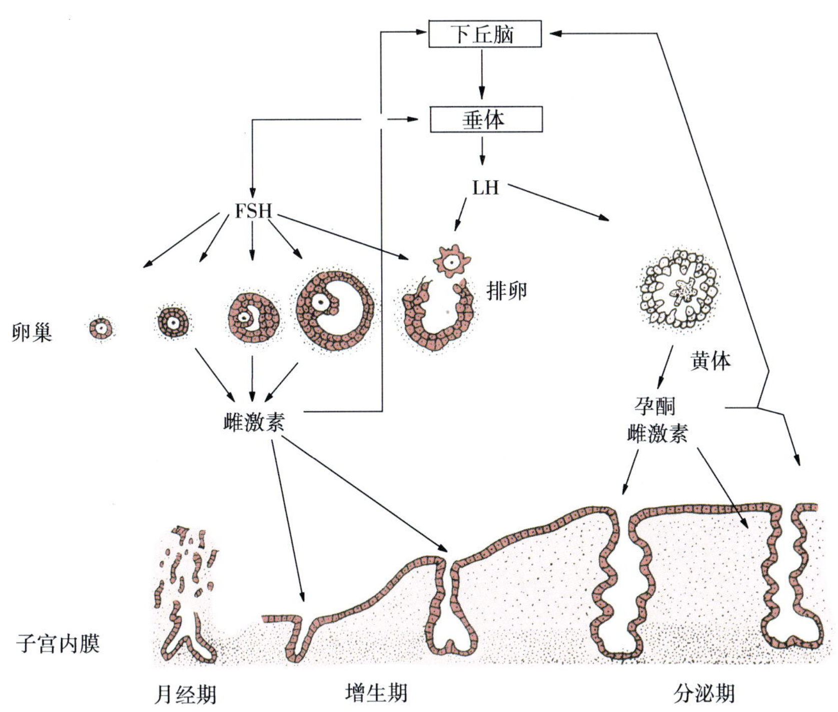

图 14-12　下丘脑-垂体-卵巢和子宫的功能关系

3. **子宫颈**　子宫颈壁由内向外分为黏膜、肌层和外膜。黏膜由单层柱状上皮和固有层组成。宫颈外口处的单层柱状上皮移行为复层扁平上皮，两种上皮的交界之处是宫颈癌的好发部位。

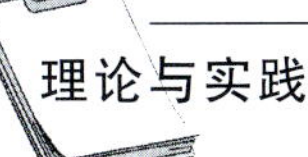

宫颈癌是最常见的妇科恶性肿瘤，严重危害妇女健康。由于宫颈癌有较长癌前病变阶段，因此宫颈细胞学检查可使宫颈癌得到早期诊断与早期治疗。近年来，由于在妇女中大规模开展宫颈脱落细胞普查，发现了大量的早期或癌前期病例，从而大大降低了宫颈癌的发病率及死亡率。

（三）阴道

阴道壁由黏膜、肌层和外膜组成。黏膜上皮为非角化复层扁平上皮。绝经期后，随着体内雌激素的下降，阴道上皮变薄，细胞内的糖原减少，阴道内的 pH 上升变为碱性，细菌易于生长繁殖，发生阴道感染。

三、乳　　腺

（一）一般结构

乳腺是实质性器官，外有结缔组织被膜。被膜伸入实质将其分隔成若干小叶。乳腺是复管泡状腺。腺泡上皮为单层立方或单层柱状，上皮与基膜之间有肌上皮细胞。导管包括小叶内导管、小叶间导管和总导管，总导管与乳头表面皮肤相连。

（二）静止期乳腺

无分泌功能的乳腺称静止期乳腺。特点是导管不发达，腺泡稀少，脂肪组织和结缔组织丰富（图 14-13）。在排卵前后，腺泡及导管略有增生，因此乳腺在月经来潮前稍有增大。

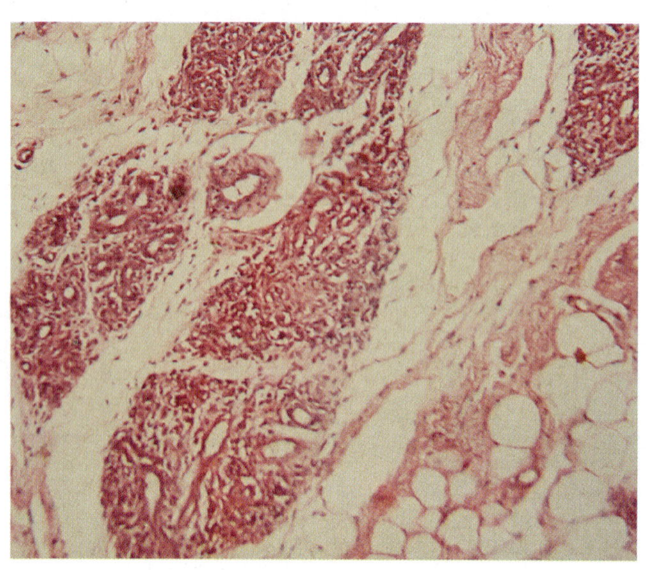

图 14-13 静止期乳腺（大连医科大学郝立宏等图）

（三）活动期乳腺

乳腺于青春期开始发育，妊娠和哺乳期的乳腺有泌乳功能，称活动期乳腺。特点是腺泡和导管增生，腺泡腔增大，在妊娠后期及哺乳期可见有乳汁（图 14-14）。结缔组织

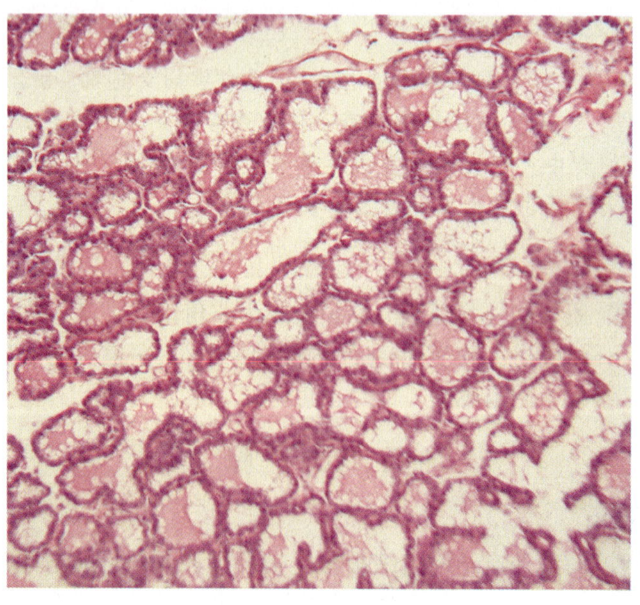

图 14-14 哺乳期乳腺（大连医科大学郝立宏等图）

和脂肪组织相对减少。分娩前后数天内,乳腺的分泌物称初乳。初乳内富含脂滴、乳蛋白、乳糖、初乳小体(吞噬脂肪的巨噬细胞)以及免疫球蛋白。哺乳期后,乳腺又处于相对静止状态。

育龄期妇女在月经周期的不同阶段,乳腺的生理状态受激素影响而呈周期性变化。绝经后,随着体内雌、孕激素水平的急剧下降,腺泡及部分导管逐渐萎缩,为脂肪组织所替代。

(宫晓洁)

第十五章

人体早期发育

内容提要

人体早期发育是指自受精卵形成至第8周末的发育期，即胚前期和胚期。主要内容包括受精，卵裂和胚泡形成，植入，胚层形成及分化，胚体形成，胎膜和胎盘，双胎、联胎和多胎。

一、生殖细胞与受精

（一）生殖细胞

生殖细胞（germ cell）又称**配子**（gamete），包括精子和卵子。它们是高度分化的性细胞，在其发生过程中经过两次减数分裂，染色体数目减少一半，为单倍体细胞。

精子在睾丸的生精小管内产生，其在附睾内贮存及在男性生殖管道内运行过程中，细胞膜表面被覆生殖管道及附属腺的分泌物（主要是糖蛋白衣与精浆蛋白），它们具有抑制受精的作用，统称**去获能因子**（decapacitation factor）。精子进入女性生殖管道后，在子宫及输卵管分泌物的作用下解除该因子的抑制作用，从而使精子获得与卵子结合的能力，此过程称**获能**（capacitation）。精子在女性生殖管道内可存活1～3天，但受精能力只维持20小时左右。

从卵巢排出的次级卵母细胞处于第二次减数分裂中期，与精子结合才能完成第二次减数分裂而成熟。若未受精，则于排卵后12～24小时内退化。

（二）受精

成熟获能的精子与卵子结合形成受精卵的过程，称**受精**（fertilization）。受精部位多在输卵管壶腹部。

1. **受精的条件**　①男、女生殖管道畅通；②有足够数量的精子，若每毫升精液内的精子数低于500万个，受精的可能性几乎为零；③精子的形态发育正常并获能，畸形精子（小头、双头、双尾）的数量应低于20%；④精子有活跃的直线运动能力和爬高能力；⑤精子和卵子适时相遇：精子进入女性生殖管道后，需在20小时内与卵子结合，若错过此期，即使两者相遇也不能结合；卵子一般在排卵后12小时内具有受精能力，如此期内未与精子相遇，则自行退化；⑥雌激素、孕激素水平正常。

2. **受精的过程**　当获能精子接触放射冠时，顶体被激活并释放顶体酶，称**顶体反应**（acrosome reaction）。顶体酶中的透明质酸酶等溶解放射冠，顶体素等消化透明带，打开精子进入次级卵母细胞的通道，随即精子的胞核和胞质进入卵内（图15-1）。在精、卵细胞膜接触的瞬间，次级卵母细胞被活化，释放卵皮质颗粒和启动第二次减数分裂。卵皮质颗粒内的酶类水解透明带的精子受体（ZP_3 糖蛋白），使透明带的结构及化学成分发生变化，特别是 ZP_3 分子变性，不能再与精子结合，从而阻止其他精子穿越，保证了人类为单精受精，此过程称**透明带反应**（zona reaction）。

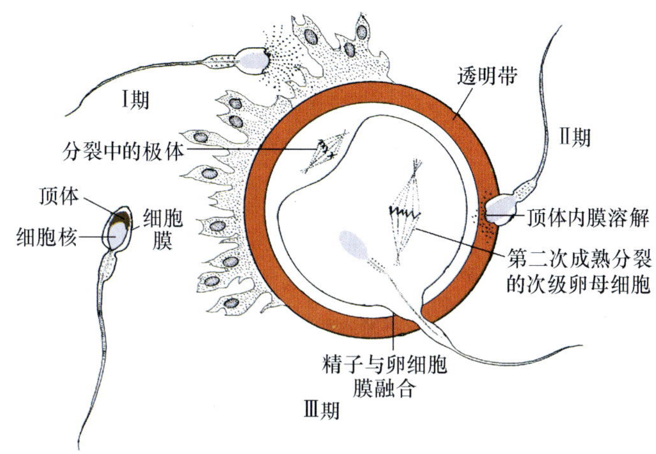

图15-1　精子的顶体反应及受精示意图

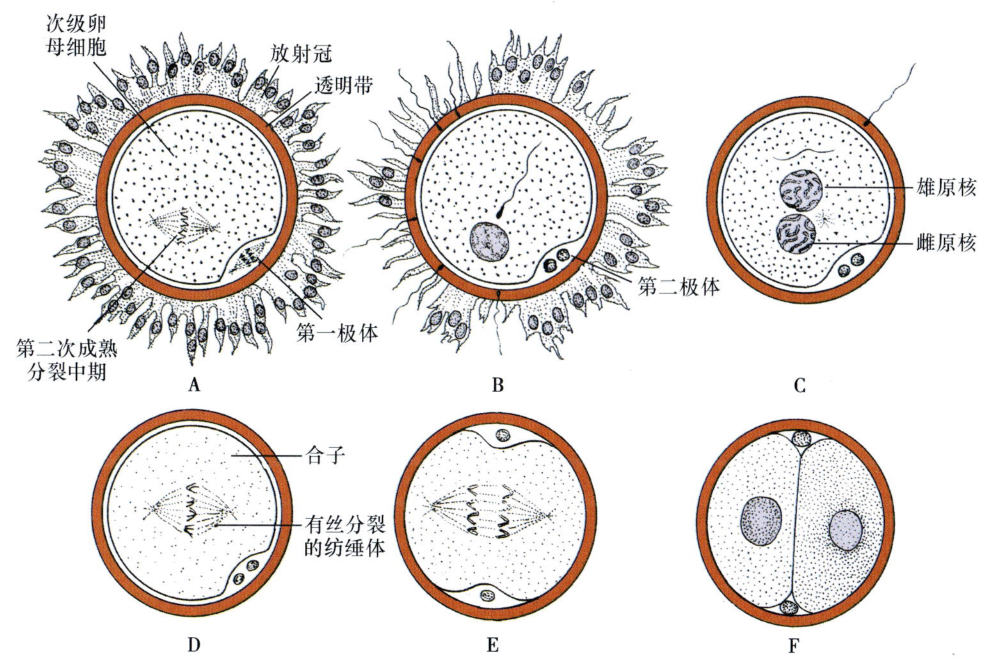

图15-2　受精过程示意图

进入卵内精子的胞核和卵子的胞核逐渐膨大，分别称**雄原核**和**雌原核**。两个原核相互靠近，核膜消失，两者的染色体混合，形成二倍体的**受精卵**（fertilized ovum），又称**合子**（zygote）。受精过程完成（图 15-2）。

3. **受精的意义** 受精卵形成后，卵内储备的发育信息从关闭状态诱发为激活状态，受精卵进行快速的分裂分化，形成一个新的个体。新个体既有双亲的遗传特征，又有不同于亲代的新性状。受精恢复了染色体数目，并且决定了新个体的遗传性别，受精卵核型为 46，XX 时，胚胎为女性；若为 46，XY 时，胚胎则为男性。

理论与实践

体外人工受精是指在体外完成精、卵结合的过程。受精卵在体外发育成桑椹胚或胚泡时，将其移植到处于分泌期的子宫内（图 15-3），在子宫内发育成熟后娩出，称**试管婴儿**。1978 年在英国诞生了世界上第一例**试管婴儿**。随着体外人工受精技术的发展，相继诞生了第二、三代试管婴儿。至今全世界约有数十万例试管婴儿降生，为众多不育家庭带来了欢乐。

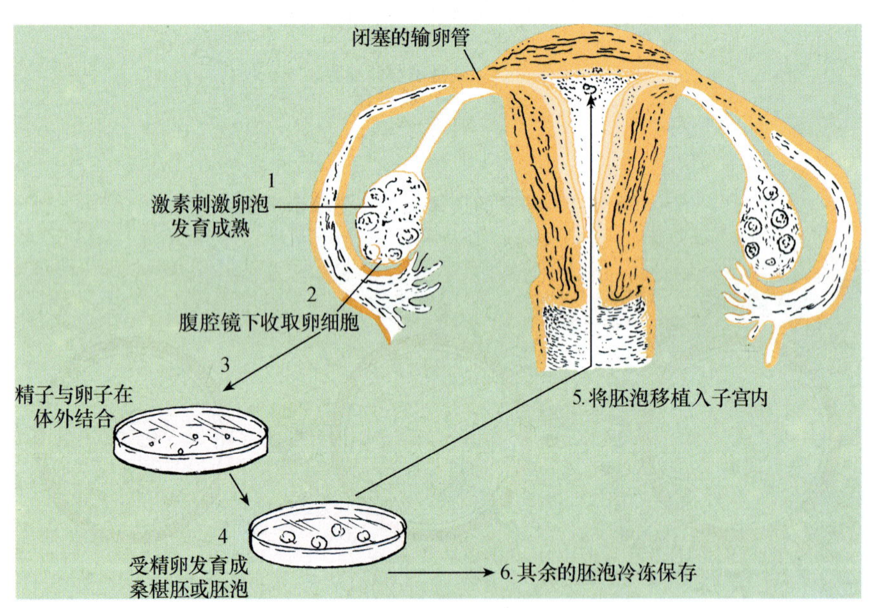

图 15-3 人卵体外受精和胚胎移植示意图

二、卵裂和胚泡形成

（一）卵裂

受精卵早期的有丝分裂，称**卵裂**（cleavage）。卵裂形成的子细胞，称**卵裂球**（blastomere）（图 15-4A～C）。随着卵裂的进行，细胞数目迅速增加，胞体越来越小。受精后约 30 小时为 2 细胞期，40 小时为 4 细胞期，72 小时为 12～16 细胞期，此时细胞紧密相贴，形似桑椹，称**桑椹胚**（morula）（图 15-4D），其外周仍有透明带包裹。在卵裂的同时，由于输卵管平滑肌的节律性收缩，黏膜上皮细胞纤毛的摆动和输卵管腔内液体的流动，使受精卵逐渐向子宫方向移动。受精后72小时桑椹胚已进入子宫腔内（图15-5）。

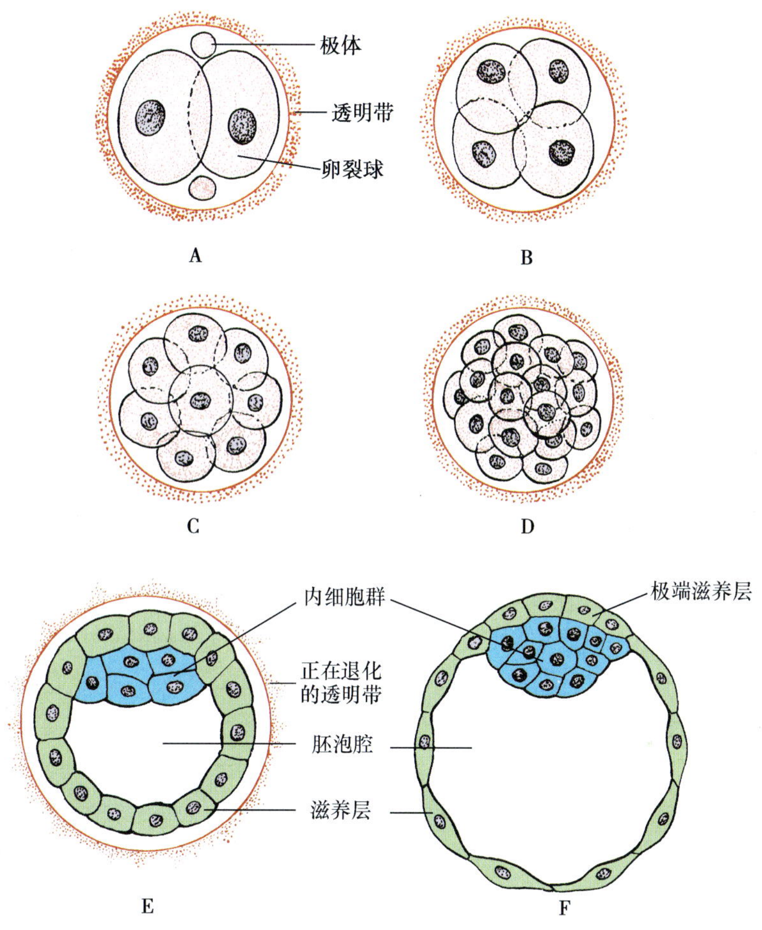

图15-4 卵裂及胚泡形成模式图

A. 2细胞期（受精后30小时） B. 4细胞期（40小时） C. 8细胞期（3天）
D. 桑椹胚（3.5天） E. 早期胚泡（4天） F. 晚期胚泡（4.5天）

（二）胚泡形成

桑椹胚细胞继续增殖、分裂，当卵裂球数目超过100个左右时，细胞间开始出现小的腔隙，最后融合成一个大腔，称**胚泡腔**（blastocyst cavity）。此时，实心的桑椹胚演变为中空的囊泡，称**胚泡**（blastocyst）。胚泡壁为一层扁平细胞，称**滋养层**（trophoblast）；腔内一侧有一细胞团，称**内细胞群**（inner cell mass），内细胞群的细胞即**胚胎干细胞**（embryonic stem cell，ES cells）。覆盖在内细胞群外面的滋养层，称**极端滋养层**（polar trophoblast）（图15-4E、F）。滋养层可从母体子宫内膜吸收营养物质，极端滋养层将参与胎盘的形成。胚泡于受精后第4天到达子宫腔（图15-5）。胚泡不断增大，第4天末，透明带变薄、消失。胚泡逐渐与子宫内膜接触，植入开始。

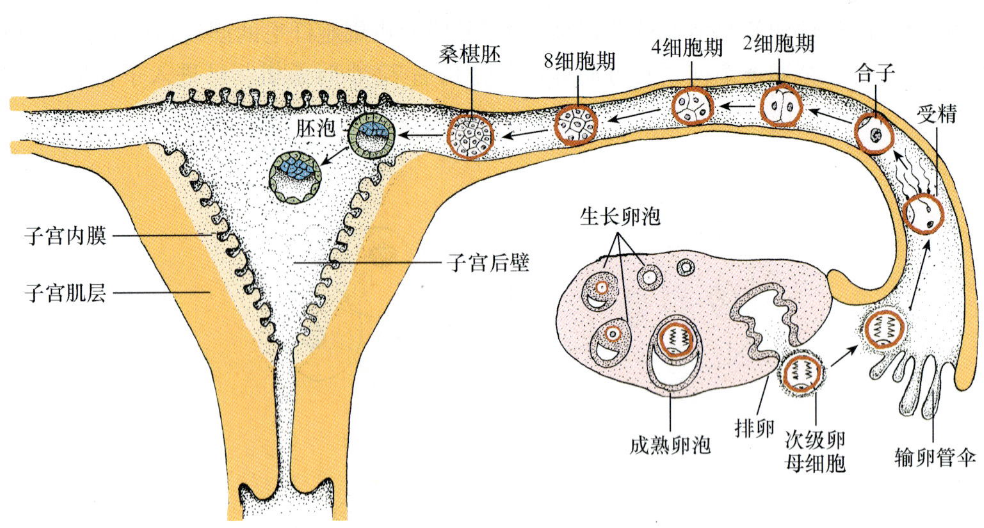

图 15-5 排卵、受精、胚泡形成和植入部位示意图

三、植 入

(一) 植入的过程及部位

胚泡逐渐埋入子宫内膜的过程,称**植入**(implantation),又称**着床**(imbed)。

1. **植入的时间** 植入在受精后第 5~6 天开始,于第 11~12 天完成。

2. **植入过程** 植入时,透明带完全溶解消失,胚泡极端滋养层与子宫内膜接触,并分泌蛋白酶溶解子宫上皮,使其出现缺口,胚泡由此缺口逐渐侵入内膜功能层。胚泡全部植入子宫内膜后,缺口处上皮修复,植入完成(图 15-6)。

植入过程中,与内膜接触的极端滋养层迅速增生,滋养层变厚,并分化为内、外两层。外层细胞互相融合,细胞间界限消失,称**合体滋养层**(syncytiotrophoblast);内层细胞界限清楚,称**细胞滋养层**(cytotrophoblast)(图 15-6)。细胞滋养层有较强的分裂增殖能力,不断产生新的细胞加入合体滋养层。合体滋养层内出现一些小的腔隙,称滋养层陷窝(图 15-6),与子宫内膜的小血管相通,其内充满母体血液。滋养层向外发出许多指状突起侵入子宫内膜,直接从母体血液中吸取营养,供给胚泡发育,并进行物质交换。

3. **植入条件** 正常植入需具备下述条件:①雌、孕激素分泌正常;②子宫内环境正常;③胚泡准时进入子宫腔,透明带及时溶解消失;④子宫内膜发育阶段与胚泡发育同步。

4. **植入部位** 胚泡植入部位通常在子宫的体部和底部,最多见于后壁。若植入近子宫颈处,并形成胎盘,称**前置胎盘**(placenta previa),妊娠晚期易发生胎盘早剥而导致大出血,分娩时胎盘可阻塞产道,导致胎儿娩出困难。植入子宫以外部位,称**宫外孕**(ectopic pregnancy),常见于输卵管,也可发生于腹膜腔、肠系膜、卵巢等处(图 15-7)。宫外孕的胚胎多因营养供应不足早期死亡,少数植入输卵管的胚胎发育到较大后,引起输卵管破裂,导致母体严重内出血。

(二) 蜕膜

植入时子宫内膜正处于分泌期,植入后血液供应更加丰富,内膜功能层进一步增厚,腺体分泌更旺盛,基质细胞变肥大富含糖原和脂滴,这些变化称**蜕膜反应**。发生了蜕膜反

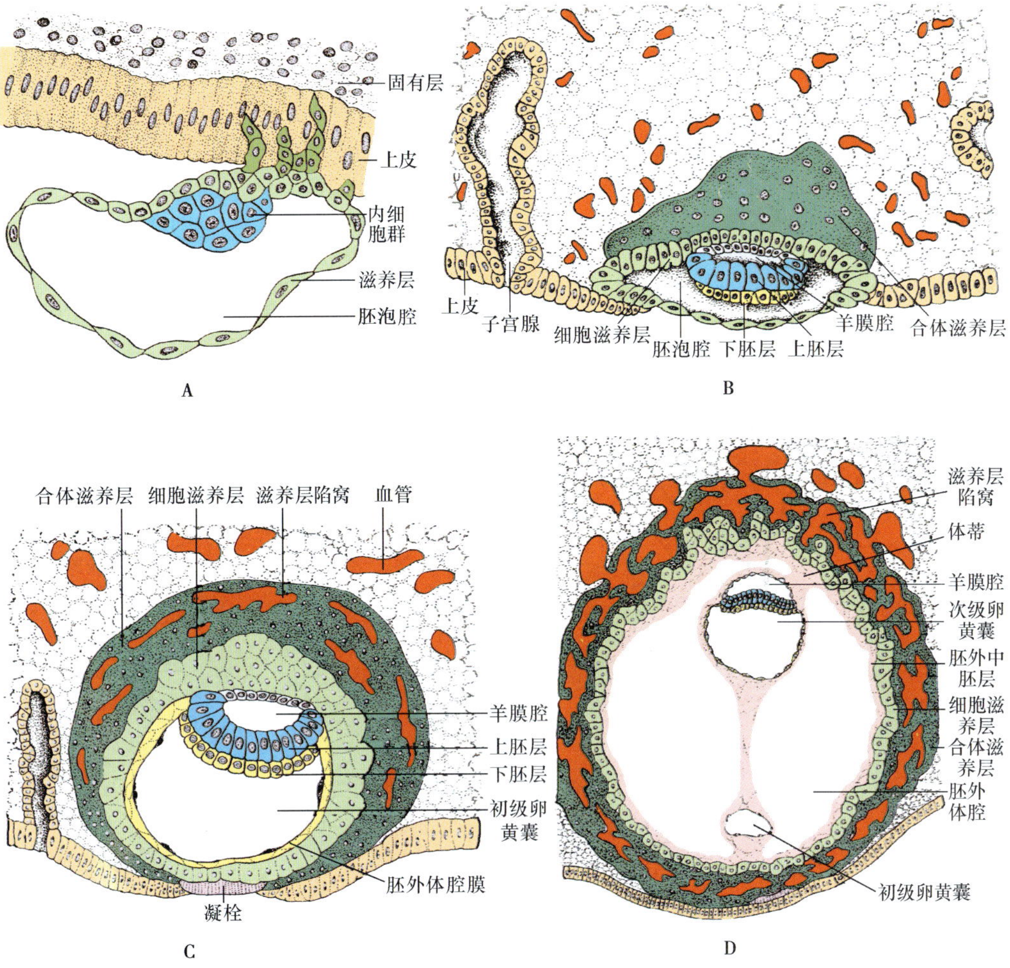

图 15-6 植入过程

A. 7 天人胚，胚泡开始与子宫上皮接触 B. 7.5 天人胚，胚泡已部分植入子宫内膜中

C. 9 天人胚，胚泡已全部植入子宫内膜 D. 13 天人胚，胚泡已全部植入子宫内膜

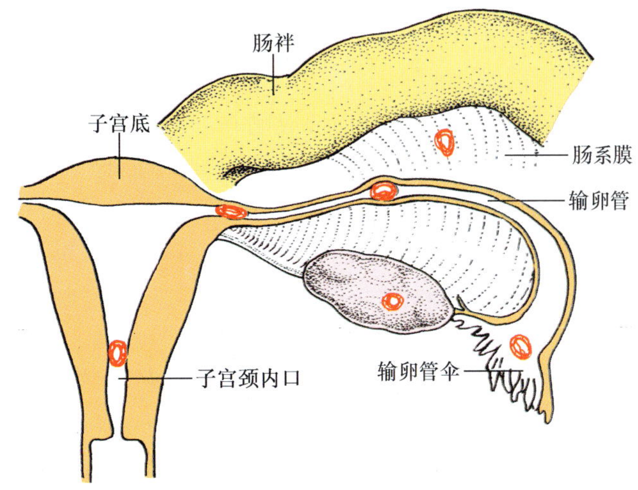

图 15-7 异位植入部位

应的子宫内膜，称**蜕膜**（decidua），基质细胞改称**蜕膜细胞**（decidual cell），分娩时蜕膜脱落。

依据蜕膜与胚的关系，分为三部分：①**基蜕膜**（decidua basalis），位于胚深部，为胚与子宫肌层之间的蜕膜，将随着胚胎的发育而不断扩大、增厚，参与胎盘的形成；②**包蜕膜**（decidua capsularis），为覆盖在胚泡表面的蜕膜；③**壁蜕膜**（decidua parietalis），为子宫其余部分的蜕膜，与胚没有直接的联系。壁蜕膜与包蜕膜之间为子宫腔（图 15-8）。

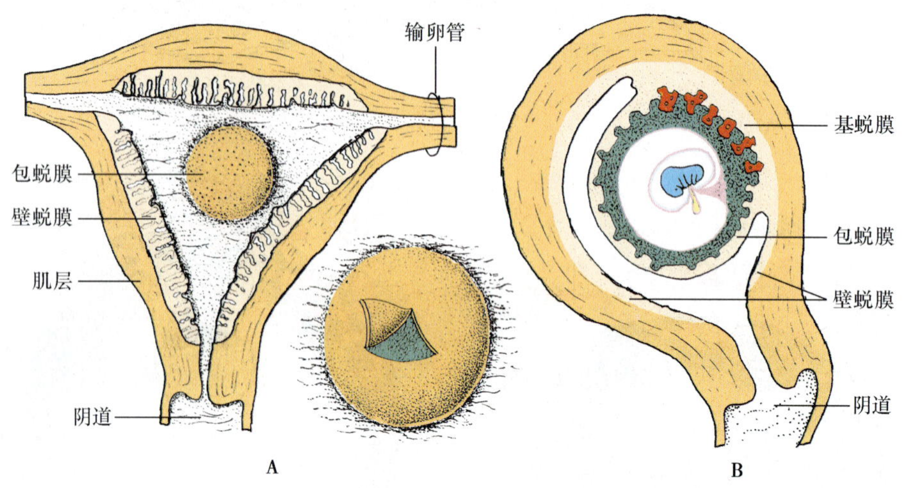

图 15-8 胚泡植入后与子宫内膜的关系

A. 冠状面 B. 矢状面

四、胚层形成与分化

（一）二胚层胚盘及相关结构的发生

第 2 周胚泡植入时，内细胞群细胞增殖、分化为两层细胞，逐渐形成一圆盘状结构，称**胚盘**（embryonic disc）。邻近滋养层的一层柱状细胞，称**上胚层**（epiblast）；靠近胚泡腔一侧的一层立方形细胞，称**下胚层**（hypoblast）（图 15-6）。两个胚层紧密相贴，又称**二胚层胚盘**（bilaminar germ disc）。胚盘是人体发生的原基。

在二胚层胚盘形成的同时，上胚层细胞之间出现了一个充满液体的小腔，腔隙逐渐扩大，一层上胚层细胞被推向细胞滋养层，形成贴在细胞滋养层内面的**羊膜**（amniotic membrane）。上胚层与羊膜之间的腔，称**羊膜腔**（amniotic cavity），腔内的液体，称**羊水**（amniotic fluid）；羊膜包绕羊膜腔形成的囊，称**羊膜囊**（amniotic sac）；上胚层构成了羊膜囊的底。下胚层周边的细胞向腹侧生长、延伸，也形成一个由单层扁平细胞围成的囊，称**卵黄囊**（yolk sac）；下胚层构成了卵黄囊的顶（图 15-6）。羊膜囊和卵黄囊对胚盘起营养和保护作用。

在卵黄囊及羊膜腔形成的同时，在细胞滋养层与羊膜囊、卵黄囊之间出现一些疏松排列的星状细胞和细胞外基质，称**胚外中胚层**（extraembryonic mesoderm）。第二周末（约第 12 天），在胚外中胚层内出现了一些小的腔隙，并逐渐融合成一个大腔，称**胚外体腔**（extraembryonic coelom）。随着胚外体腔的扩大，仅有少部分胚外中胚层连于胚盘尾端

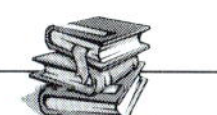

与滋养层之间，该部分胚外中胚层称**体蒂**（body stalk）（图 15-6），体蒂将发育成脐带的主要部分。

（二）三胚层胚盘及相关结构的形成

第 3 周初，上胚层细胞迅速增生，向胚盘一端中轴迁移，集中形成一条细胞增厚区，称**原条**（primitive streak）。它的产生决定了胚盘的头尾方向，即原条出现侧为尾端，其前方为头端。原条头端略膨大，称**原结**（primitive node）（图 15-9）。

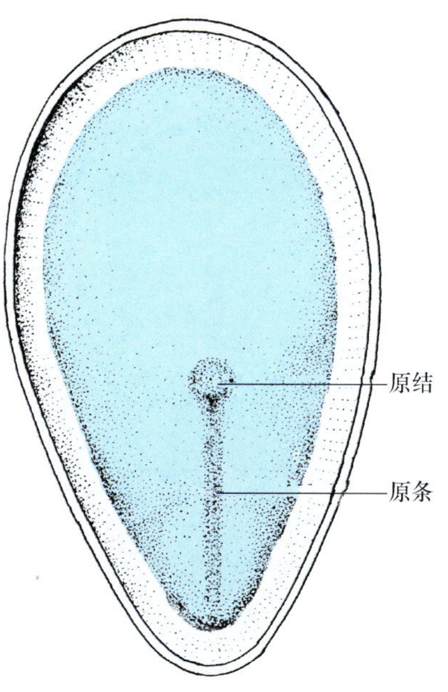

图 15-9　2 周末胚盘背面观

原条细胞继续增殖，并向深部迁移，致使原条出现沟状凹陷，称**原沟**（primitive groove）（图 15-10A）。原沟底部的上胚层细胞在上、下胚层之间呈翼状扩展迁移，一部分细胞在上、下胚层之间形成一新的细胞层，称**胚内中胚层**（intraembryonic mesoderm），即**中胚层**（mesoderm），在胚盘边缘与胚外中胚层衔接；一部分细胞迁入下胚层，并逐渐全部替换了下胚层细胞，形成一层新的细胞，称**内胚层**（endoderm）。当内胚层和中胚层形成之后，上胚层改称**外胚层**（ectoderm）。第 3 周末，三胚层胚盘已形成，胚盘呈椭圆型，头端大，尾端小。三个胚层均来源于上胚层。

原结中央凹陷形成**原凹**（primitive pit）（图 15-11A），原凹处的上胚层细胞不断向下增殖，并向头端迁移，在内、外胚层之间形成一条单独的细胞索，称**脊索**（notochord）（图 15-11），它在人胚早期起到一定支持作用，以后逐渐退化，形成椎间盘的髓核。

在脊索的头端和原条尾端各有一个内、外胚层直接相贴形成的薄膜区，无中胚层，分别称**口咽膜**（oropharygneal membrane）和**泄殖腔膜**（cloacal membrane）（图 15-10，15-11）。

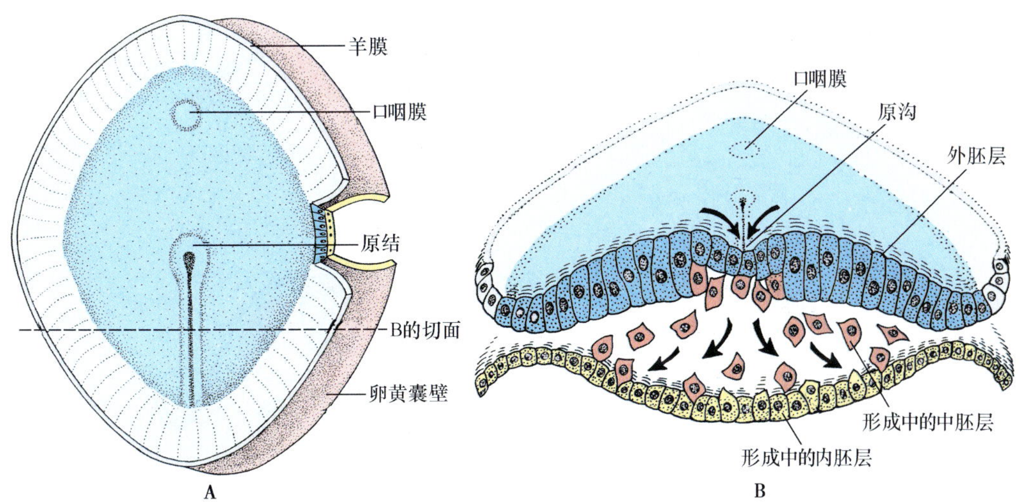

图 15-10　16 天人胚，三胚层胚盘的形成

A. 胚盘背面观　B. 通过原沟的横切面

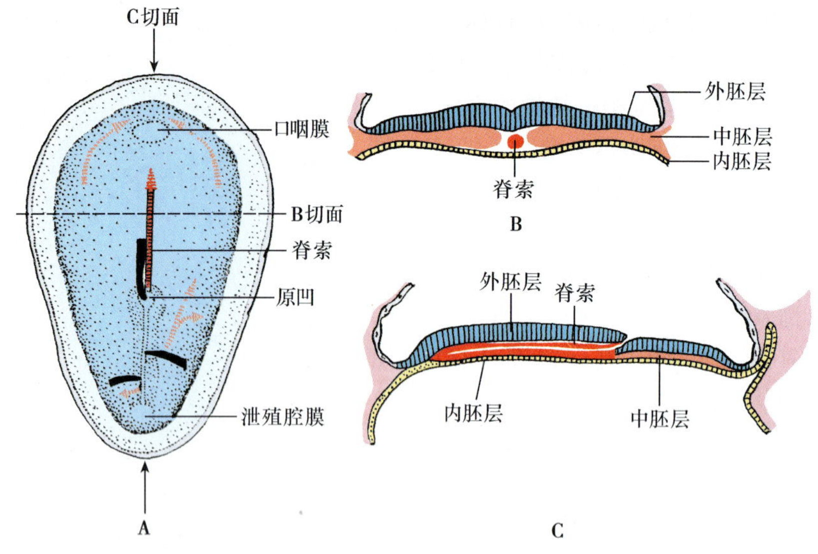

图 15-11 18 天人胚，示中胚层及脊索的形成

A. 背面观 B. 胚盘正中横切面 C. 胚盘正中纵切面

口咽膜前端的中胚层为生心区，是心脏发生的部位（图 15-17）。

随着胚体发育，脊索向胚盘头端增长迅速，原条生长缓慢，相对缩短，最终消失。若原条细胞残留，胎儿出生后于骶尾部形成源于三个胚层组织的肿瘤，称畸胎瘤。

（三）胚层分化

1. **外胚层的分化** 在脊索的诱导下，沿着脊索背侧的外胚层细胞形成一增厚的细胞板，称**神经板**（neural plate）（图 15-12）。构成神经板的这部分外胚层也称神经外胚层，是神经系统发生的原基。其余部分常称**表面外胚层**。

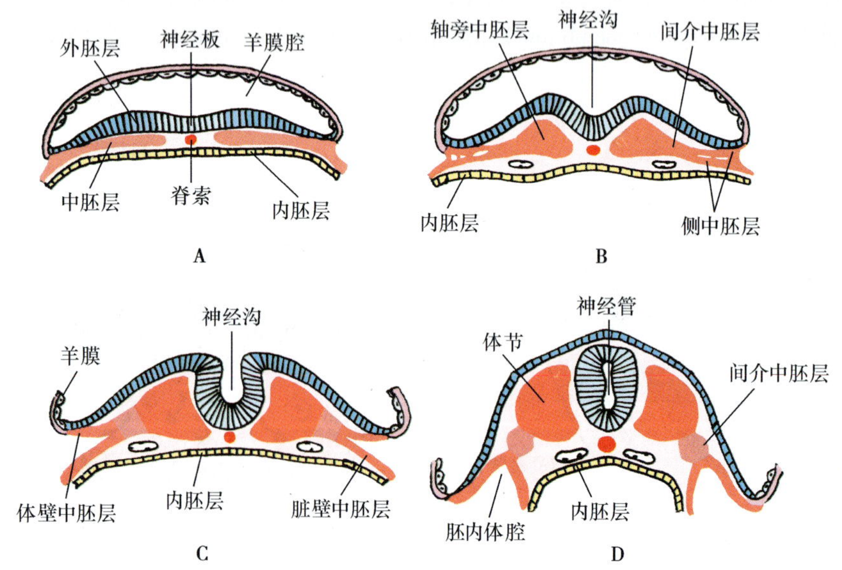

图 15-12 中胚层的早期分化及神经管的形成

A. 17 天 B. 19 天 C. 20 天 D. 21 天

神经板沿胚体长轴生长并下陷形成**神经沟**(neural groove),神经沟两侧边缘隆起,称**神经褶**(neural fold)。第3周末,神经沟加深,两侧的神经褶向中央靠拢、愈合成神经管。神经管的愈合首先在胚体颈部开始,逐渐向头、尾两端进行,此期神经管的头端和尾端分别留有**前神经孔**(anterior neuropore)及**后神经孔**(posterior neuropore)(图15-13)。约第4周末,神经孔闭合,使神经沟完全封闭为**神经管**(neural tube)。神经管两侧的表面外胚层在其背侧靠拢并愈合,神经管独立游离于表面外胚层的深面(图15-12、15-13)。神经管是中枢神经系统的原基。神经管闭合后,神经管的头端发育迅速,膨大成脑泡,为脑的原基;神经管的其余部分较细,为脊髓的原基;神经管中央的管腔将分化为脑室和中央管。神经管还发育形成松果体、神经垂体和视网膜等。若前神经孔不闭合,将形成**无脑儿**;若后神经孔不闭合,将形成**脊髓脊柱裂**。

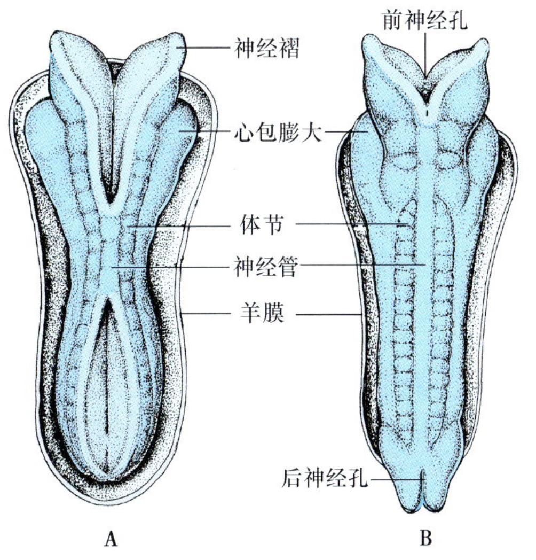

图15-13　神经管的形成
A. 约22天　B. 约23天

在神经管形成的同时,未参与封闭神经沟的神经褶细胞,迁移到神经管的背侧形成一条头、尾走行的纵行细胞索,继而分裂为两条,位于神经管的背外侧,称**神经嵴**(neural crest)(图15-14)。神经嵴将分化形成脑神经节、脊神经节、自主神经节及周围神经,并能远距离迁移,形成肾上腺髓质及某些弥散神经内分泌系统的细胞等。

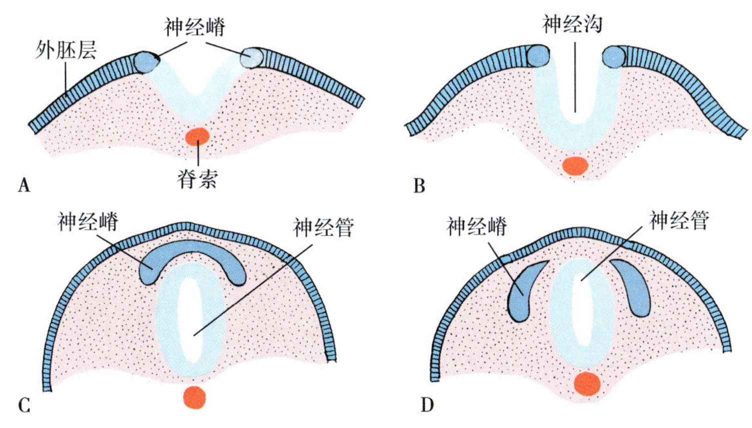

图15-14　神经管及神经嵴的形成

被覆在胚体的表面外胚层,将分化为皮肤的表皮及其附属器,以及牙釉质、角膜上皮、晶状体、内耳迷路、腺垂体等。

2. **中胚层的分化**　第3周初,中胚层位于脊索的两侧,呈均匀的一层。继之靠近胚体中轴线的中胚层细胞增生,形成两条增厚的细胞带,称轴旁中胚层;最外侧的薄层细胞,称侧中胚层;两者之间部分,称间介中胚层。其余散在的中胚层细胞则形成**间充质**(mesenchyme)(图 15-12)。

(1) **轴旁中胚层**(paraxial mesoderm):轴旁中胚层细胞迅速增殖肥厚,随即横裂为块状细胞团,称**体节**(somite)(图 15-12,15-13)。体节左、右成对,从颈部向尾侧依次形成,每天生成 3~4 对,第 5 周末,体节全部形成,共 42~44 对。从胚体表面即能分辨体节,故它是胚胎早期推测胎龄的重要标志之一。体节中央有一裂隙,称**体节腔**(图 15-15)。体节腔内侧壁和腹内侧壁的细胞,称**生骨节**(sclerotome),将分化为软骨组织和骨组织,形成脊柱等。体节腔的外侧壁部分,称**生皮节**(dermatome)。紧贴生皮节内面又产生一层新细胞,称**生肌节**(myotome)。生肌节分化为胚体中轴各节段的骨骼肌。生皮节的其余部分形成相应节段的真皮和皮下结缔组织。

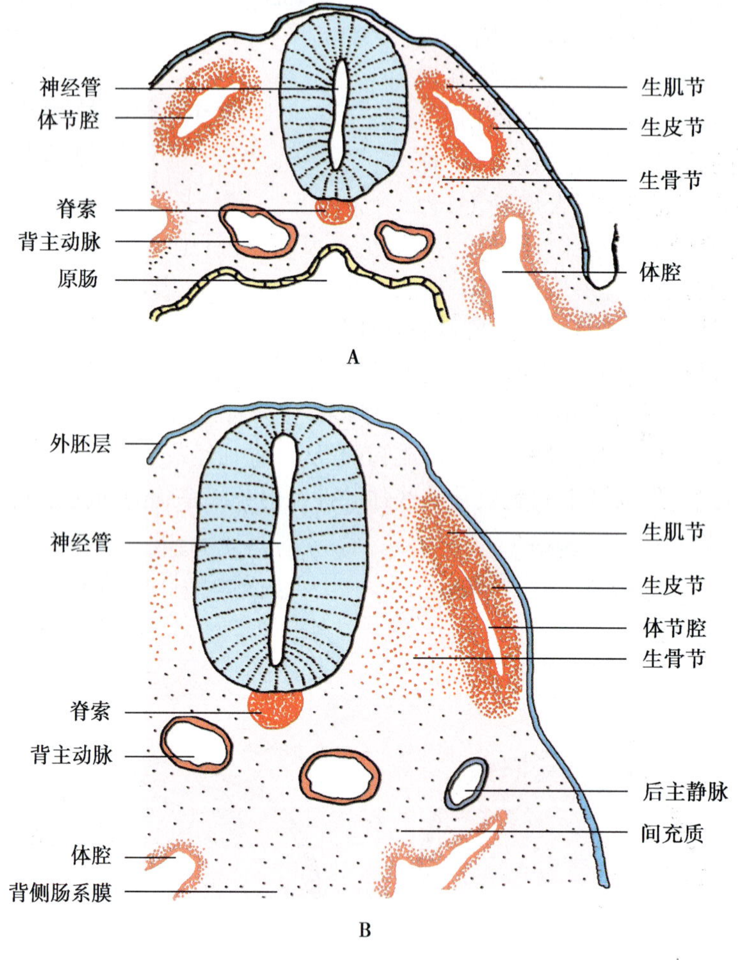

图 15-15 体节的分化

A. 16 体节胚体横切面 B. 30 体节胚体横切面

(2) **间介中胚层**(intermediate mesoderm):分化为泌尿生殖系统的主要器官。头端节段性生长形成生肾节,发育为前肾,随即退化。其余部分呈索状增生形成**生肾索**,生肾索细胞增殖分化形成外侧的**中肾嵴**和内侧的**生殖腺嵴**,中肾嵴发育为**中肾**,尾端的间

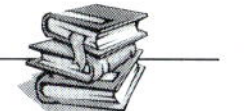

介中胚层发育为**后肾**,中肾大部分退化,后肾保留为人体永久肾。生殖腺嵴演化为**生殖腺**等主要器官。(图 15-12,15-16)

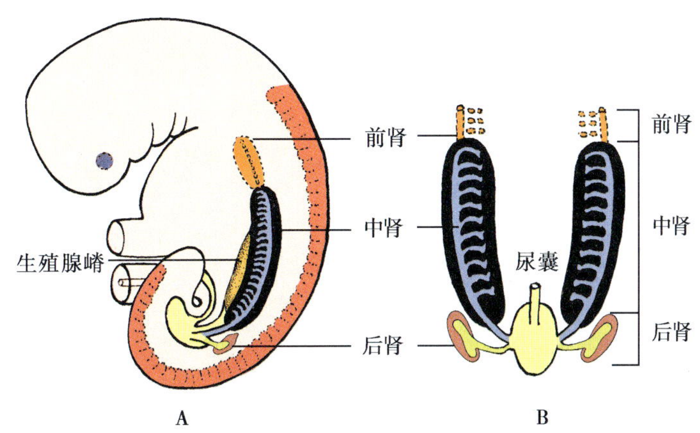

图 15-16　间介中胚层的分化

A. 侧面观　B. 腹面观

(3) **侧中胚层**(lateral mesoderm):又称**侧板中胚层**(lateral plate mesoderm),初为单一的薄层状结构,很快在侧中胚层中内出现许多小裂隙,最后融合成一大腔隙,称**胚内体腔**(intraembryonic coelomic cavity),将侧中胚层分成背、腹两层(图 15-12、15-17)。背侧份与外胚层相贴,称**体壁中胚层**(parietal mesoderm),分化为浆膜壁层及体壁的骨骼、肌、结缔组织等;腹侧份与内胚层相贴,称**脏壁中胚层**(visceral mesoderm),包于原始消化管的外侧,分化为浆膜脏层及内脏平滑肌与结缔组织等。胚内体腔依次分隔为心包腔、胸膜腔和腹膜腔。

在中胚层分化过程中,填充在内、中、外胚层之间的间充质细胞,具有向不同方向分化的潜能,将分化成结缔组织、肌组织和心血管系统等。

3. **内胚层的分化**　胚体形成的同时,内胚层逐渐卷折成管状,称**原始消化管**(primitive gut),又称**原肠**(primitive gut)。原始消化管的头端部分为**前肠**(foregut);尾端部分为**后肠**(hindgut);位于前、后肠之间与卵黄囊相连的部分为**中肠**(midgut)。前肠的头端有口咽膜封闭,后肠末端的腹侧有泄殖腔膜封闭(图 15-17)。与中肠相连的卵黄囊部分逐渐变细形成卵黄蒂。第 6 周末,卵黄蒂闭锁,原始消化管随即成为一条位于神经管及脊索腹侧的纵行管,它是消化系统与呼吸系统上皮的原基。

第 3 周末,口咽膜破裂,前肠开口于羊膜腔。第 8 周末泄殖腔膜背侧的肛膜破裂,原始消化管尾端亦开口于羊膜腔。前肠主要发育为咽、食道、胃、十二指肠上段、肝、胆、胰以及喉以下的呼吸系统;中肠发育为从十二指肠中段至横结肠右 2/3 部的肠管;后肠发育为横结肠左 1/3 部至肛管上段的肠管。原始消化管发育为上述各段的黏膜上皮与腺体。

五、胚体形成

早期胚盘为扁平的盘状结构,第 4 周初,由于体节及神经管生长迅速,胚盘中央部的生长速度远较胚盘边缘快,致使扁平的胚盘向羊膜腔内隆起。在胚盘的周缘出现了明显的卷折,头、尾端的卷折称**头褶**(head fold)和**尾褶**(tail fold),两侧缘的卷折称**侧褶**

(lateral fold)。随着胚的生长,头、尾褶及侧褶逐渐加深,随之,胚盘由圆盘状变为圆柱状的胚体,第 4 周末胚体(从头至尾)呈“C”字形(图 15-17)。

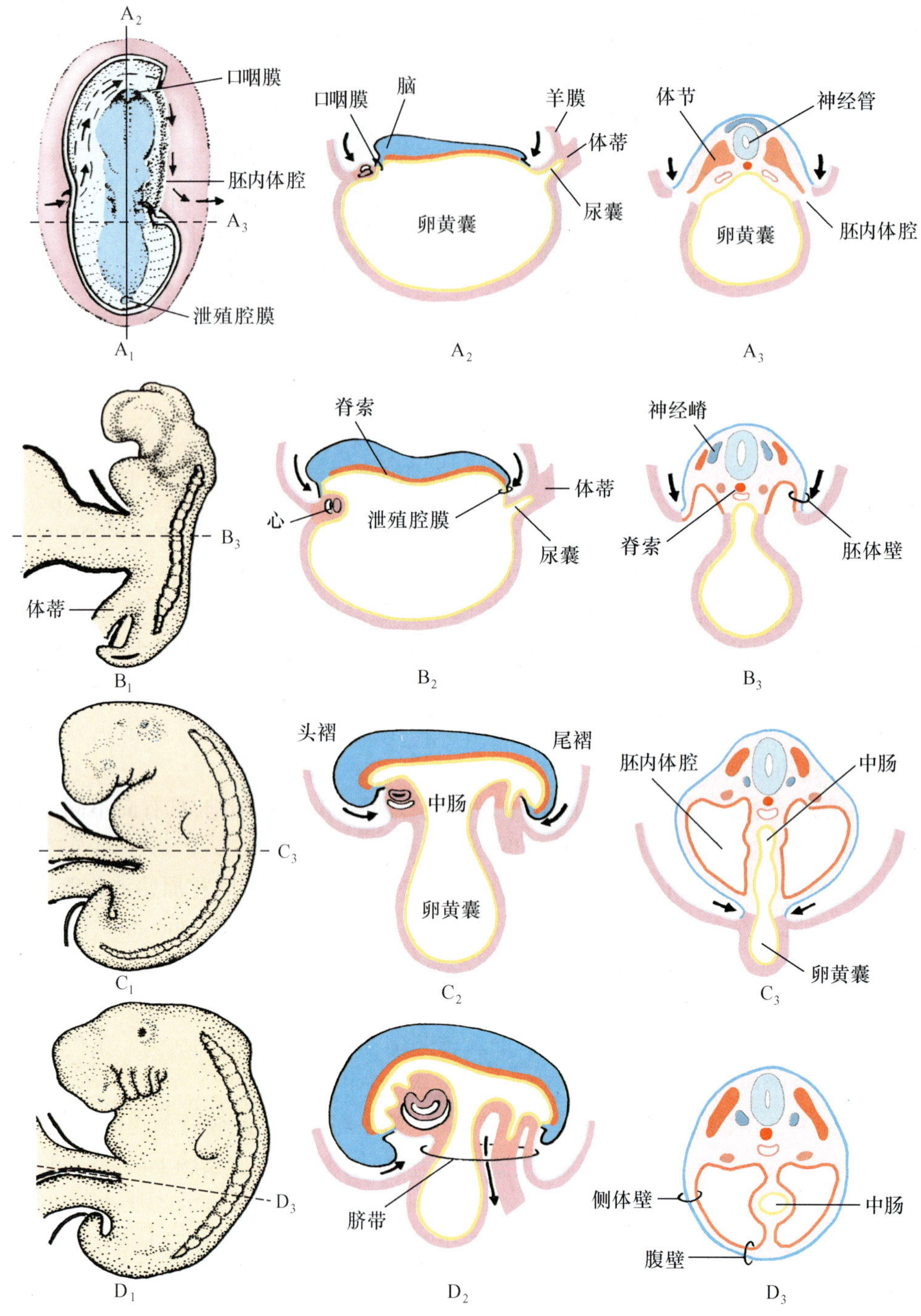

图 15-17 胚体外形的形成

A_1. 约 20 天人胚背面观 B_1. 约 23 天人胚侧面观

C_1. 约 26 天人胚侧面观 D_1. 约 28 天人胚侧面观

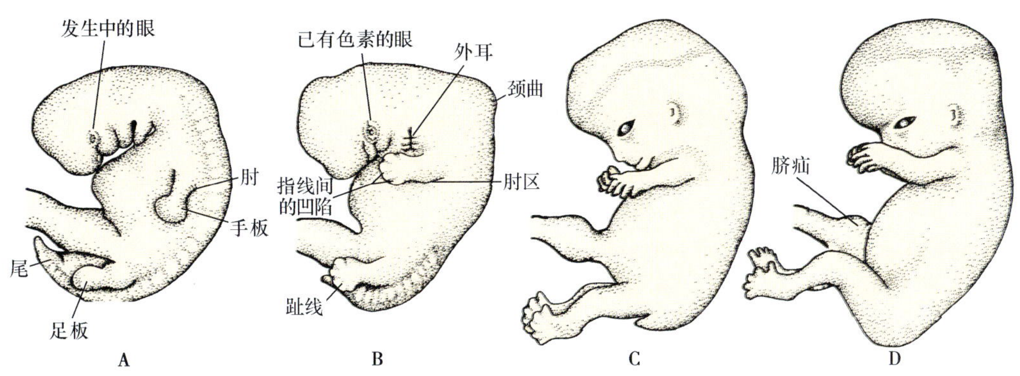

图 15-18　5～8 周人胚外形

A. 33 天　B. 48 天　C. 52 天　D. 56 天

第 5～8 周胚体外形有明显的变化(图 15-18)，至第 8 周末初具人形，主要器官、系统在此期内形成，故此期称**器官发生期**(organogenetic period)。

胚胎发育的第 3～8 周是人体外形及其内部许多器官、系统原基发生的重要时期，此期对致畸因子(如某些药物、病毒、微生物等)的影响极其敏感，是易发生先天性畸形的时期，孕妇在此期内应特别注意避免与致畸因子接触，以防止胎儿发生先天性畸形。

胚胎各期形态特点及外部特征见表 15-1，15-2。

表 15-1　胚的外形特征与长度

胚龄(周)	外　形　特　征	长度(mm)
第 1 周	受精、卵裂、进入子宫、胚泡形成，植入开始	
第 2 周	植入完成，二胚层胚盘形成，绒毛膜初步形成	0.1～0.4(GL)
第 3 周	原条、脊索、神经管、体节出现，三胚层胚盘形成，血管、血细胞出现	0.5～1.5(GL)
第 4 周	胚体渐形成，神经孔闭合，眼、耳、鼻原基初现，脐带与胎盘形成	1.5～5.0(GL)
第 5 周	肢芽出现，手板明显，心膨隆，体节 30～40 对	4～8(CRL)
第 6 周	肢芽分两节，足板明显，视网膜出现色素，耳廓隆突明显	7～12(CRL)
第 7 周	胚体渐直，手指明显，足趾可见、颜面形成	10～21(CRL)
第 8 周	胚体变直、颜面似人形，腹部膨隆、脐疝明显，指、趾明显，外生殖器官发生，但不能分辨性别	19～35(CRL)

表 15-2　胎儿各期主要特征、身长及体重

胎龄(周)	外　形　特　征	身长(CRL,mm)	体重(g)
9	眼睑闭合，外阴性别不可分辨	50	8
10	指甲发生，脐疝消失	61	14
12	胎头特大、颈明显，外阴可分辨性别	87	45
14	趾甲出现，下肢发育良好	120	110
16	骨骼、肌肉发育、头渐直，皮肤很薄，耳廓伸出，胎动明显	140	200
18	胎脂出现	160	320
20	胎毛出现，有吞咽活动，可听出胎心音	190	460
22	皮肤薄而红皱	210	630
24	指甲发育良好，胎体瘦	230	820
26	眉毛出现，眼睑部分睁开	250	1 000

续表

胎龄(周)	外　形　特　征	身长(CRL,mm)	体重(g)
28	眼张开,睫毛、头发明显、体瘦有皱纹,早产可存活	270	1 300
30	趾甲全出现,睾丸开始下降	280	1 700
32	指甲达指尖,皮肤平滑、粉红	300	2 100
36	胎体已较丰满,胎毛开始脱落、体表外观红色消退,趾甲越过趾尖,四肢屈曲	340	2 900
38	胸部发育良好,乳腺略突出,四肢变圆,睾丸降入阴囊	360	3 400

CRL:顶臀长,又称坐高。从头部最高点至尾部最低点之间的长度。此法用于测量4周以后胚胎。

六、胎膜与胎盘

胎膜与胎盘是胚胎发育过程中的一些附属结构,对胚胎起保护、营养、呼吸、排泄和内分泌等作用。胎儿娩出后,胎膜和胎盘一并排出,总称**胞衣**(afterbirth)。

(一) 胎膜

胎膜(fetal membrane)包括绒毛膜、羊膜、卵黄囊、尿囊和脐带(图15-19)。

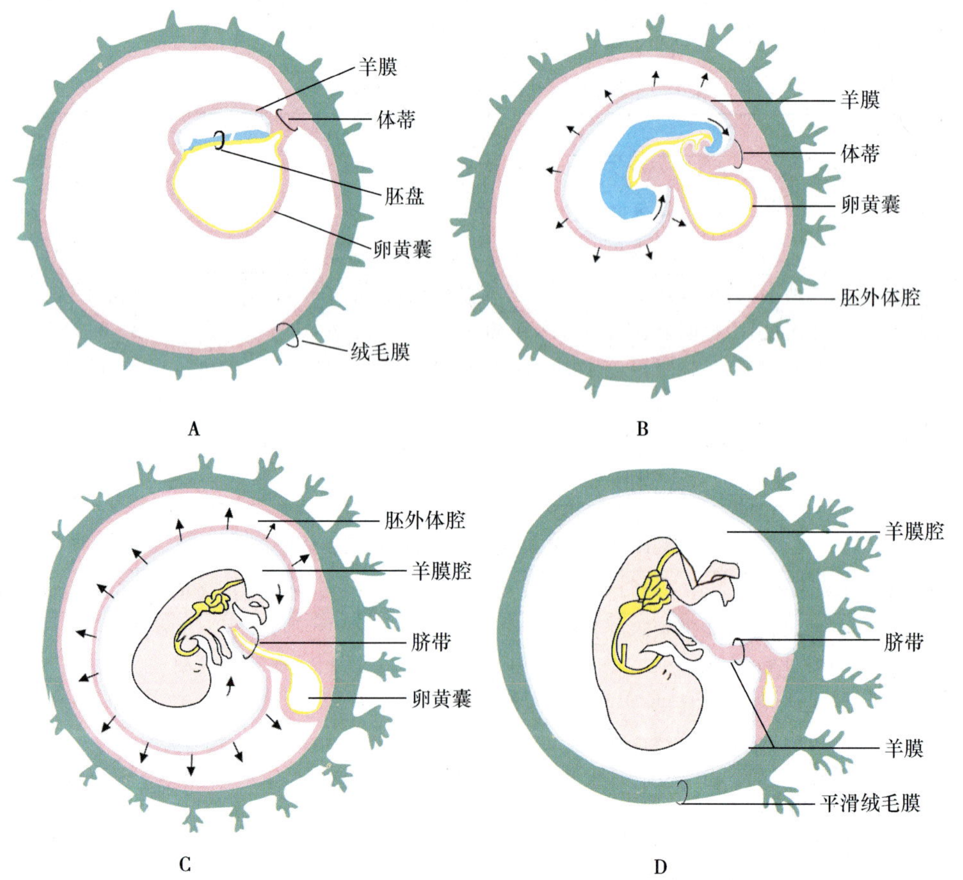

图15-19　胎膜的演变

A. 3周　B. 4周　C. 10周　D. 20周

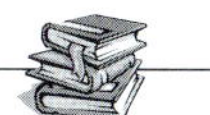

1. **绒毛膜**　胚泡植入子宫内膜后，以细胞滋养层为中轴，外裹合体滋养层，在胚泡表面形成许多绒毛样的突起，称**初级绒毛干**。胚外中胚层形成后，胚外中胚层与滋养层紧密相贴形成**绒毛膜板**（chorion plate）。绒毛膜板及由此发出的绒毛，统称**绒毛膜**（chorion）。当胚外中胚层伸入初级绒毛干内，形成**次级绒毛干**。随着发育，次级绒毛干内的间充质分化为结缔组织和血管，并与胚体内的血管相通，即形成**三级绒毛干**。绒毛干末端的细胞滋养层细胞增殖，穿越合体滋养层插入蜕膜内，并且在合体滋养层的外表面和蜕膜组织的表面继续扩展，形成一层细胞滋养层，称**细胞滋养层壳**，使绒毛膜与蜕膜牢固连接（图 15-20）。

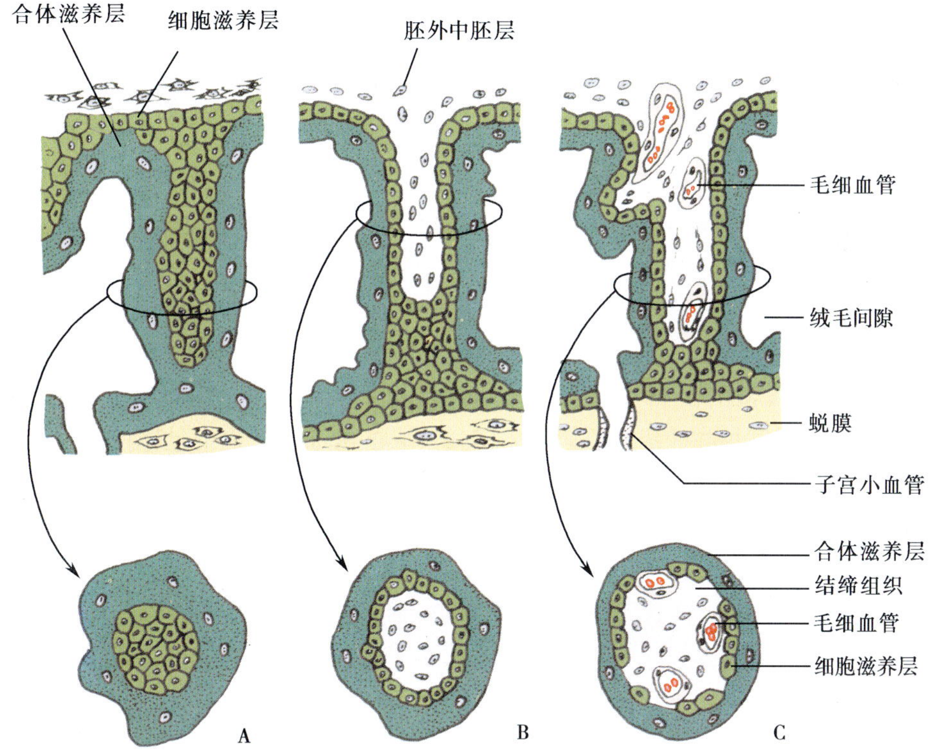

图 15-20　绒毛的分化发育

合体滋养层细胞溶解邻近的蜕膜组织与其内的小血管，形成许多小间隙，称**绒毛间隙**，绒毛间隙内充满了母体血。绒毛浸浴其中，胚胎借绒毛汲取母血中的营养物质并排出代谢产物。绒毛膜还有内分泌作用和屏障功能。

胚胎早期，绒毛分布均匀。第 8 周后，基蜕膜侧的绒毛因营养丰富而生长旺盛，形成**丛密绒毛膜**（villous chorion），与基蜕膜共同构成胎盘。包蜕膜侧的绒毛因营养不良而退化，称**平滑绒毛膜**（smooth chorion），平滑绒毛膜和包蜕膜逐渐与壁蜕膜融合，参与胞衣的构成（图 15-19，15-21）。

在绒毛膜发育过程中，如果绒毛膜中的血管发育不良，则会影响胚胎发育甚至死亡。若绒毛表面的滋养层细胞超常增生，绒毛中轴间质变性水肿，血管消失，胚胎被吸收而消失，整个胎块变成囊泡状，成葡萄状结构，称**葡萄胎**。如果滋养层细胞癌变，则为**绒毛膜上皮癌**。

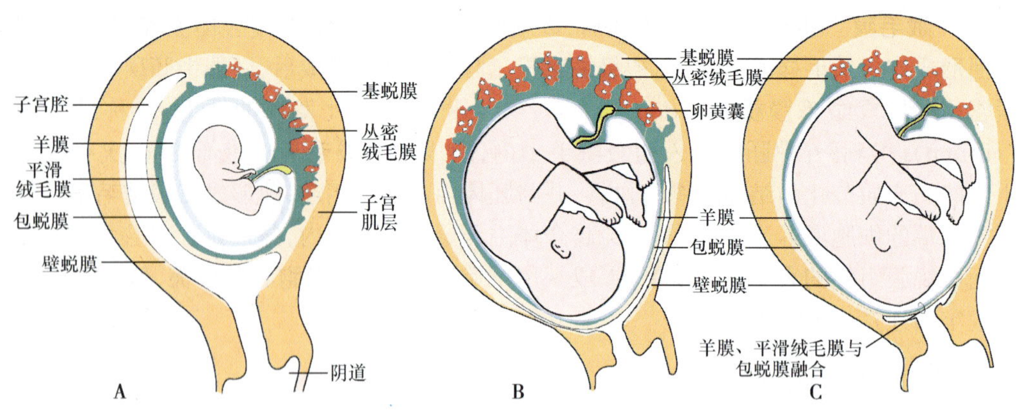

图 15-21 胎膜、蜕膜与胎盘

2. **羊膜** 薄而透明，无血管，由羊膜上皮与胚外中胚层组成。羊膜最初附于胚盘边缘。随着胚体形成、羊膜腔扩大和胚体凸入羊膜腔内，羊膜逐渐在胚胎的腹侧融合并包裹于体蒂表面，将胎儿封闭于羊膜腔内。羊膜腔的扩大逐渐使羊膜与平滑绒毛膜相贴，胚外体腔消失（图 15-19）。

羊膜腔内充满羊水。羊水由羊膜上皮细胞的分泌物和胚胎的排泄物组成。羊水不断产生，又不断被羊膜吸收和胎儿吞饮入消化管，使羊水得以更新。羊膜和羊水对胚胎有保护作用。胎儿浸浴在羊水中，可防止胎儿肢体粘连；能缓冲外力对胎儿的振动和压迫；分娩时有扩张宫颈和冲洗产道作用。穿刺吸取羊水进行细胞染色体检查或测定羊水中某些生化指标，能早期诊断某些遗传性疾病。

足月胎儿的羊水约 1 000ml。若少于 500ml 为羊水过少，常见于胎儿无肾或尿道闭锁等；多于 2 000ml 为羊水过多，常见于消化管闭锁、无脑儿等。

3. **卵黄囊** 人类卵黄囊内无卵黄，不发达，退化早，基本上是生物进化过程的重演。卵黄囊顶壁的内胚层随胚盘向腹侧包卷形成原始消化管，其余留在胚外的部分被包入脐带后成为卵黄蒂，于第 5 周闭锁，卵黄蒂退化消失（图 15-19）。若卵黄蒂基部未退化，则在成人回肠壁上保留一盲囊，称**麦克尔憩室**（Meckel's diverticulum）；若卵黄蒂不闭索，肠道与脐相通，出生后腹压增高时，粪便可从脐溢出，称**脐粪瘘**。卵黄囊壁的胚外中胚层密集排列形成细胞团，称**血岛**，是人体造血干细胞的原基。卵黄囊尾侧的内胚层，分化为**原始生殖细胞**，由此迁移至生殖腺嵴。

4. **尿囊** 卵黄囊尾侧的内胚层向体蒂内长入的一个盲管，称尿囊（allantois）（图 15-19）。尿囊为遗迹性器官。尿囊壁的胚外中胚层分化形成尿囊动脉和尿囊静脉，演化为脐带内的脐动脉和脐静脉。尿囊根部参与膀胱顶部的形成，其余部分称脐尿管，卷入脐带内并退化。若脐尿管不闭锁，出生后腹压增高时，膀胱内的尿液可经此从脐漏出，称**脐尿瘘**。

5. **脐带** 脐带（umbilical cord）系胚体与胎盘间相连接的条索状结构，是胎儿与胎盘间物质运输的通道，由羊膜将体蒂、脐尿管及卵黄蒂等结构包绕而成（图 15-19），此外还有脐动脉和脐静脉。脐动脉两条，将胚胎的静脉血液运送到胎盘绒毛内，与绒毛间隙内的母体血进行物质交换。脐静脉一条，将绒毛汇集的动脉血送回胚胎。胎儿出生时，脐带长约55cm。脐带过短可影响胎儿娩出或分娩时引起胎盘早期剥离而出血过多。脐带过长可缠绕胎儿颈部或其他部位，影响胎儿发育甚至导致胎儿窒息死亡。

（二）胎盘

1. **胎盘的结构**　胎盘（placenta）是由胎儿的丛密绒毛膜与母体的基蜕膜共同构成的圆盘状结构。足月胎儿的胎盘直径15～20cm，中央略厚，边缘略薄。胎盘的胎儿面光滑，表面覆盖羊膜，脐带附着于中央或偏中央，少数附于边缘。透过羊膜可见脐血管的分支由脐带附着处向四周呈辐射状走行。母体面粗糙，是剥离后的基蜕膜，可见由不规则的浅沟分隔的15～30个胎盘小叶（图15-22）。

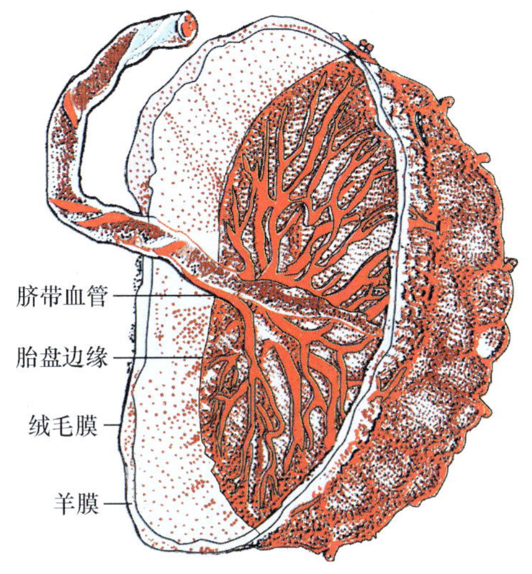

图15-22　胎盘的外形

在胎盘的垂直断面上可见胎盘由三层结构组成：胎儿面被覆羊膜，其深面为绒毛膜板；母体面为细胞滋养层壳和基蜕膜构成的基板；中层为绒毛和绒毛间隙，间隙中流动着母体血。绒毛膜板发出40～60个绒毛干，每个绒毛干又分出数个分支，绒毛干的末端以细胞滋养层壳固定于基蜕膜。从基蜕膜上发出若干小隔，称**胎盘隔**（placental septum），伸入绒毛间隙，将其分隔为15～30个**胎盘小叶**（cotyledon），每个小叶中含有1～4个绒毛干及其分支。胎盘隔的远端游离，不与绒毛膜板接触，因而胎盘小叶之间的分隔不完全，母体血可以在胎盘小叶之间流动。子宫动脉和子宫静脉穿过蜕膜开口于绒毛间隙（图15-23）。

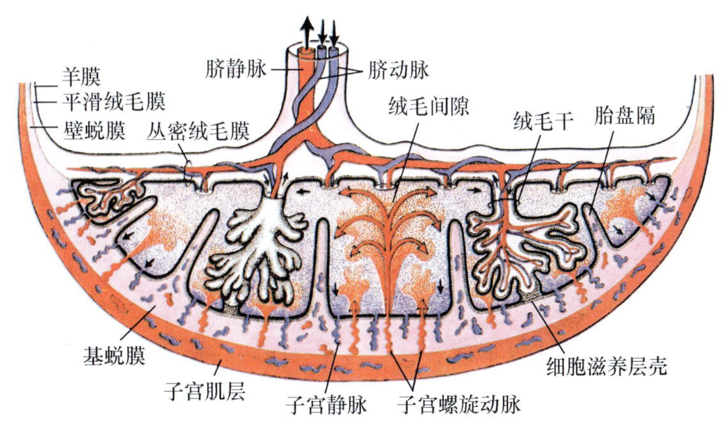

图15-23　胎盘的结构与血液循环示意图

箭头示血流方向；红色示富含 O_2 与营养物质的血，蓝色示含 CO_2 与代谢产物的血

2. **胎盘的血液循环**　胎盘内有母体和胎儿两套血液循环系统，两者的血液在各自的封闭管道内循环，互不混合，但可进行物质交换。母体动脉血由子宫螺旋动脉注入绒毛间隙，在此与绒毛内毛细血管的胎儿血进行物质交换后，由子宫静脉回流入母体。胎

儿脐动脉内的静脉血最终进入绒毛毛细血管,与绒毛间隙内的母体血进行物质交换后,成为动脉血,汇集入脐静脉回流到胎儿(图 15-23)。

将母体血与胎儿血隔开,又能进行选择性物质交换所通过的结构,称**胎盘屏障**(placental barrier),或**胎盘膜**(placental membrane)。由合体滋养层、细胞滋养层及其基膜、绒毛内结缔组织、毛细血管基膜及内皮构成(图 15-24)。妊娠晚期,由于细胞滋养层在许多部位消失,以及合体滋养层在某些部位变薄,胎血与母血间仅隔以绒毛毛细血管内皮、薄层合体滋养层及两者的基膜,更利于物质交换。合体滋养层在某些部位较厚,是合成与分泌激素的主要部位。

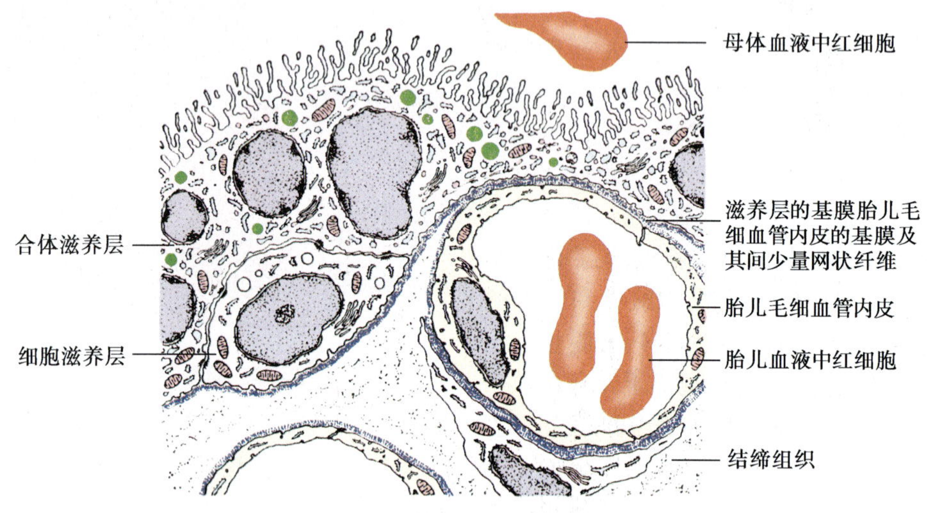

图 15-24 胎盘屏障模式图

3. **胎盘的功能** 胎盘具有物质交换、屏障作用和内分泌等重要功能。

(1) **物质交换**:选择性物质交换是胎盘的主要功能。胎儿通过胎盘从母血中获得营养和 O_2,排出代谢产物和 CO_2。因此胎盘有相当于出生后小肠、肺和肾的功能。某些药物、病毒和激素可以透过胎盘屏障进入胎儿体内,影响胎儿发育,故孕妇用药需慎重。

(2) **内分泌功能**:胎盘形成后取代黄体开始内分泌功能,胎盘的合体滋养层能分泌多种激素,对维持妊娠有重要作用。主要有:①**人绒毛膜促性腺激素**(HCG),其作用与黄体生成素类似,能促进黄体的生长发育,维持妊娠;还能抑制母体对胎儿、胎盘的免疫排斥作用。HCG 在受精后第 2 周开始分泌,第 9 ~ 11 周达高峰,以后逐渐减少;②**人胎盘催乳素**(HPL),既能促进母体乳腺的生长发育,又能促进胎儿的代谢和生长发育;③**孕激素**(P)和**雌激素**(E),于妊娠第 4 个月开始分泌,逐渐替代黄体以继续维持妊娠。

七、双胎、联胎和多胎

(一) 双胎

双胎(twins)又称孪生,双胎的发生率占新生儿的 1%。双胎有两种。

1. **双卵双胎** 又称假孪生,是卵巢一次排出两个卵,分别受精后发育胎儿,占双胎的大多数。它们有各自的胎膜和胎盘,性别相同或不同,相貌和生理特性的差异如同一般的同胞兄妹。

2. **单卵双胎**　又称真孪生，一个受精卵发育为两个胚胎，此种孪生儿的遗传基因完全相同，是一种天然克隆。两个体间可以互相进行组织和器官移植而不引起免疫排斥反应。单卵孪生发生的机制有以下几种（图 15-25）：①形成两个卵裂球：由两个卵裂球各自发育成一个胎儿，有各自的胎盘、绒毛膜、羊膜囊和脐带；②形成两个内细胞群：两个内细胞群各自发育成一个胎儿，他（她）们有共同的绒毛膜和胎盘，但各有自己的羊膜囊和脐带；③形成两个原条：胚盘上出现两个原条与脊索，诱导形成两个神经管，发育为两个胎儿，位于同一个羊膜腔内，共用一个绒毛膜与胎盘。

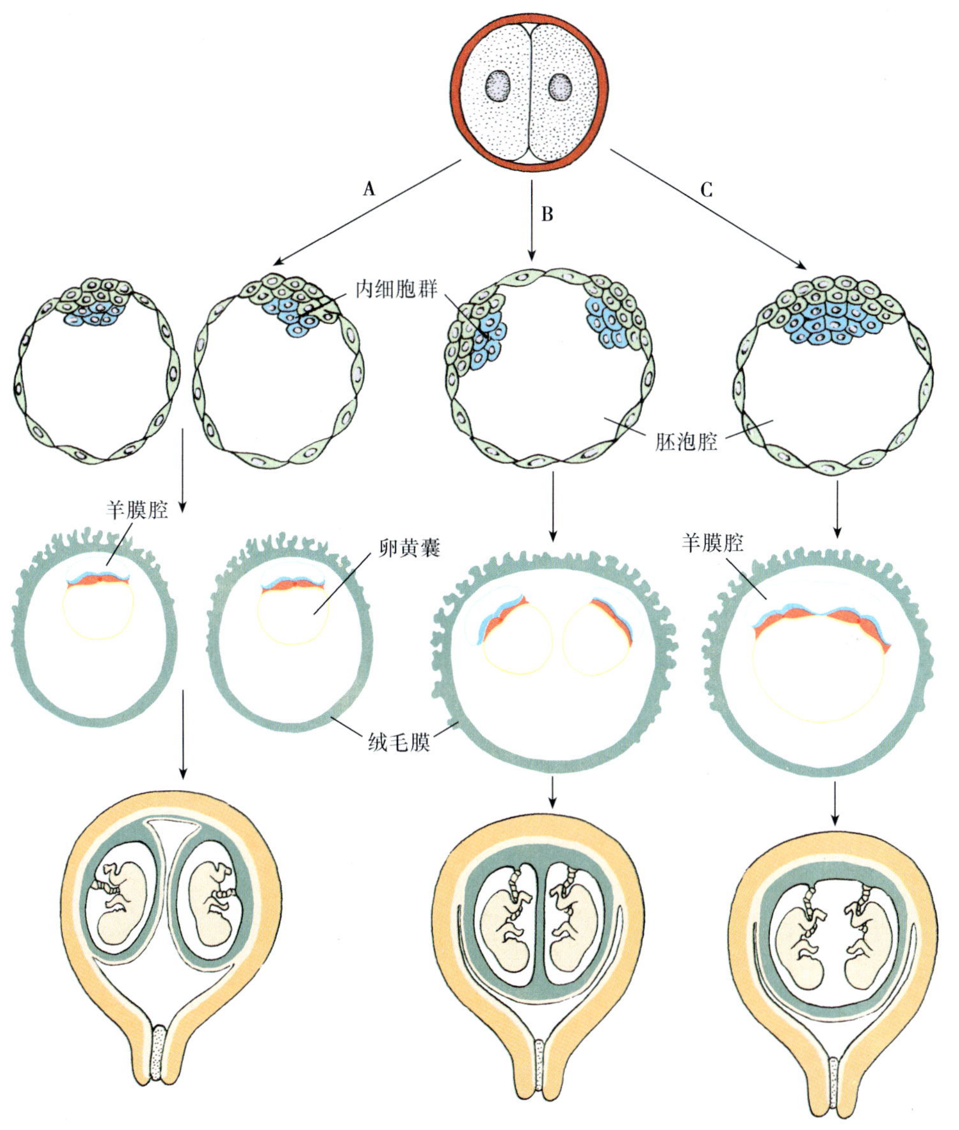

图 15-25　单卵孪生形成示意图

（二）联胎

发生于真孪生。当一个胚盘出现两个原条或两个内细胞群并分别发育为两个胚胎时,若两个原条或内细胞群靠得较近,胚体形成时发生局部联接,称**联胎**(conjoined twins)。联胎有对称型和不对称型两类。对称型联胎指两个胚胎大小相同,可有头联体、臀联体、胸腹联体双胎等。不对称型联胎是双胎一大一小,小者常发育不全,形成寄生胎或胎中胎(图 15-26)。

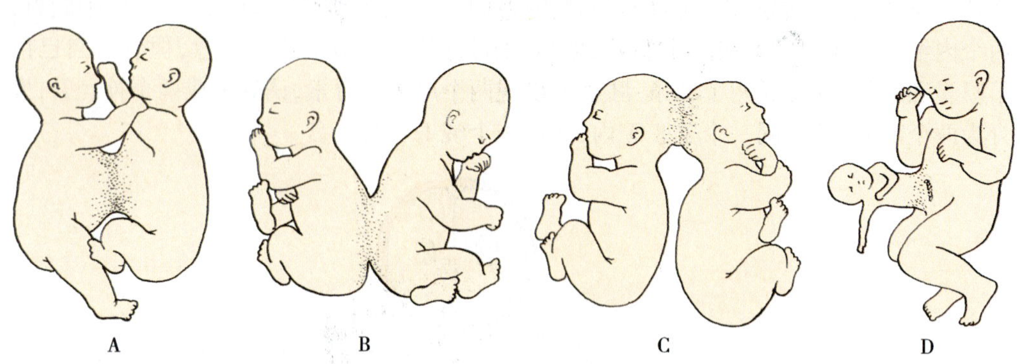

图 15-26 联体畸胎模式图

A. 胸部联体 B. 臀部联体 C. 颅部联体 D. 寄生胎

(三) 多胎

一次分娩出生两个以上的新生儿,称**多胎**(multiple birth)。多胎形成的原因与孪生相同,有单卵多胎、多卵多胎及混合多胎等三种类型。三胎的发生率约为万分之一;四胎的发生率约为百万分之一;四胎以上十分罕见。多胎不易存活。

(郝立宏)

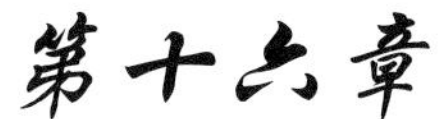

第十六章

先天性畸形

内容提要

先天性畸形的概念、种类、发生原因，致畸敏感期以及先天性畸形的预防和常规的产前检查。

先天畸形(congenital malformation)一般是指胎儿在器官形成过程中，由于某些因素影响所导致的形态结构或功能代谢异常。外形异常出生时即可发现，但某器官的内部结构异常或生化代谢异常，则在出生后一段时间或相当长时间内才显现。故用“**出生缺陷**”一词更为确切。

一、先天畸形的种类

先天畸形的发生率一般为1%~2%；新生儿死亡中，先天畸形占20%~30%。先天畸形有数种类型。①整胎发育畸形：多由严重遗传缺陷引起，大都在胚胎早期死亡或流产；②胚胎局部发育畸形：由胚胎局部发育紊乱引起，畸形多在两个器官以上，如并肢畸形等；③器官局部畸形：为某一器官不发生或发育不全，如双侧或单侧肺发育不全，室间隔缺损等；④组织分化不良性畸形：出生时不易发现，如骨发育不全、巨结肠等；⑤发育过度畸形：为某器官或器官的一部分增生过度，如多指(趾)畸形等；⑥吸收不全性畸形：胚胎发育过程中，有些结构全部或部分被吸收，如果吸收不全则出现畸形，如不通肛、蹼状指(趾)等；⑦超数和异位发生性畸形：因器官原基超数发生或发生于异常部位而引起，如多乳腺、异位乳腺、双肾盂双输尿管等；⑧发育滞留性畸形：器官发育中途停止，器官呈中间状态，如双角子宫、隐睾等；⑨寄生畸形：不对称联胎时，大胎儿称主胎，小胎儿即寄生胎，大胎儿包围小胎儿，寄生胎附属在大胎儿上并成为其一部分。

二、先天畸形的发生原因

先天畸形是胚胎发育紊乱的结果。在整个胚胎发育过程中都有可能因为遗传因素调控或者环境因素刺激而导致发育异常。

1. **遗传因素** 包括基因突变和染色体畸变。如果这些遗传改变累及了生殖细胞，由此引起的畸形就会遗传给后代。染色体畸变引起的畸形更常见。

2. **环境因素** 包括母体周围环境、母体内环境和胚胎周围的微环境。外环境中的致畸因子可通过内环境和微环境直接作用于胚体。环境致畸因子主要有5类：①生物性致畸因子：某些致畸微生物可通过胎盘屏障，直接作用胚体或作用于母体和胎盘，引起母体发热、酸中毒等，间接影响胚体发育；已确定的生物因子有：风疹病毒、单纯疱疹病毒、梅毒螺旋体等；②物理性致畸因子：已确定的物理因子有各种射线、机械性压迫和损伤等；高温、严寒、微波等对动物有致畸作用，但对人类胚胎有无致畸作用，尚在探讨中；③致畸性药物：多数抗癌药物有明显致畸作用；某些抗生素、抗惊厥药物和激素均有不同程度的致畸作用；④致畸性化学物质：在工业“三废”、食品添加剂和防腐剂中，含有一些有致畸作用的化学物质，这些物质又称“环境荷尔蒙”，通过扰乱机体内分泌影响胚胎质量；⑤其他致畸因子：大量吸烟、酗酒、缺氧、严重营养不良等均有致畸作用。

3. **遗传因素与环境因素的相互作用** 多数的先天畸形是遗传因素和环境因素相互作用的结果。这不仅表现在环境致畸因子通过引起染色体畸变和基因突变而导致先天畸形，而且更表现在胚胎的遗传特性会影响胚胎对致畸因子的易感程度。流行病学调查显示，在同一地区、同一自然条件下，同时怀孕的孕妇在同一次风疹流行中都受到了感染，但所生新生儿有的出现畸形，有的却完全正常，原因是每个胚胎对风疹病毒的易感性不同。对致畸因子的种间差异更是如此，如人类和其他灵长类动物对药物反应停非常敏感，可引起残肢畸形，但其他哺乳动物对反应停不敏感。

三、致畸敏感期

受致畸因子作用最易发生畸形的发育阶段，称**致畸敏感期**(sensitive period)(图16-1)。各器官的高度敏感期都在第3~8周，即胚期，此期的细胞增生、分化活跃，器官原基正在发生，最易受到致畸因子的干扰而发生畸形。而初孕2周时，有害因素可致胚泡严重受损，往往导致早期流产或胚胎死亡、吸收。如损伤在后期，造成畸形较轻。

四、先天性畸形的预防和产前检查

先天性畸形往往带来严重后果，预防工作至关重要。婚前应进行遗传咨询，妊娠期间避免接触各种环境致畸因素，对有遗传性疾病家族史的尤其要进行产前检查。常用的产前检查的方法有：

1. **羊水检查** 妊娠16~20周，做羊膜穿刺抽取羊水。核型分析可以查出染色体畸变。无脑儿、脊髓脊柱裂的胎儿，羊水中甲胎蛋白含量显著增高。许多代谢遗传病，羊水也有异常表现。

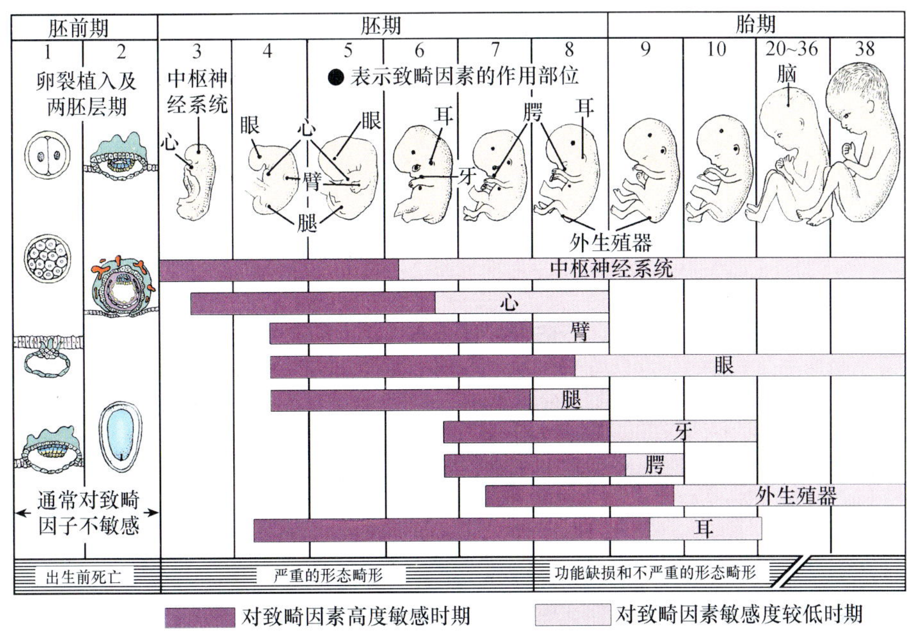

图 16-1　人体主要器官的致畸易感期

2. **绒毛膜活检**　绒毛膜细胞与胚体细胞同源。妊娠第 8 周可行绒毛膜活检，诊断染色体异常。

3. **仪器检查**　B 型超声波扫描可观察胎儿外形异常，还可检查出先天性心脏病、多囊肾和多囊肺等器官异常。胎儿镜可以直接观察胎儿外形及采集胎儿血样做检验。

（郝立宏）

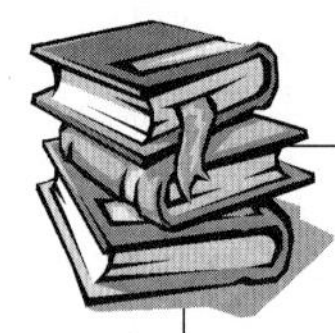

参考文献

[1] 刘贤钊主编. 组织学和胚胎学. 第 3 版. 人民卫生出版社,1994

[2] 成令忠,钟翠平,蔡文琴主编. 现代组织学. 上海科学技术文献出版社,2003

[3] 邹仲之主编. 组织学与胚胎学. 第 5 版. 人民卫生出版社,2001

[4] 邹仲之主编. 组织学与胚胎学. 第 6 版. 人民卫生出版社,2004

[5] 杨佩满主编. 组织学与胚胎学. 第 4 版. 人民卫生出版社,2006

[6] 金连弘主编. 组织学与胚胎学. 第 3 版. 人民卫生出版社,2003

[7] 高英茂主编. 组织学与胚胎学. 人民卫生出版社. 2001

[8] 窦肇华主编. 人体解剖和组织胚胎学. 第 5 版. 人民卫生出版社,2005

[9] 窦肇华主编. 正常人体结构. 人民卫生出版社,2006

[10] Color Textbook of Histology(Second Edition)by Leslie P. Gartner,James L. Hiatt,2001

[11] 宋今丹主编. 医学细胞生物学. 第 3 版. 人民卫生出版社,2004

中英索引

J

Q

R

S

T

W

X

Y

Z